CARLSBAD

SES EAUX THERMALES

ANALYSE PHYSIOLOGIQUE

DE LEURS PROPRIÉTÉS CURATIVES ET DE LEUR ACTION SPÉCIFIQUE

SUR LE CORPS HUMAIN

PAR

Le Dr G. PORGES

MÉDECIN PRATICIEN A CARLSBAD

Membre de plusieurs sociétés savantes.

———••◦◦◦••———

PARIS,

J.-B. BAILLIÈRE ET FILS,

LIBRAIRES DE L'ACADÉMIE IMPÉRIALE DE MÉDECINE,

Rue Hautefeuille, 19.

LONDRES,	**NEW-YORK,**
H. BAILLIÈRE, 219, REGENT-STREET.	H. BAILLIÈRE, 290, BROADWAY.

MADRID, C. BAILLY-BAILLIÈRE, CALLE DEL PRINCIPE, 11.

1858

CARLSBAD

SES EAUX THERMALES.

« Nihil proponam quod non factis , nihil projiciam
quod non experimentis, nihil ostendam quod non
observatis nitatur. »

(C. STARK , Obs. med.)

« L'homme, comme ministre et comme interprète
de la nature, ne sait et ne comprend que ce qu'il a
observé, rien de plus. Nos sciences ne se composent
que d'un ensemble de faits découverts. La cause
première , l'origine de tous les desiderata de nos
connaissances résident dans ce fait que, pendant que
nous prônons et admirons à tort la puissance du
génie de l'homme, nous ne nous soucions nullement
des moyens véritables à l'aide desquels on arrive à
la connaissance de la vérité. »

(Bacon de Verulam, dans l'Histoire de la
médecine, de SPRENGEL, tome IV.)

Paris. — Imprimerie de L. MARTINET, rue Mignon, 2.

CARLSBAD

SES EAUX THERMALES

ANALYSE PHYSIOLOGIQUE

DE LEURS PROPRIÉTÉS CURATIVES ET DE LEUR ACTION SPÉCIFIQUE

SUR LE CORPS HUMAIN

PAR

Le Dr G. PORGES

MÉDECIN PRATICIEN A CARLSBAD

Membre de plusieurs sociétés savantes.

PARIS,

J.-B. BAILLIÈRE ET FILS,

LIBRAIRES DE L'ACADÉMIE IMPÉRIALE DE MÉDECINE,

Rue Hautefeuille, 19.

LONDRES, | NEW-YORK,
H. BAILLIÈRE, 219, REGENT-STREET. | H. BAILLIÈRE, 290, BROADWAY.

MADRID, C. BAILLY-BAILLIÈRE, CALLE DEL PRINCIPE, 11

1858

TABLE ALPHABÉTIQUE

DES MATIÈRES

A

Abcès, 99.
Abdominales (diverses affections), 164.
Acne *disseminata*, 99.
Aigreurs d'estomac, 158.
Amaurose et amblyopie amauroti-que, 130.
Amygdales et voile du palais, 141 et 144.
Anatomiques (utilité des connais-sances), x.
Angine de poitrine, 226.
Antidotes (effets) des eaux de Carls-bad, 73.
Anus (symptômes du côté de l'), 152.
Anxiété précordiale, 114.
Apoplexie imminente, 120.
Appétit, 145.
Asthme, 223.

B

Bâillemènts, 105.
Bile, 185.
— Polycholie, 188.
Bouche (phénomènes du côté de la), 136 et 138.
Bourdonnements d'oreilles, 133.

C

Calculeuse (de la dyscrasie), 62.
— Diathèse, 202.
Calculs biliaires, 187.
— dans les reins, 203.
— vésicaux, 203.
Caractères des douleurs produites par les eaux de Carlsbad, 82.
Cardialgie nerveuse, 163.
Cataracte, 130.

Catarrhe chronique de l'estomac, 161.
— du canal intestinal, 165.
— vésical, 202.
— pulmonaire chronique, 220.
Cauchemar, 105.
Cérumen (anomalies de sécrétion du), 132.
Chimique (ce qu'il faut penser de l'action) des eaux, xxiv-xxx.
Choléra, 168.
Chute du rectum, 170.
Cirrhose du foie, 181.
Cœur (symptômes fournis par le), 224.
— hypertrophie du, 227.
— insuffisance valvulaire, 228.
Coliques chroniques, 166.
Coloration jaune et rouge bleuâtre de la peau, 93 et 97.
Congestions sanguines, 86.
Constipation, 166.
Contractures spasmodiques, 122.
— roideurs articulaires, 238.
Contre-indications, 59.
Couperose, 135.
Courbature, 92.
Coxalgie, 239.
Crampes et névralgies, 90.
Croup folliculaire, 141.

D

Dégoût et malaise, 159.
Démangeaisons et fourmillements, 93-94.
— aux parties génitales, 214.
Dents, 141-142.
Descente de l'utérus, 214.
Diabète, 200.
Diarrhée chronique, 167.
Diathèse calculeuse, 202.
Diplopie, 131.
Douleurs diverses aux membres, 237.

Douleurs (caractère des) produites par les eaux de Carlsbad, 82.
Dyscrasie veineuse. Voyez *Vénosité*.
— goutteuse, 60.
— calculeuse, 62.
— hémorrhoïdale, 64.
— rhumatismale, 66.
— hydrémique, 66.
— scrofuleuse, 67.
— chlorotique, 69.
— productions pathologiques, 70.
Dyspepsie et faiblesse d'estomac, 160.

E

Effets physiologiques et thérapeutiques des eaux de Carlsbad, 74.
— primitifs et effets consécutifs des eaux de Carlsbad, 76.
Éléphantiasis, 241.
Emphysème pulmonaire, 221.
Enfance, 56.
Enrouement, 218.
Énurèse, 201.
Épileptiques, 121.
Épiphora, 129.
Épistaxis, 135-136.
Éructations, 157.
Érysipèle, 99.
Esprit et humeur, 109.
Estomac et canal intestinal, 144.
États morbides guéris par les eaux de Carlsbad, 86.
Éternuments fréquents, 135.
Étiologiques (bases) de l'action des eaux de Carlsbad, 32.
Étourdissements, 116.
Évacuations alvines, 153.
Expérimentations physiologiques des eaux de Carlsbad, 1.
— sur l'homme sain, dues à Hahnemann, XXVII.
Extrémités supérieures et inférieures, 234.

F

Faiblesse, 92.
Fièvre, 106.
Fistule anale, 170.
Flueurs blanches, 208 et 243.

Foie, 173.
— structure et fonctions du, 175.
— à tranche de noix muscade, 184.
— gras, 178.
— transformation lardacée du, 180.
— cirrhose du, 181.
Force vitale, XVI et XVII.
Froid habituel aux extrémités, 237.

G

Gastralgie, 163.
Génital (système), 205.
Glaucome, 130.
Goître, 144.
Gonflement ou œdème, 88.
— habituel des pieds, 238.
Goutteuse (de la dyscrasie) ou d'acide urique, 60.
Grossesse, 57.

H

Hématémèse; méléna, 162.
Hématurie, 201.
Hémoptysie, 219.
Hémorrhagies cérébrales, 120.
— passives, 86.
Hémorrhoïdale (de la maladie), 64, 169.
Hépatalgie, 187.
Hoquet, 158.
Humeur (esprit et), 109.
Hydarthrose, 240.
Hydrémique (dyscrasie), 66.
Hydropisie du globe oculaire, 131.
Hypérémie du foie, 177.
Hypertrophie du foie, 178.
Hypochondrie, 88.
Hystérie, 90.

I

Ictère, 185.
Inappétence chronique, 156.
Indications générales des eaux de Carlsbad. Voyez *Vénosité*.
Induration de l'estomac, 164.
Inflammations de l'œil, 126.
Insomnie, 105.
Ivrognes (maladies des), 92.

J

Jaunisse, 185.

L

Langue (états de la), 142.
Leucorrhée (fleurs blanches), 208 et 213.

M

Mélancolie, 115.
Méléna, 162.
Membres (signes fournis par les extrémités supérieures et inférieures), 234.
Mémoire, 114.
Menstruation, 207 et 211.
Migraine, 121.
Moelle épinière (symptômes fournis par la), 230.

N

Nerveux (maladies du système), 71.
Névralgies (crampes et), 90.
Névralgie sus et sous-orbitaire, 130.
Nez, 134.

O

OEdème ou gonflement, 88.
— du scrotum, 209.
OEil, 122.
Opacités de la cornée, 129.
Ophthalmies, 126.
Oreille, 131.
Ouïe dure, 133.
Ovaires, 210.

P

Pâles couleurs ou chlorose, 69.
Palpitations, 225.
Pancréas, 194.
Pannus, 129.
Paralysie, 91.
— des membres, 239.
Priapisme, 209.

Prosopalgie, 138.
Prostate, 202.
Pulsations épigastriques, 159.
Polycholie, 188.
Polysarcie ou adipose, 87.
Pneumatoses, 171.
Physiologie; ce qu'elle doit être, IV.
Peau (la vénosité s'altère par suite de troubles fonctionnels de la), 39.
— (système cutané de la), 93.

R

Rate, 191.
Règles, 207 et 211.
Reins; maladie de Bright, 199.
Relâchement ou descente de matrice, 214.
Respiratoires (influence des fonctions) sur la vénosité, 38.
— (symptômes du côté des organes), 215.
Rêves (sommeil et), 102.
Rhumatismale (dyscrasie), 66.
Rhumatisme intestinal, 166.
Rhumes dits de cerveau, 135.

S

Saignements de nez ou épistaxis, 135-136.
Salivation, 139-140.
Sarcocèle, 208.
Sciatique, 239.
Scrofuleuse (dyscrasie), 67.
Soif absente ou trop vive, 157.
Sommeil et rêves, 102.
Spasme des écrivains, 239.
Spinal-irritation, 233.
Stérilité, 214.
Sycosis du menton, 138.
Symptômes de l'état général et des sensations générales, 75.
Système génital, 205.

T

Taches hépatiques, 97.
Taies ou opacités de la cornée, 129.
Tannes, 99.

Tête, 115.
— mal de, 116.
Tophus goutteux, 238.
Torticolis, 143.
Toux chronique, 219.
Transpiration, 96.
Tympanite, 171.

U

Ulcère perforant de l'estomac, 161.
Ulcères variqueux des jambes, 240.
Urinaires (affection des organes), 196.
Utérus, 209.

V

Varices, 238.

Varicocèle, 208.
Veine nasale (turgescence de la), 134.
Vénosité (la), 32.
— influence de l'alimentation sur la, 35.
— — des troubles respiratoires sur la, 38.
— — des troubles fonctionnels de la peau, 39.
— devient malade par suite des troubles de la circulation, 40.
Vermineuse (affection), 72.
Vers intestinaux (affection vermineuse), 72.
Vertiges, 116.
Visage (expression des traits du), 136.
Vomissements habituels, 159.

FIN DE LA TABLE ALPHABÉTIQUE DES MATIÈRES.

INTRODUCTION.

Comme art et comme science, la médecine a pour but et pour objet le thème le plus difficile pour l'intelligence humaine, à savoir la conservation de ce que l'homme a de plus cher et de plus précieux, « la vie, » à travers le nombre infini de ses variations morbides. Quiconque jette seulement un coup d'œil sur la multiplicité des sciences servant de base à l'heureuse solution de ce problème, conviendra, avec d'autant plus de modestie qu'il sera lui-même plus savant médecin, que la plus longue carrière humaine serait de beaucoup insuffisante pour l'acquisition de toutes les connaissances nécessaires de façon à ne laisser rien à désirer. Comme le plus circonspect des praticiens, il se bornera constamment au rôle de simple observateur de la nature, dont il reconnaîtra la marche grandiose et profondément voilée, par l'investigation et l'observation constante et approfondie des phénomènes naturels, visibles, et qui lui servent à la solution de son problème, *la conservation de la vie.*

Pour être à la hauteur de cette question vitale, il ne

suffit pas de connaître le laboratoire matériel de la vie humaine ; il faut connaître aussi sa dynamique intérieure, ses forces directrices ; il faut savoir au moyen de quelles combinaisons harmoniques entre les forces et la matière se produisent ces phénomènes naturels qui rendent la vie possible, et qui nous donnent une idée de la santé de l'homme. Une fois bien au courant des phénomènes de la vie à l'état de santé, il n'est plus difficile de reconnaître les déviations de ses procédés de la voie normale, et l'on ne cherchera plus la maladie que dans ces déviations, qui menacent la vie. Les connaissances positives en anatomie sont seules capables de conduire le médecin, gardien de la vie humaine, au foyer de la maladie ; ce n'est qu'au moyen de son coup d'œil d'investigateur physiologiste qu'il découvre les désordres de la fonctionnalité vitale, et, au moyen de l'anatomie pathologique, il reconnaîtra, par les lésions organiques, les effets nuisibles de ces désordres fonctionnels. Il s'ensuit que l'anatomie, la physiologie et la pathologie sont la base la plus certaine de la médecine, et ce n'est pas sans raison que, dans ces derniers temps, on leur a donné une si grande importance, ce dont témoigne l'état de perfection où elles sont arrivées de nos jours.

Tout homme au courant de la science actuelle sait quelle vive lumière a répandue l'anatomie pathologique sur le champ de la pathogénie ; car ce n'est que par la connaissance exacte de tous les changements de texture, comme aussi par le nombre immense de nécropsies (dont les résultats se comportent généralement, à l'égard de l'observation clinique, comme l'effet à la cause), que nous sommes arrivés à une méthode d'investigation objective, qui nous a permis de nous former une idée positive de la nature de la maladie. Quels éclaircissements ne nous a pas donnés l'anatemie pathologique sur l'ensemble des symptômes que fournissent invariablement les organes siége de quelque altération! Comme la symptomatologie en a pu être clairement appréciée! Que de fois n'est-il pas arrivé que, croyant le foie malade, on le maltraitait avec des irritants, alors qu'on négligeait et laissait périr le poumon, qui pourtant était le siége véritable de la maladie! Que de fois n'a-t-on pas déraisonné au sujet du rhumatisme articulaire et de ses métastases, pendant qu'on ne voyait nullement la péricardite, la plus grave des lésions qui le compliquent! Que de fois n'a-t-on pas fait provenir l'hémoptysie d'une suppression d'hémorrhoïdes ou des règles, alors qu'il n'y en avait d'autre cause qu'une hypertrophie du cœur droit! Combien n'y a-t-il pas eu d'épanchements pleurétiques, d'anévrysmes du cœur ou de la crosse de l'aorte qui ont passé pour quelque asthme mystérieux! Combien n'a-t-on pas torturé de malheureux paraplégiques avec les moxas et le fer rouge, alors que leur colonne vertébrale était rongée par un anévrysme de l'aorte abdominale! etc., etc.

D'un autre côté, quels éclaircissements ne nous donne-t-elle pas sur l'étiologie des maladies, lorsque, par le moyen de l'auscultation et de la percussion, nous avons découvert l'existence d'un anévrysme actif et d'une hypertrophie, nous reconnaissons par là la disposition à une hémorrhagie cérébrale, et que nous pouvons même prédire l'attaque!

Il n'est pas jusqu'au pronostic et à la conduite que doit inspirer la connaissance de l'avenir qui ne reçoivent une base plus solide par la connaissance de l'anatomie pathologique; car, dans tel cas donné, elle nous montrera l'incurabilité du mal et nous engagera à n'agir que selon les symptômes, alors que, dans tel autre, elle nous permettra,

malgré la gravité des accidents, d'attendre le salut des efforts de la nature, comme cela s'observe assez souvent dans
la cicatrisation des foyers apoplectiques ou même dans celle
des cavernes tuberculeuses.

Il va de soi que la thérapeutique elle-même devait aussi
retirer quelque bénéfice des notions anatomo-pathologi-
ques ; car les indications curatives sont beaucoup plus simples, plus conformes à leur but et mieux déterminées lorsque l'emploi des moyens n'est pas seulement dirigé par
l'observation des bons effets du médicament, mais encore
par l'exacte connaissance de la maladie. Que de fois il nous
arrive de guérir avec bien plus de facilité des maladies telles
que la chorée, l'hystérie, le tétanos, aujourd'hui que nous
savons qu'au lieu d'être exclusivement nerveuses, elles sont
souvent déterminées par l'inflammation ! Il en est de même
de la céphalalgie, des palpitations du cœur, dont la nature
symptomatique peut être ramenée à leurs différentes causes
fondamentales ; de même encore on est arrivé à discerner
et individualiser diversement la nature véritable (et non-
seulement nerveuse) de l'épilepsie, du vomissement spasmodique et des différentes dyspnées. On peut voir ainsi que
ce n'est qu'en s'appuyant sur ces bases fondamentales, l'anatomie pathologique et la physiologie, comme aussi sur
l'investigation physique par nos sens (l'auscultation et la
percussion), que l'on est arrivé à bien connaître et comprendre les symptômes, comme expression des lésions organiques. Nous sommes à même, en nous basant sur nos
connaissances physiologiques, d'indiquer les différences et
les déviations des procédés de la vie normale qui incombent à la pathologie, et qui servent de guide au thérapeu-
tiste.

Tout en reconnaissant les immenses progrès de la méde-

cine de nos jours, dus au développement de l'anatomie
pathologique et des sciences accessoires ; tout en conve-
nant qu'elle a enrichi notre art d'une foule de vérités grandes
et d'une haute portée pratique, en nous fournissant d'importantes notions sur le siége de la maladie, sur sa nature,
de même que sur ses causes et son pronostic ; tout en la
proclamant hautement le premier et le plus important de
nos moyens de diagnostic, nous ne pouvons la considérer
comme unique dominatrice de la médecine, et sans laquelle
il serait impossible de ne rien faire d'une certaine valeur ;
car, sans compter que les œuvres d'un Hippocrate, d'un
Sydenham, d'un Baglivi, d'un Boerhaave, d'un Frédéric
Hoffmann, etc., demeureront immortelles, comme de vrais
livres de la nature, nous possédons, même encore de nos
jours, un assez grand nombre de praticiens routiniers,
blanchis sous le harnais, et qui, sans anatomie pathologique et sans nos moyens physiques d'investigation, arrivent néanmoins à frapper juste.

D'un autre côté, ce serait un non-sens que de vouloir
expliquer toutes les manifestations morbides par des lésions
organiques ; c'est comme si l'on prétendait que, dans l'état
matériellement sain des organes, réside la cause suffisante
de leur action physiologique. Je ne suppose pas que l'on
veuille jamais faire découler de la structure, si admirable
qu'elle soit, du cerveau, de la moelle épinière et des nerfs,
cette puissante vie nerveuse qui anime et qui dirige tout
l'ensemble des actes organiques ; pas plus qu'on ne déri-
vera la sécrétion biliaire de la structure du foie, ni celle du
sperme de la structure du testicule, etc. Non, il faut s'adresser à quelque chose de plus élevé, à la force nerveuse. Jamais le scalpel ne nous montrera la raison de la réaction
inflammatoire ni de la modification du cours du sang, de

la contraction musculaire ni des autres fonctions vitales, dont l'ensemble nous fournit des indications tout aussi importantes que telle ou telle altération organique. N'oublions pas que beaucoup de maladies se soustraient absolument aux recherches microscopiques. Il n'est pas probable que le scalpel nous fasse jamais voir le virus rabique ou le virus syphilitique chez les individus morts de ces affections. Dans nombre d'autopsies, on ne rencontre aucune lésion cadavérique : tels sont beaucoup de cas de mort subite, soit par apoplexie nerveuse, soit par tétanos, où l'on retrouve tout au plus une injection rosée du névrilème. Cela est si vrai que ceux-là mêmes qui voudraient faire de l'anatomie pathologique la base de la médecine, sont obligés d'admettre une maladie de l'innervation et des changements dans la composition des liquides organiques, pour se rendre compte de ces maladies et de la mort qu'elles peuvent entraîner.

D'un autre côté, le médecin qui ne s'en rapporte qu'à l'anatomie pathologique exclusivement verra souvent son action paralysée par le doute. Convaincu de l'incurabilité de telle ou telle affection, il n'admettra jamais que, dans le domaine thérapeutique et sans le secours de l'anatomie pathologique, on ait trouvé nombre de moyens curatifs, pharmaco-dynamiques, à l'aide de la seule expérience, cette véritable mère de la médecine : serait-ce, par exemple, aux autopsies de sujets morts de syphilis que l'on devrait la découverte du mercure, le spécifique par excellence de cette affection? Est-ce l'observation attentive des lésions organiques déterminées par les fièvres intermittentes rebelles, qui a conduit à l'emploi du quinquina? Jenner aurait-il découvert sa vaccination en faisant des autopsies de sujets morts de la petite vérole? Non, certes ! L'anatomie

pathologique restera en conséquence une des plus puis-
santes colonnes de la médecine rationnelle de nos jours;
mais non la colonne unique; la physiologie doit marcher
de pair avec elle et d'un pas égal. Ce n'est que par la réu-
nion de ces deux sciences que nous serons à même de comprendre la vie dans ses procédés normaux et anormaux et
de discerner la vérité.

Pendant longtemps la physiologie nous a fait défaut :
entraînée par les systèmes philosophiques, physiques et
chimiques de chaque époque, et détournée de son but véritable, tantôt mécanique avec les mécaniciens, elle dérivait
les maladies de l'occlusion mécanique des vaisseaux; d'autres fois humoriste, elle les déduisait de l'altération des
humeurs âcres, acides, alcalines, etc.; ou bien encore elle
s'adaptait aux différents non-sens de l'école, et se faisait
ainsi aux vues extravagantes des méthodistes, des dogmatiques, des théosophistes, des animistes, en réfléchissant
tour à tour les innombrables caprices de la mode. Ce n'est
qu'à notre époque que semble réservée la gloire d'établir
cette science sur des bases plus solides, sur une connaissance plus exacte et plus approfondie des faits, et de la
débarrasser ainsi des entraves qui ont mis tant d'obstacles
à ses progrès. C'est précisément grâce aux investigations
de l'anatomie, de la chimie et de la physique, qui ont pour
elle tant de valeur, qu'elle a gagné une base rationnelle
toute particulière. Si elle continue de progresser dans cette
voie, elle arrivera bientôt à la solution du problème, à savoir : Qu'est-ce que la vie individuelle de chaque organe, et
qu'est-ce que la vie de l'organisme entier? Quelles sont les
conditions sous lesquelles celui-ci se développe, se maintient,
devient malade, guérit ou succombe? Si nous jetons un
coup d'œil général sur ce que nous savons relativement aux

forces de la nature et sur la manière dont nous avons acquis cette connaissance, nous trouvons toujours que ce n'est point par la spéculation abstraite, mais bien par l'observation fidèle et attentive des faits, par une profonde méditation sur les changements survenus dans les objets et sur leurs conditions de causalité, que nous sommes arrivés à découvrir les lois qui les dirigent; car toute vérité historique et empirique a nécessairement aussi sa loi. — Mais il n'a jamais été donné à l'œil investigateur de l'homme de pénétrer dans l'intérieur du laboratoire de la vie, et de soulever entièrement le voile épais qui recouvre les procédés de la nature; et le mot de Haller : « Nul esprit créé ne pénétrera dans l'intimité de la nature! » est toujours plein de sens et de vérité. Nous restons toujours confinés dans l'observation des diverses manifestations de la vie et dans la constatation des phénomènes qui sont appréciables par nos sens, et qui se reproduisent toujours fidèlement en restant constamment les mêmes. Tout ce que nous observons, tout ce qui nous retient au monde avec nos sens, tout cela n'est que phénomène et apparence, qui impressionne nos sens et notre sensibilité; et ce n'est que derrière cette enveloppe matérielle que réside la raison d'être du phénomène, la vitalité, l'éternelle vérité; c'est-à-dire, pour parler comme Goethe, la force. La force et la matière sont *un*, quoique différentes dans leur phénoménalité; elles constituent les deux pôles qui composent *l'unité* des différents objets : la *force*, c'est l'idée qui se manifeste par des myriades de phénomènes de la vie dans la nature, et qui, en compagnie de la haute intelligence innée en elle, tend à la *réalité*, tantôt ayant, tantôt n'ayant pas conscience de son action. La matière est le côté réel de l'idée; donc, au fond, elle ne forme qu'un avec la force.

La cause intérieure de l'activité qui anime les corps organisés et vivants a été désignée sous le nom de force vitale; mais elle n'est, au fond, que l'ensemble des nombreuses actions par lesquelles la vie se manifeste à nos sens. On ne peut dire qu'elle soit liée à une partie quelconque, déterminée de l'organisme, ni qu'elle soit constituée par une de ces parties. Non, la force vitale n'est pas nerf, ni sang, ni muscle, pas plus qu'elle ne se manifeste d'une façon spéciale dans ces parties; elle n'est pas non plus une propriété physiologique particulière de certains organes; mais elle est à la fois tout cela. C'est d'elle qu'émanent tous ces phénomènes; tout vit et se meut en elle et par elle; c'est elle qui met à profit tout l'ensemble, aussi bien pour son évolution primitive que pour son entretien ultérieur, dans le cours de la vie, comme aussi pour le rétablissement de la santé, lors de la guérison naturelle des maladies. Il s'ensuit qu'elle n'est pas l'unique et suffisante condition pour l'entretien de la vie; elle dépend en outre des conditions de l'organisme matériel et des rapports de ce dernier avec le monde extérieur. Il en résulte cette autre conclusion que nous ne considérons pas la force vitale, dans l'organisme humain, comme force fondamentale, c'est-à-dire qui gouverne la matière, mais que nous l'identifions avec la vie elle-même, qui tient tout sous sa dépendance; mais la force vitale est toujours quelque chose de plus que ce que nous percevons par nos sens, que la matière.

La vie de l'être organique est, d'après cela, ce qu'est la vie générale de la nature, une modification incessante des éléments qui le composent, un jeu non interrompu entre le actes organiques et la matière organisable, ou bien, comme l'avait déjà fait remarquer le philosophe Héraclite, une végétation ininterrompue, un cycle admirable où convergent en un seul tout la cause et l'effet, le but et le moyen; ou enfin, comme dit Fréd. Hoffmann, la vie est une *sempiterna therapia interna*.

Chaque vie individuelle se manifeste, avant tout, par sa tendance à sa propre conservation. Leibnitz définit parfaitement cette tendance vers l'individualité, comme étant la tendance capitale de la vie.

Le corps humain, qui, comme enveloppe fragile, appartient au monde extérieur, tandis que sa partie spirituelle est destinée à une sphère plus élevée, est en état de lutte incessante avec le monde inorganique, depuis le moment de son origine jusqu'à la mort, lutte à laquelle il doit nécessairement finir par succomber. C'est dans l'intérieur de l'organisme humain que réside cette force si puissante et si merveilleuse qui conserve la vie, et qui, par son influence, arrive à neutraliser toutes les atteintes nuisibles du monde extérieur, et à vaincre la maladie par une force qui lui est propre, et qu'on appelle force médicatrice de la nature.

Cette lutte avec les influences extérieures provoque la réaction d'organes isolés ou de systèmes organiques. Les altérations ainsi provoquées fournissent ce qu'on nomme les *phénomènes pathologiques*. Lorsque c'est la réaction organique qui prévaut, nous avons des symptômes actifs; quand ce sont, au contraire, les influences physiques qui l'emportent, les symptômes sont passifs. L'équilibre parfait entre la vie et les influences extérieures constitue l'état de santé, qui toutefois n'est jamais *parfaite*, en ce que nous portons toujours en nous le germe de la mort, et que notre corps est limité pour le temps aussi bien que pour l'espace. Il résulte de ce que nous venons d'établir que le retour de l'organisme malade à l'état de santé peut s'opérer, soit sans intervention médicale, par les seuls efforts de la nature médicatrice, soit par suite d'une modification des conditions générales de la vie, amenées par le régime diététique, soit enfin par suite d'ingestion de substances qui se comportent comme hétérogènes vis-à-vis de l'organisme, entrent en collision avec lui et provoquent ainsi des symptômes absolument différents des phénomènes ordinaires de la vie.

Les substances qui provoquent ainsi des changements dans les phénomènes ordinaires de la vie et qu'on emploie dans un but curatif se nomment médicaments (*pharmaca*), et la science qui traite de la connaissance des médicaments est appelée *pharmaco-dynamie*.

Quand on jette un coup d'œil sur les immenses progrès qu'ont faits de nos jours presque toutes les branches des sciences médicales et accessoires, on ne peut s'empêcher de reconnaître que la science du diagnostic ne soit arrivée à une rigueur et à une précision qu'elle n'avait jamais pu atteindre précédemment ; mais quoique le progrès *tout scientifique* soit le guide le plus sûr pour décider du choix du remède, il est encore insuffisant pour justifier la position du médecin vis-à-vis de l'humanité ; car ce n'est pas seulement comme savant scrutateur de la nature, c'est comme artiste guérisseur qu'il doit se montrer. Il ne lui suffit pas de diagnostiquer avec une rigoureuse exactitude, il faut encore, et surtout, qu'il trouve le remède qui guérisse le plus tôt possible ; autrement il est perdu, malgré sa science encyclopédique. Or, c'est précisément cette branche de la médecine, la science des médicaments (pharmaco-dynamie), dont le choix judicieux est d'une si haute importance pour le médecin et surtout pour le malade, c'est précisément cette branche, la plus féconde, qui est restée presque inculte au milieu des progrès gigantesques de toutes les autres branches, et qui, par conséquent, n'a porté que peu de fruits.

Les sources minérales ne sont elles-mêmes que des substances médicamenteuses, hétérogènes, que le ciel a créées pour le soulagement de l'humanité souffrante, dont la valeur a été, il est vrai, reconnue et appréciée par la science, mais dont l'action, l'efficacité n'a généralement été jugée que *ex usu in morbis*, telle qu'elle se développe sous la bannière de l'expérience.

De tout temps les eaux minérales ont été considérées comme des agents purement chimiques, quoique la quantité des substances à action purement chimique, contenue dans ces eaux, fût proportionnellement fort minime, souvent non démontrable, et qu'elle ne pût jamais rendre compte d'une manière satisfaisante des effets observés. Dans aucun cas, cette action sur l'organisme ne pouvait aller assez loin pour réaliser dans les fluides de grossières combinaisons chimiques.

Quoiqu'il soit hors de doute que dans une cure thermale il se passe aussi quelquefois des combinaisons chimiques, ce qui se reconnaît aux changements dans la nutrition, dans la composition de différentes parties excrémentitielles, à la colliquescence de quelque plasma pathologique, etc., ce ne sont que des phénomènes qui nous montrent sans intermédiaires le commencement de la cure thermale, jamais l'effet véritable, le seul but que l'on se propose d'atteindre par la cure, et qui constitue ce qu'on appelle l'effet curatif. Cet effet ne survient d'ordinaire qu'au bout de plusieurs semaines, et souvent des mois après le traitement.

Et quand même, pour classer cette multitude d'eaux minérales, on aurait pris leurs éléments chimiques pour base de classification, il n'en est pas moins vrai que cette base ne peut être adoptée qu'à défaut d'une meilleure.

Et puis, quand l'analyse nous démontrerait l'existence de dix à vingt corps chimiques différents dans une eau minérale, et qu'il y en eût même, dans le nombre, quelques-uns tout à fait prépondérants en quantité et en qualité, cela ne nous prouverait encore qu'une chose, c'est ce que l'analyse chimique est capable de mettre au jour. La connaissance de ces éléments chimiques ne nous permettrait en aucune façon d'en déduire l'effet curatif, à peu près comme le *total* d'une addition.

Mais, je vous le demande : la chimie mérite-t-elle de figurer comme *lex suprema* dans une matière aussi importante que la balnéo-thérapeutique? Malgré ses progrès gigantesques, elle n'est pas encore arrivée au terme de la perfection, car chaque année on découvre de nouveaux principes dans les sources minérales.

Je le demande en outre : depuis la découverte de nouveaux principes, tels que l'iode, le brome, le gaz sulfhydrique, l'arsenic, etc., qu'avons-nous gagné en fait de nouvelles indications? D'ailleurs, combien n'y a-t-il pas d'eaux, ne renfermant que très peu de principes hétérogènes, dans lesquelles la chimie ne découvre absolument rien de particulier (telles sont celles de Gastein, Pfeffers et Plombières), et qui déploient néanmoins une action des plus énergiques! Qui croira jamais que les substances médicamenteuses d'une eau minérale soient combinées de la même façon et se comportent envers l'organisme exactement comme feraient les mêmes substances, artificiellement combinées, chez le pharmacien, dans une formule magistrale?

Que l'on se représente seulement la manière dont se comporte le procédé chimique après l'ingestion d'une substance hétérogène, que même on admette un instant que cette substance arrive intacte et intégralement à la partie malade qu'elle doit attaquer et modifier : pense-t-on qu'il ne faille attribuer aucun rôle à la réaction organique? Pense-t-on établir dans l'organisme vivant les mêmes lois que dans la chimie, où il ne s'agit que des différentes affinités d'un corps vis-à-vis de plusieurs autres?

Est-ce que, par hasard, les cellules végétatives et les membranes animales, dans leur combinaison naturelle avec l'organisme vivant, auraient exactement les mêmes usages et les mêmes propriétés que les cornues ou les creusets en verre ou en métal?

Que l'on considère seulement la petitesse des réactions que déterminent certaines substances peu apparentes, et qu'on les compare avec les effets terribles qu'elles entraînent à leur suite : tels sont les accidents produits par l'acide prussique, les virus organiques, qui certes ne se distinguent point par un grand fracas de réactions chimiques?

Au surplus, nous voyons, dans tout procédé vital, que les corps chimiques introduits dans l'organisme s'y posent, c'est-à-dire qu'autant qu'ils ne sont pas trop hétérogènes (dans lequel cas ils exerceraient une action destructive), ils se trouvent dominés par la résistance organique, puis assimilés et enfin excrétés. Pendant leur conflit avec l'organisme, ils sont en quelque sorte annulés, en ce sens qu'ils perdent leurs affinités chimiques, la propriété qu'on leur supposait d'agir en modifiant le procédé morbide.

C'est pourquoi il nous paraît si étrange de voir la peine que se donnent les balnéologues, à propos de chaque élément chimique d'une source minérale, *in thesi*, de lui assigner une place distincte *in praxi*. Eh quoi! cette eau, composée d'un si grand nombre de principes combinés en un tout, d'une merveilleuse activité curative, et qu'on ne trouve, dans sa pureté et son intégrité, qu'à la source même, cette eau, ingérée dans l'estomac, quitterait, s'il en fallait croire les balnéologues, toute combinaison chimique, et chacun de ses éléments prendrait la voie qui lui est désignée, où il marcherait sus à l'ennemi caché, c'est-à-dire à la maladie, et sortirait vainqueur de la lutte, le tout grâce à une action *chimique* que l'on se plaît à lui reconnaître?

S'il était possible de séparer et d'isoler des combinaisons *divines* de principes élémentaires, telles qu'on les rencontre dans les eaux minérales, et de les appliquer au traitement des maladies, il serait facile au médecin, après avoir reconnu tous les éléments des eaux minérales, de formuler un plan d'opérations complet à opposer à la foule innombrable de maladies qui s'abattent sur l'humanité, de ranger tous ces agents en un certain ordre de bataille et d'assigner à chacun la place qu'il doit occuper.

D'après cela, le sulfate de soude devrait se rendre, sans murmurer, vers les organes abdominaux pour les désobstruer; le gaz acide carbonique aurait la fonction d'attaquer la vie nerveuse plastique et d'exciter l'appétit, tandis que le carbonate de soude s'emparerait des acides libres; le chlorure de sodium, de même que l'iode, tendraient leurs efforts curatifs vers le système glandulaire. Les substances accessoires, telles que le carbonate de chaux, devraient se porter comme protecteurs dans les voies urinaires, et, d'un autre côté, de peur que l'estomac, centre de cette opération complexe, ne fût trop affaibli par toutes ces influences diverses; le fer et l'oxydule de manganèse, connus comme corroborants fixes, agiraient comme corps auxiliaire. Mais combien sont impuissantes ces idées matérielles qu'on se forme de l'effet curatif des sources minérales, et dans lesquelles on ne se rend nullement compte de la *vie* propre de ces agents! Quelle que soit l'ardeur qui anime les combattants que nous supposons disposés selon les principes chimiques, il faut toujours, quand on en vient à la bataille, tenir compte du maréchal qui préside à toutes les opérations organisées et qui, sous forme de « force vitale, » disposant d'une force immatérielle, procure à cette puissance matérielle des agents chimiques la victoire ou la défaite. Ce n'est ni le nombre ni le courage des combattants qui décident toujours de la victoire : c'est ordinairement l'influence spirituelle du chef qui en décide, et cela souvent de la manière la plus inattendue et contre les forces les plus nombreuses. Or, c'est cet esprit, cette vie, cette force que l'on semble oublier entièrement à propos de la puissance merveilleuse inhérente aux eaux minérales... Et Chaptal a bien raison lorsqu'il dit : « Les chimistes ne peuvent qu'analyser le cadavre des eaux. »

Aussi notre Hufeland, à qui revient incontestablement la gloire d'avoir fait reconnaître l'efficacité des eaux minérales, a parfaitement défini ce principe en disant : « Il faut bien le reconnaître, la chimie est un moyen précieux pour la connaissance de l'histoire naturelle et la classification des corps; mais elle ne doit et ne peut nous servir pour l'appréciation de ces substances dans leurs rapports avec les corps vivants, et encore moins comme législatrice dans les domaines de la vie. »—Le grand chimiste Liebig lui-même se prononce d'une manière remarquable à propos des recherches chimiques qui ont pour objet les principes organiques, lorsqu'il dit : « En poursuivant cette méthode, il est possible que le hasard fasse découvrir des médicaments utiles et des méthodes curatives; mais il est impossible de baser une physiologie rationnelle sur de simples réactifs. Le corps vivant ne représente point un laboratoire chimique. » Et plus loin il ajoute : « Il est impossible qu'une maladie se dissolve sous l'action chimique du remède. »

De tout ceci nous concluons que les effets des eaux minérales, pas plus que ceux des médicaments, ne peuvent s'expliquer par voie chimique. L'estomac ne ressemble en rien à un alambic de métal, dans lequel le contenant n'a aucune influence sur le contenu; et dans lequel le même effet se reproduit nécessairement toujours, quand les proportions du contenu restent les mêmes en quantité et en qualité... Et quoique notre opinion soit partagée par tous les anciens balnéologues d'une certaine réputation, et surtout par Zwierlein, Wetzlar, Kretschmar, Heidler, on a peu travaillé jusqu'ici dans cette direction. Ce n'est que dans ces derniers temps, et par suite de la puissante impulsion qu'a reçue la balnéologie de tous les côtés, que se manifeste de plus en plus l'ardent désir d'arriver à une connaissance exacte des propriétés curatives des eaux minérales, convaincu que l'on est du néant des raisonnements scientifiques qui prétendent expliquer ces propriétés par voie chimique, et du défaut de fondement de cette autre opinion qui attribue à chacun des ingrédients sa part d'action spéciale sur le corps humain.

On a essayé, dans ces derniers temps, de combiner les éléments chimique et chimico-vital en tournant son attention sur les résultats bio-chimiques, et en cherchant à déduire le critérium de l'action des eaux minérales des changements que l'analyse démontre dans les différentes sécrétions. Mais que l'on songe un instant à ce que ces sortes de recherches coûtent de temps et de travail, et qu'elles sont littéralement impossibles au praticien tant soit peu occupé. D'ailleurs, tous ceux qui ont déjà entrepris ces sortes de recherches savent combien les résultats varient, non-seulement chez les différents malades ; mais encore chez le même individu ; car le laboratoire si compliqué de l'organisme, les forces actives de l'individu sain, et surtout les lésions plus ou moins générales ou limitées chez le malade, sans compter une multitude de circonstances intercurrentes, et dont il faut bien tenir compte (telles sont, par exemple, la quantité ou la qualité des aliments, les modifications de l'impulsion nerveuse, les émotions morales, l'augmentation d'exercice musculaire et une foule d'autres circonstances), toutes ces causes modifient à l'infini l'action organique. Il en résulte que la composition chimique des excrétions est sujette à des variations que l'on ne saurait calculer, et que les résultats de leur analyse sont insuffisants pour déterminer le mode d'action des thermes. — J'avouerai, malgré ce qui précède, que ce genre de recherches, poursuivi jusqu'au bout, pourrait être assez utile à la détermination du mode d'action des eaux ; mais, comme de juste, il faudrait qu'elles fussent poursuivies avec la plus rigoureuse exactitude, et qu'elles reposassent sur un nombre suffisant de faits certains et bien constatés. Quoi qu'il en soit, ces sortes de recherches ne présentent jamais qu'un côté de la question. Nos efforts pour découvrir l'action propre des eaux minérales n'acquerront une valeur certaine que lorsque, non content de l'analyse des excrétions, on accordera aussi une attention suffisante à l'expérimentation de ces agents par des individus forts, robustes et en bonne santé. De cette manière on obtiendra un aperçu du mode d'action proprement dit des thermes, par la somme totale des phénomènes positifs et objectifs observés chez ceux qui expérimentent.

Ce serait là la seule voie et la plus certaine sans contredit pour arriver à la connaissance du mode d'action d'une eau thermale ; car ce n'est que de cette façon que nous pourrions l'observer à la fois dans son intégrité, dans sa constitution originelle, dans son identité, telle que la toute-puissance du Créateur la fait jaillir du sein de la terre.

C'est là la voie que nous a montrée Hahnemann (1), ce grand réformateur de la médecine, pour l'amélioration de la science des médicaments (pharmaco-dynamie), si délaissée naguère. Ce principe (l'expérimentation des médicaments sur l'homme sain) doit primer tous les autres, attendu que, bien compris (rationnellement et non pas seulement symptomatiquement), il est appelé à exercer la plus heureuse influence sur la pratique. On pourra attaquer chez Hahnemann, comme vues dogmatiques, le dynamisme prédominant, les théories de la·psore et de la dynamisation des médicaments ; mais on sera toujours obligé de lui reconnaître l'éternel mérite d'avoir, par l'expérimentation physiologique des médicaments chez l'homme sain, découvert une voie plus positive, débarrassée des entraves de l'école, et par laquelle c'est la nature elle-même qui nous fournit la règle, tant sous le rapport des maladies que les remèdes produisent que sous celui des maladies qu'ils sont appelés à guérir. De cette façon il a accumulé une immense provision de connaissances médicamenteuses, qui mérite certainement la reconnaissance de tous ceux qui l'examineront

(1) Voyez *Exposition de la doctrine médicale homœopathique*, ou Organon de l'art de guérir, par S. Hahnemann ; traduit de l'allemand, sur la dernière édition, par le docteur A. L. Jourdan. *Quatrième édition*, augmentée de *Commentaires*, par le docteur Léon Simon. Paris, 1856, 1 vol. in-8.

sans préjugés, et qui nécessairement aussi devra toujours
servir de base à toute pharmaco-dynamie libre d'hypo-
thèses.

Le même procédé devra être suivi par celui qui voudra
connaître l'action d'une eau thermale. Je demande à tout
homme non prévenu : Quel est le meilleur moyen de connaître les forces de deux facteurs inconnus (d'une part,
l'eau minérale dans son intégrité, dans sa force originelle,
sans égard à la multiplicité de ses éléments, et d'autre part
le corps vivant tout entier, sans égard au mode de combinaisons de ses parties), si ce n'est en étudiant l'effet produit par la collision de ces deux facteurs, comme résultat de
leur activité réciproque? L'expérimentation des eaux thermales chez les individus sains détermine une série de phénomènes constants, témoignant de l'activation fonctionnelle de certains organes ou systèmes d'organes, et qui
forment, depuis leur origine jusqu'à la fin, une chaîne non
interrompue. Si nous nous demandons quelle est la nature
de cette série de phénomènes (survenant après ces expérimentations), soit qu'ils consistent en une simple modification de certaines fonctions isolées, soit qu'il y ait asso-
ciation d'un grand nombre de fonctions simultanément
atteintes, nous n'avons à indiquer d'autre raison physiologique qu'une irrégularité dans la circulation et une modification consécutive du *chimisme* qui se passe dans les vaisseaux capillaires. Il s'ensuit que toutes les conditions
modificatrices des nerfs se trouvent altérées, ce qui y provoque une action irrégulière, cause de tous les phénomènes
et sensations dont nous avons parlé. D'après cela, nous
devons considérer chaque symptôme comme l'expression
fidèle de quelque influence invisible, agissant sur un organe,
un tissu ou un système d'organes, et toute la somme des

réactions observées dans l'organisme doit former pour nous un langage intelligible qui nous traduise la tendance spécifique de l'action thermale, en même temps qu'elle nous offre une image fidèle des modifications survenues dans la vie organique.

Mais ces expérimentations (des thermes sur l'homme sain) ne devraient être faites qu'avec toute la sagacité possible, sur la plus grande échelle, avec la plus grande conscience et la plus fidèle exactitude; on tombe nécessairement sur des conditions différentielles, selon les individus, leur degré de réceptivité, l'âge, le sexe, la constitution, le tempérament, etc. En même temps il faudrait encore porter en ligne de compte les protocoles sur les phénomènes les plus importants et les plus constants observés chez les malades; car souvent l'organisme malade a, par sa situation spéciale, plus de tendance que l'organisme sain à refléter l'influence de certaines incitations. Ce sont précisément les exceptions et les anomalies, dépendantes des conditions individuelles, qui nous font mieux discerner les symptômes propres; car ceux qui se reproduisent invariablement, au milieu des circonstances les plus variables et *en restant toujours les mêmes*, sont précisément ceux qui établissent la loi.

Plus nous avançons dans cette voie d'investigation, plus nous pénétrons avant, guidés par la physiologie, dans l'essence même des phénomènes et en reconnaissons la parfaite légitimité, et plus nous reconnaîtrons la signification profonde de ces phénomènes extérieurs par lesquels se manifestent les procédés intérieurs, et plus aussi nous reconnaîtrons le rapport spécifique entre l'agent thermal et les parties de l'organisme qu'il affecte, ainsi que la corrélation physiologique des symptômes entre eux. Nous reconnaîtrons encore la même expression phénoménale dans l'état pathologique, avec cette seule différence qu'elle n'est pas toujours aussi distincte, et que souvent elle est compliquée de symptômes d'autre nature. La conséquence de tout cela est que l'on aura nécessairement une idée plus nette de l'enchaînement légitime qui existe entre la cause et l'effet, de même que l'on comprendra mieux ce résultat final en vertu duquel chaque therme doit effectuer une modification déterminée dans le corps humain ; car toutes les variations que l'on peut rencontrer ne sont que des expressions d'une seule et même loi qui gouverne l'organisme.

Et quand, après cela, il subsisterait encore des incertitudes au sujet de certains états morbides, ce serait à l'expérience à décider ; car c'est elle qui nous apprend le mieux les particularités de certains effets, par le moyen de faits analogues observés précédemment. Du genre de réaction que telle ou telle eau minérale provoque dans l'organisme, et de ce que les symptômes qu'elle détermine sont *actifs* ou *passifs*, il sera facile de déduire ce qu'elle offre de spécifique dans son effet sur telle ou telle partie du corps. C'est pourquoi chaque therme devra être étudiée exactement dans l'ensemble des phénomènes qu'elle effectue dans l'organisme.

Une telle conception du sujet servira mieux que toute autre chose à réagir contre les abstractions soi-disant chimiques, et contre toutes les absurdités qu'on a imaginées sur des propriétés et des forces rattachées, on ne sait pourquoi ni comment, aux principes minéralisateurs des eaux, comme, par exemple, les idées de tempérantes, résolutives, altérantes, toniques, etc., et d'écarter ainsi les obstacles qui ont si longtemps retardé le progrès de la science, même dans le domaine hydrologique.

Ce n'est donc qu'en entrant dans cette *voie physiologique* que l'on pourra faire justice de toutes ces erreurs et arriver au perfectionnement de la balnéologie ; car alors seulement il sera possible d'établir une loi générale qui embrasse toute la *pharmaco-dynamie* des thermes.

Après ces considérations préliminaires, je vais passer à la partie essentielle de mon travail, à savoir l'exposé physiologique du mode d'action des sources de Carlsbad sur l'homme sain, pour ensuite établir sur une base physiologique les heureux résultats que leur usage procure à tant de malheureux malades qui y affluent de tous les points de l'Europe.

DES EAUX THERMALES
DE CARLSBAD.

CHAPITRE PREMIER.

EXPÉRIMENTATIONS PHYSIOLOGIQUES.

Je n'ai pas la prétention de donner ces expérimentations comme fournissant la mesure complète et absolue de toutes les indications de nos Eaux, par la raison que je n'ai pu expérimenter sur un assez grand nombre d'individus, n'ayant pu disposer que de trois personnes qui aient consenti à s'y soumettre. Cependant je me décide à les publier, dans la pensée qu'elles pourront donner lieu un jour à des essais plus étendus et faits avec plus de soins.

D'ailleurs, je ferai observer que, pendant toute la durée de ces expériences, aucun des trois sujets n'a modifié en quoi que ce soit son régime ni son genre de vie habituels; mais je dois ajouter qu'ils vivaient très sobrement et soustraits, autant que possible, à toutes les influences qui pouvaient troubler ou altérer l'effet des Eaux.

Sous le rapport de la dose, ils ont pris tous trois, depuis un demi jusqu'à 2 gobelets d'eau par jour, et pendant une quinzaine consécutivement. Sauf une légère constipation et un peu de congestion vers la tête, ils n'ont éprouvé aucun symptôme dénotant une modification quelconque des fonctions vitales. Je portai donc la dose à 4 gobelets, en montant successivement jusqu'à 8, et j'acquis la conviction que cette dose était bien suffisante pour pénétrer et modifier tout l'organisme.

Je fis continuer cette dose jusqu'au moment où l'on vit distinctement des phénomènes indiquant un dérangement général et une modification imminente de certaines fonctions physiologiques.

J'ai retracé le tableau fidèle et exact des symptômes au fur et à mesure de leur apparition ; je n'y ai ajouté aucun commentaire, bien que l'occasion se fût souvent présentée d'en donner de très importants. Il m'est aussi arrivé de réunir souvent les données de plusieurs jours, afin d'éviter les répétitions.

G. P..., quarante ans, tempérament sanguin, constitution assez vigoureuse, santé presque constamment bonne depuis qu'il a fait les maladies propres à l'enfance, a pris, il y a dix ans, une fièvre tierce à la suite d'un refroidissement pendant un voyage, et qui a été guérie après le quatrième accès, sans laisser la moindre trace dans l'appareil digestif ni dans les autres organes abdominaux.

G. P... a commencé le 8 mai, avec 4 gobelets tous les quarts d'heure, un gobelet d'environ 5 onces (150 grammes). Aussitôt après les 2 premiers gobelets, il avait des éructations de gaz insipides, avec bruit dans l'estomac (chose qui s'observe constamment après l'ingestion des liquides chargés d'acide carbonique) ; il éprouvait en même temps une douce et bienfaisante chaleur, qui, de l'épigastre s'irradiait sur tout le reste de l'organisme. Après le 3ᵉ gobelet, il survenait de légers vertiges et des envies fréquentes d'uriner, avec émission d'une assez grande quantité d'urine aqueuse. L'état vertigineux diminuait graduellement après une demi-heure de promenade et se dissipait complétement avant midi. La garde-robe que G. P... avait habituellement le soir, était déjà plus difficile.

9 *mai*. — Mêmes phénomènes qu'hier, après 5 gobelets ; seulement les vertiges persistent davantage et ne se dissipent qu'après le repas de midi. Aux bruits dans l'estomac viennent se joindre des borborygmes dans tout l'abdomen, qui s'arrêtent au bout de peu de temps, mais se reproduisent après le déjeuner. L'appétit et la soif ont sensiblement augmenté. Plusieurs fois des éructations après les repas. Le soir, envie d'aller à la garde-robe ; mais ce n'est qu'après avoir bu copieusement,

qu'il a pu rendre quelques boulettes sèches de matière stercorale.

10 mai. — Six gobelets. Vertiges plus forts et accompagnés de malaise, qui ont bien un peu diminué sous l'influence d'une promenade d'une heure, mais qui se reproduisent différentes fois dans le courant de la journée, quoique à un degré moindre. Peu de disposition à la lecture et à tout travail intellectuel ; M. P... prend tantôt un livre, tantôt un autre, sans lire dans l'un ni l'autre pendant une demi-heure de suite. Beaucoup de borborygmes avec envies d'aller à la garde-robe, mais sans autre résultat que l'émission de quelques gaz. Grande somnolence après le dîner. Après une demi-heure de sommeil, il survient de la céphalalgie avec chaleur et injection de la face ; constipation le soir, ce qui est chose tout insolite, attendu que, depuis des années, P... avait régulièrement chaque matin et soir une garde-robe.

11 mai. — Sept gobelets. Tête très lourde, pleine ; étourdissements ; cet état s'empire quand le sujet tourne ou se baisse ; spasmes des paupières ; douleurs tensives ou gravatives par-ci par-là dans l'abdomen ; pendant la promenade, il y a beaucoup d'éructations et émission copieuse de gaz alvins. Rentré à la maison, il éprouve le besoin d'aller à la selle, mais sans résultat ; il y a émission d'urine très abondante. Ce n'est qu'après déjeuner que survient, après copieuse émission de gaz, une garde-robe d'abord dure, *nodeuse*, difficilement rendue, et suivie d'une matière demi-liquide et même liquide. Après cette évacuation, la tête est bientôt débarrassée, et la respiration, naguère un peu gênée, redevient plus libre ; mais toute contention d'esprit coûte bien plus d'efforts qu'à l'ordinaire. Excellent appétit pour le repas de midi ; mais, deux heures après reviennent la céphalalgie et les étourdissements, bien que P... eût évité le somme de l'après-dînée, et ces accidents ne se calment qu'après un peu d'exercice en plein air. Le sommeil est bon la nuit suivante.

12, 13 et 14 mai. — Huit gobelets. La pesanteur de tête augmente après chaque gobelet et se termine chaque fois par des vertiges. Les yeux deviennent souvent aussi le siége d'une douleur gravative ; il lui semble que les globes oculaires sont comprimés de haut en bas, comue s'ils étaient trop gros et que les orbites fussent trop étroits pour les contenir. Cet état diminue après la promenade et le déjeuner ; mais il n'est nullement question de travaux intellectuels. L'appétit n'en est point influencé, et chaque repas est suivi d'une amélioration sensible de toutes ces incommodités. Souvent aussi il éprouve une sensation de pesanteur, d'étranglement très désagréable dans les deux hypochondres, s'étendant quelquefois jusqu'à la région ombilicale. Cette douleur tantôt ne dure qu'un instant, d'autres fois elle persiste plus longtemps. Il ne survient généralement qu'une seule garde-robe, assez tard dans la soirée, et après des pressions longtemps exercées sur le gros intestin ; cette selle n'est point dure ; elle a plutôt une consistance de bouillie, et malgré cela la défécation est difficile. Elle est chaque fois suivie d'une diminution notable des accidents cérébraux et abdominaux. Point de dérangement jusqu'ici dans le sommeil, qui dure habituellement jusqu'à quatre heures et demie du matin.

15, 16 et 17 mai. — Continuation de huit gobelets. Vertiges très prononcés et mêmes accidents céphaliques que les jours précédents ; seulement, ils sont en outre accompagnés d'une augmentation générale de chaleur et d'une diaphorèse plus prononcée. En même temps, pesanteur dans la région occipitale, tiraillements dans la nuque et bourdonnements d'oreille ; somnolence irrésistible pendant toute la journée. Généralement, 5 à 6 heures après avoir bu, surviennent deux selles demi-liquides. Excellent appétit pour le repas de midi. Les après-midi, P... les passe en joyeuse et agréable compagnie, ce qui le met, il est vrai, de bonne humeur, mais l'empêche néanmoins de prendre une part active à la conversation. Il est en proie à un certain abattement, et quoique les buts de promenade soient assez rapprochés, il les trouve encore trop éloignés ; contrairement à ses habitudes, il se lasse aussitôt, et la moindre montée lui devient insupportable. Les accidents céphaliques ont généralement diminué ; mais les borborygmes continuent sans cesse. En rentrant à la maison, il se sent trèsfatigué et abattu, avec augmentation de chaleur à la tête. Le sommeil n'arrive pas aussi facilement à l'heure habituelle, comme cela avait eu lieu les nuits précédentes. Cependant, le sommeil n'est pas dérangé ; il est seulement entremêlé de beaucoup de rêves dont P... ne conserve pas le souvenir ; mais au réveil, il se sent frais et dispos.

18 *mai*. — Neuf gobelets. Vertiges comme s'il tournait en cercle, qui diminuent, il est vrai, par le mouvement au grand air, mais qui n'en persistent pas moins toute la journée. Un des symptômes les plus désagréables, c'est une chaleur rayonnante des yeux, avec trouble de la vision. Pendant la promenade, il lui semble que ses verres de lunettes se ternissent par la vapeur d'eau, à peu près comme cela se fait en hiver lorsque, du dehors, on entre dans une pièce modérément chauffée. — Il éprouve en même temps une sensation d'ardeur et de compression dans les yeux avec beaucoup de mouches volantes, de telle façon qu'il se voit dans la nécessité de quitter ses lunettes. Il ne rentre déjeuner qu'au bout d'une heure et demie. Ce repas, pris avec plaisir, semble diminuer la sensation de relâchement et de fatigue ; mais la somnolence et les bâillements incessants ne cèdent qu'au moyen d'une nouvelle promenade.

Il y a pendant toute la matinée des éructations, du hoquet et des borborygmes ; le repas de midi est pris sans grand appétit ; nous n'observons pas aujourd'hui, après ce repas, le sentiment de bien-être des jours précédents. La tendance au sommeil ne peut être vaincue qu'au moyen de la promenade au grand air. Toute la journée, il y a beaucoup de tranchées, de borborygmes ; l'urine est très abondante, il y a de fréquentes envies d'aller à la garde-robe, mais toujours sans résultat ; deux fois seulement, sous la sensation d'émettre des gaz, il a rendu un peu de mucosité liquide, brunâtre. Il y a grande lourdeur et inertie des membres ; le sommeil ne survient que tard, après plusieurs heures d'insomnie et d'agitation.

19 *et* 20 *mai*. — Après huit gobelets, on observe ce qui suit :

Dès le matin, et quoiqu'il ait bien dormi toute la nuit, il lui semble n'avoir pas eu assez de sommeil, et, bientôt après boire, il éprouve beaucoup de vertiges et des bluettes. Sensation de tension et de déchirement, tantôt dans la nuque, tantôt à la face antérieure des bras, tantôt à la face interne des avant-bras. Les régions hypochondriques et épigastrique sont tendues et gonflées ; serrement et pesanteur dans le foie et la rate ; bruits continuels dans toute l'étendue de l'abdomen. Le 20 mai, ayant pris deux verres d'eau après déjeuner, il survint coup sur coup deux garde-robes molles, abondantes, d'un brun foncé, d'une odeur sulfureuse, à la suite desquelles la tête se débarrassa aussitôt. Dans la matinée, il ressent pour la première fois de sa vie à la joue droite, aux environs de la patte d'oie, une sensation obscure de picotement et de petits battements, qui ne persiste qu'une demi-heure, sans être nullement incommode et sans aucune augmentation de chaleur ni de rougeur. Bien que les repas soient toujours reçus avec plaisir, il n'en survient pas moins, aussitôt après, une sensation de plénitude et de tension dans la partie supérieure de l'abdomen. P... est obligé de se déboutonner et éprouve un peu d'oppression. Ayant une lettre à écrire deux heures après, il ressent une pesanteur dans le membre supérieur droit, s'étendant depuis le coude jusqu'au bout des trois premiers doigts, qui sont froids, insensibles, comme engourdis. Il survient aussitôt de la chaleur à la tête, du malaise ; la face s'injecte ; il y a par moments des frissons qui parcourent tout le corps. Une promenade en plein air calme, il est vrai, ces symptômes ; mais ils sont bientôt remplacés par de violentes douleurs de la région sacrée et une grande fatigue. Le sommeil est agité, inquiet, souvent interrompu et troublé de cauchemars.

21 et 22 mai. — Les symptômes si souvent mentionnés du côté de la tête ont généralement continué pendant toute la durée de l'expérimentation. Ces symptômes sont : pesanteur et malaise, vertiges tantôt plus, tantôt moins prononcés ; souvent aussi bourdonnements et sifflements dans la tête, surtout après un séjour prolongé dans la chambre ; du côté des facultés intellectuelles, ce sont : manque de disposition aux travaux intellectuels ; inaptitude aux contentions d'esprit ; remarquable distraction et difficulté de soutenir une conversation. Au niveau de l'apophyse zygomatique droite il ressent comme la sensation d'une toile d'araignée, qu'il est sans cesse tenté d'enlever. Le 22, à 5 heures du soir, étant descendu dans la rue après avoir passé assez longtemps à écrire des lettres, il éprouve une sensation extraordinaire de bluettes devant les yeux ; tout tremble et tournoie devant lui ; il a souvent des étincelles devant les yeux et ne peut que difficilement reconnaître les passants ; cet état dure une demi-heure. Depuis deux jours, il y a constipation, malgré un mouvement continuel des intestins et d'assez fortes épreintes. Il est survenu enfin une selle très difficilement rendue de quelques crottins durs et desséchés. Les épreintes ont continué encore longtemps après. Courbature lombaire, comme dans ce qu'on appelle *tour de reins*. Cette douleur ne se dissipe qu'après une assez longue promenade, tout en laissant une certaine pesanteur dans cette région, et qui s'étend tout le long du dos. Le sommeil est excessivement agité toute la nuit. Il y a une perte séminale nocturne très abondante.

23, 24 et 25 mai.—Le tremblotement sur la joue droite, avec sensation d'une toile d'araignée, se reproduit aussi régulièrement tous ces jours-ci, environ deux heures après boire, et continue l'espace de 15 à 30 minutes, et parfois le soir, comme un léger souvenir, il se fait une légère éruption à la même place. Les douleurs de la région sacrée augmentent ; il s'y joint une diaphorèse périnéale avec fortes contractures dans cette région et une sensation de pesanteur et de tension dans l'anus.

24 mai. — Deux selles demi-liquides, copieuses. C'est pour la première fois de sa vie qu'il remarque une tumeur hémorrhoïdale, rebondissante, du volume d'une noisette, qui occasionne, il est vrai, une douleur brûlante pendant et immédiatement après les garde-robes, mais qui ne gêne point la marche. L'appétit a beaucoup diminué, mais, en revanche, la soif augmente et il survient à la suite beaucoup de renvois et de hoquets. Les symptômes du côté des yeux se réduisent à des bluettes et des mouches volantes, principalement après boire; elles durent une demi-heure à peu près, mais se reproduisent de temps à autre l'après-midi, surtout quand les yeux se trouvent exposés à la lumière vive du soleil ou à la réflexion des couleurs éclatantes, ou bien encore à la suite des efforts physiques, la montée d'une côte, etc. La confusion des objets n'existe plus; il faut ajouter que P... évite soigneusement de lire et d'écrire.

Pendant toutes ces nuits le sommeil a été fort agité, entrecoupé de rêves terribles et de jactitations, et le 25, vers le point du jour, il survient une nouvelle perte séminale, avec érection et insomnie consécutive.

26 et 27 mai. — Le matin, à son réveil, P... éprouve chaque fois grande lassitude et abattement; il est chagrin, mal en train et de mauvaise humeur toute la journée. La pesanteur de tête se montre aussitôt après les premiers gobelets et acquiert une intensité inaccoutumée. Une sensation de chaleur parcourt le corps entier, avec alternatives de frissons courant tout le long du dos. — Ces deux jours-ci, P... ne prend que six gobelets d'eau; il éprouve bientôt après des envies d'aller à la garde-robe; il a deux selles presque liquides accompagnées de mucosités presque sanguinolentes, suivies d'une sensation douloureuse de démangeaison ou plutôt de brûlure à l'anus, s'étendant au-dessus du sphincter jusqu'à la partie anale du rectum. Après dîner il a encore quelques selles diarrhéiques, toujours accompagnées de mucosités avec stries sanguinolentes. — Le sommeil redevient plus calme, et, après le réveil, l'état général est beaucoup meilleur.

28, 29, 30 et 31 mai. — P... se trouve mieux de jour en jour et plus dispos. Les accidents congestifs du côté de la tête, la morosité font même généralement défaut dans le courant de la journée; ils ne se montrent qu'immédiatement après boire, mais à un degré bien moindre que les jours précédents, et ne durent qu'une demi-heure. P... peut donner de nouveau une plus grande attention aux questions purement intellectuelles, et est animé toute la journée d'un sentiment de satisfaction intérieure. Il éprouve un appétit extraordinaire à des heures tout à fait inusitées, avant comme après midi, accompagné de hoquets. Cependant il survient par moments des coliques et une sensation de raflement dans tout le bas-ventre, et quelquefois des secousses obtuses dans les hypochondres droit ou gauche. Il survient plusieurs selles dans la journée, les unes molles ou demi-liquides, les autres normales, sans épreintes. Le sommeil est bon, plus profond que les nuits précédentes et bien restaurant.

1er. *juin*. — L'euphorie n'existe plus comme les jours précédents, tandis qu'autrefois il aspirait après le moment de prendre l'eau et la buvait avec avidité, il lui semble aujourd'hui que déjà le sixième gobelet est de trop, et les deux derniers sont pris avec une répugnance manifeste. La promenade du matin lui paraît plus pénible, les jambes sont paresseuses, alourdies. Le déjeuner, qu'il prenait toujours avec tant de plaisir, est pris aujourd'hui sans le moindre appétit. Il survient de nouveau de la pesanteur de tête et de la mauvaise humeur sans motifs. Le repas du midi, très simple pourtant, est laissé moitié intact. La soif est au contraire augmentée. On la satisfait avec de l'eau, qui produit de la tension, du ballonnement du ventre et une sensation de pesanteur dans la région du foie. La promenade de l'après-midi ne soulage que fort peu ces accidents. En revenant à la maison il est pris d'un violent mal de tête fronto-syncipital, aggravé par le moindre mouvement. Toute distraction intellectuelle est impossible. Il éprouve en même temps un frissonnement tout le long du dos. Point de garde-robe ; beaucoup de bâillements et d'*étirements*. Le sommeil survient de bonne heure ; il est plus long et plus profond que d'habitude.

2 *et* 3 *juin*. — Quoique ayant dormi plus longtemps, P... ne se sent pas reposé. Il se rend à la source avec une sensation de courbature générale. Bien que tourmenté par la soif et ayant la bouche excessivement sèche, il est obligé de faire des efforts pour vider à moitié seulement le septième gobelet. Depuis le lever, la langue est couverte d'un enduit blanc ; l'haleine est fétide ; le cigare, qu'il a l'habitude de fumer pendant la promenade du matin, ne lui a pas fait plaisir ; il est continuellement à arracher des mucosités. La céphalalgie occupe aujourd'hui

principalement le front et les tempes ; elle est considérablement augmentée quand il se baisse ; les veines temporales sont
un peu injectées ; goût fade et mucosités dans la bouche ; appétit nul. L'épigastre est ballonné et le siége d'une douleur
sourde, augmentée par la pression. Ayant mangé un peu de
soupe et de légumes, il survient de légères tranchées, beaucoup de flatuosités, qui amènent plusieurs garde-robes, les unes
dures et consistantes, les autres molles, et dont aucune n'est
suivie de l'amélioration que nous avons toujours observée les
jours précédents. Aujourd'hui, de même que les jours suivants,
pendant toute la durée de l'expérimentation, P... a l'esprit
constamment obtus et le caractère morose ; les yeux sont douloureux, comme comprimés et comme recouverts d'un voile ;
de temps à autre de petits lancements s'étendent de la trompe
d'Eustache à la membrane du tympan ; ils cessent après l'introduction du doigt dans l'oreille. Dans le courant de la journée, fréquemment des frissons dans différentes parties du
corps ; point de changement notable dans le pouls, qui est un
peu faible et lent.

4, 5 *et* 6 *juin*. — P... a beaucoup changé ; il est pâle, et dès
son lever il ressent de la fatigue et de la faiblesse dans tous
les membres. Goût de glaise, de pâte dans la bouche, salivation considérable, sensibilité des gencives et des dents quand
on les nettoie ; beaucoup d'efforts d'éructations sans effet,
quelques vents, aussi bien à jeun qu'après déjeuner. Endolorissement du bras droit, surtout dans la région deltoïdienne ;
dans les inspirations profondes, il éprouve la sensation d'un
cercle qui étreint le bas-ventre. Dégoût pour les viandes ; un
peu d'envie de manger du pain bis ; mais à peine en a-t-il
avalé un petit morceau qu'il en éprouve également du dégoût
et il ressent aussitôt un plus grand poids à l'estomac. La bière
lui semble amère et il en conserve longtemps le goût. Il boit
beaucoup d'eau, mais elle donne lieu immédiatement à du
météorisme du ventre. Plusieurs selles dans la journée, généralement peu copieuses, tantôt liquides, tantôt muqueuses,
quelquefois précédées de tranchées, d'autres fois avec épreintes.
Par suite de sa grande débilitation, il se couche de meilleure

heure chaque soir : bientôt il survient une transpiration qui se sèche dans le courant de la nuit. Point d'accélération du pouls.

7, 8, 9 *et* 10 *juin.* — Les mêmes symptômes continuent et gagnent même en intensité. Les accidents congestifs vers la tête et les vertiges se montrent de bonne heure et souvent aussi dans le cours de la journée. Les paupières sont collées par de la mucosité. Il y a un profond dégoût pour nos eaux, dont P... ne peut avaler que six gobelets. Bientôt surviennent de la salivation, des bâillements tels, pendant toute la matinée, qu'ils menacent à la fin de devenir convulsifs. Cet inconvénient se répète souvent et il y a des nausées continuelles. Assez souvent ces mouvements ramènent dans la bouche des gorgées d'eau tout à fait salée. Assez souvent, en passant la langue sur les lèvres, il lui semble qu'elles sont humectées d'eau salée. En général, tout ce qu'il prend lui semble avoir un goût salin. Toute la voûte palatine se présente, à plusieurs reprises dans la journée, d'une sécheresse absolue. Parfois il éprouve dans l'estomac une sensation de pyrosis, de légers spasmes et des coliques sourdes. Plusieurs selles dans la journée, tantôt de matières dures, enduites de mucus, tantôt des masses de mucosité gélatiniforme, comme vitreuse, répandant une odeur très pénétrante. Elles sont suivies d'ordinaire d'une émission d'urine assez prolongée, accompagnée de pression douloureuse au périnée. Le jet de l'urine est plus faible et son passage occasionne une légère sensation de brûlure dans le canal.

N'ayant su résister à l'envie de prendre une demi-chopine de vin rouge; il la paie au prix des plus violentes congestions de la tête. Malgré la débilitation générale, il éprouve de grandes inquiétudes dans les jambes, ne pouvant tenir en aucun lieu, il se promène en long et en large, comme poussé par une force irrésistible, après quoi l'inquiétude cesse un peu. Pas le moindre désir vénérien depuis dix jours. Les nuits ont été parfois bonnes, d'autres fois agitées par des rêves.

11 *juin.* — Fin de l'expérimentation. Rien que de penser à boire de l'eau lui inspire déjà du dégoût et des nausées.

D'ailleurs tous les symptômes ont complétement disparu au bout de dix jours. Ceux qui résistèrent le plus longtemps et avec le plus d'opiniâtreté c'étaient le défaut de goût, la perte de l'appétit et l'état saburral de la langue. Les symptômes du côté de la tête et du moral s'améliorèrent dès le troisième jour, de même que les fonctions alvines. Il y avait bien encore, au commencement, des selles avec plus ou moins de matière muqueuse dégénérée. Quatre jours après la cessation des expériences il y eut une constipation de deux jours, suivie d'évacuations normales, quotidiennes, quoique encore un peu difficiles. L'appétit s'améliora aussi à la fin, et, au bout de quinze jours, la plus belle harmonie s'était rétablie dans toutes les fonctions de l'organisme et il ne restait plus de trace de nos expériences.

Mᵐᵉ L. P..., femme de vingt-huit ans, bien nourrie, cheveux foncés, yeux verts, tempérament bilieux, n'a jamais eu de maladies sérieuses autres que les affections propres à l'enfance. Depuis l'âge de seize ans la menstruation a été irrégulière, généralement faible, et depuis lors elle souffre de constipation et d'une excessive bizarrerie de caractère. Depuis la même époque, elle est affectée d'un *pityriasis rubra* de la face interne du pavillon de l'oreille droite, avec démangeaison violente, suivie de desquamation qui laisse après elle un fond rouge et sec, lequel se tuméfie d'habitude à l'époque des règles. Sous tous les autres rapports elle jouit d'une bonne santé.

Le 5 *mai*, elle commence avec quatre gobelets et n'en éprouve d'autre dérangement que quelques éructations, un peu plus d'abondance des urines, un peu plus d'appétit et deux garde-robes demi-liquides.

6 *et* 7 *mai*, six gobelets ; le 8 *mai*, huit gobelets, avec les mêmes résultats exactement que le premier jour.

9 *et* 10 *mai*. — Encore huit gobelets, mais cette fois il y a grande loquacité, bonne humeur et contentement intérieur. Très peu d'éructations pendant et après boire. Légers soubresauts dans le nerf sus-orbitaire droit et dans la paupière supé-

rieure correspondante, et en même temps démangeaisons à l'angle interne de l'œil. Envies très fréquentes d'uriner pendant toute la journée et souvent aussi la nuit. L'urine est blanche comme de l'eau ; avant midi deux selles en dévoiement, de couleur foncée, sans tranchées et sans flatuosités. En somme, presque aucun phénomène notable.

11 *et* 12 *mai*. — Le contentement et la bonne humeur continuent. Le 11, un peu de congestion vers la tête, ce qu'elle attribue à ce qu'elle a bu trop rapidement. Elles se perdent bientôt, après la promenade du matin, et font place à un sentiment de pesanteur qui se dissipe après le déjeuner. Elle observe également ces jours-ci de petites contractions dans la paupière supérieure droite et un peu plus de démangeaisons dans les deux angles de l'œil correspondant, qu'elle frotte sans cesse. Elle éprouve aussi une plus grande chaleur dans l'oreille, qui est un peu gonflée et cause de vives démangeaisons. Deux ou trois selles demi-liquides par jour; elles sont d'une couleur très foncée. D'ailleurs, pendant tout le temps d'épreuve, les symptômes sont excessivement peu saillants; aussi bien dans la sphère végétative que dans la sphère cérébro-spinale et dans l'état général, tandis que chez G. P... (le premier sujet), il y avait pesanteur de tête et vertiges dès les troisième et quatrième gobelets, ce qui n'a jamais eu lieu chez madame L. P....

13, 14, 15 *mai*. — Plus aucun symptôme du côté des yeux; mais ils sont d'autant plus violents du côté de l'oreille : celle-ci est tuméfiée, d'un rouge écarlate, douloureuse au toucher. La pression de la bride du chapeau, qu'elle ne peut supporter que légèrement appliquée, augmente la sensation de brûlure. Bien que madame P.... souffre depuis des années de cette éruption, elle ne l'a jamais vue arriver à ce degré d'intensité. La démangeaison présente un caractère tout particulier, bien différent de ce que c'était autrefois. Un léger grattement détermine aussitôt la sensation de brûlure, alternant avec des élancements, et est bientôt suivi de l'exsudation d'un liquide aqueux, ce qui ne s'est jamais observé précédemment.... et pourtant cette grave incommodité n'exerce pas la moindre influence sur sa bonne humeur. Elle conserve sa gaieté; seulement, vers le soir, elle éprouve un peu plus de fatigue qu'à l'habitude, bien qu'elle n'eût fait qu'une courte promenade. La nuit, elle n'a pu rester couchée que sur le côté gauche. Elle a été souvent réveillée par des tranchées abdominales. Elle urine souvent et beaucoup et a deux selles dans la nuit : elles sont liquides comme dans la journée et d'une couleur foncée.

16 *mai.* — Elle se réveille plus tard qu'à l'habitude, mais elle est de bonne humeur et bien portante. Après le cinquième gobelet elle ressent quelques élancements qui s'étendent de la région sacrée, à travers le bassin, vers la symphyse pubienne et de là dans les aines. En même temps sa bonne humeur semble diminuer dans le courant de la journée. Elle éprouve aussi une grande pesanteur dans les jambes et une sensation générale de faiblesse, prodromes de la période menstruelle. L'appétit, si bon jusqu'alors, diminue également, quoiqu'elle mange toujours avec plaisir. L'état de l'oreille droite persiste au même degré; l'oreille gauche devient aussi le siége d'une violente démangeaison avec desquamation de la peau. Plusieurs fois, dans le courant de la journée, elle se sent extrêmement faible; cet état s'améliore chaque fois au moyen d'une promenade. Dans la soirée, douleur compressive dans l'ovaire gauche et une deuxième selle liquide.

17 *et* 18 *mai.* — Beaucoup de rêves pénibles avec transpiration le matin. La gaieté et la bonne humeur ont beaucoup diminué. Bientôt, après boire, il y a tintements d'oreilles, éternuments, picotements dans la narine droite, et, chaque fois qu'elle se mouche, elle ramène un peu de sang rutilant, qui s'arrête immédiatement, mais qui, néanmoins, s'est souvent reproduit dans le courant de ces deux jours, sans autres symptômes de rhume de cerveau. La veine dorsale du nez, à peine apparente jadis, s'est visiblement gonflée ces jours-ci et forme sous la peau un cordon bleuâtre assez épais. Elle se sent d'ailleurs fort affaiblie et ressent comme un poids très lourd dans chaque pied. La rougeur de l'oreille droite a considérablement diminué; mais la démangeaison reste la même. L'épiderme, redevenu plus pâle, se soulève et se détache, par le frottement du doigt, en nombreuses pellicules. Appétit sen-

siblement diminué, désir de substances acides (mais que je ne permets pas). Borborygmes bruyants tous ces jours-ci, et de temps à autre sensation très désagréable de plénitude dans le bassin et dans la région pubienne ; douleur compressive violente avec tension dans les lombes et sensation de pesanteur dans l'ovaire gauche. Elle a plusieurs selles liquides dans la journée et éprouve comme une sensation de ténesme après chaque évacuation. L'urine également est rendue avec un peu plus de difficulté, et occasionne un léger prurit au passage. Les désirs vénériens, exaltés ces jours-ci, diminuent complétement les jours suivants. Malaise considérable vers le soir.

19 mai. — Aussitôt après boire, écoulement leucorrhéique muqueux, clair, qui ne subsiste qu'environ deux heures, sans occasionner la moindre douleur dans le bas-ventre. Cet écoulement se reproduit le soir, entremêlé de minces filets de sang, mais se dissipe de nouveau, sans laisser de trace. Madame P…. est mieux disposée qu'hier. La sensation de plénitude du bas-ventre s'est dissipée aussi bien que la pesanteur et l'inertie des membres inférieurs. Pour la première fois, il y a de la constipation aujourd'hui. Aucun changement à l'oreille.

20, 21 et 22 mai. — L'humeur redevient de jour en jour plus gaie et les mouvements plus libres. Elle se refuse à ma demande de prendre un gobelet de plus, non point qu'elle ne fût pas en état de le faire, dit-elle, mais parce que cela lui prendrait trop de temps, et d'ailleurs elle sent, chaque fois après boire, le ventre tendu et ballonné, jusqu'au moment où survient une selle demi-liquide, d'habitude immédiatement après déjeuner. Celle-ci est généralement suivie de 2 ou 3 autres évacuations, solides ou liquides, accompagnées d'une émission d'urine très copieuse et incolore. La veine dorsale du nez, mentionnée précédemment, n'est plus aussi turgide. L'épiderme de la conque auriculaire se détache en larges lamelles quand elle se gratte, et laisse bientôt apercevoir des plaques érythémateuses. L'appétit est d'ailleurs assez vif et le sommeil non interrompu pendant la nuit.

23 et 24 mai. — Dès son lever, madame P… se sent plus lasse que d'habitude. Déjà, au moment de prendre les eaux, elle a de fréquents bâillements et plus d'éructations que les jours précédents. La promenade habituelle du matin l'épuise plus que jamais, et le déjeuner, qu'elle prenait jadis avec tant de délices, ne lui fait pas plaisir. Grande sensibilité dans le cuir chevelu; elle éprouve une vive douleur en se peignant. Elle est morose; mal en train, a peu d'appétit et, quoique ayant peu mangé, elle se sent gonflée avec somnolence. Après une demi-heure de sommeil, il lui semble, à la vérité, que la lassitude diminue, mais elle a de nouveau le sang à la tête et est incommodée par des mouches volantes et des points grisâtres dans l'axe visuel qui l'obligent à discontinuer un travail manuel. Ayant voulu prendre de l'exercice, elle se sent trop épuisée pour aller loin, et éprouve, à son retour, de la chaleur dans tout le corps. Elle se couche de bonne heure, après une selle copieuse (la première d'aujourd'hui), mais ne s'endort qu'au bout d'une heure. L'oreille est dans le même état que les jours précédents : Toujours par moments de violentes démangeaisons. L'épiderme s'enlève soit par de fines pellicules, soit en lamelles plus larges.

25, 26 *et* 27 *mai*. — Toutes ces nuits, le sommeil est entrecoupé de rêves et de cauchemars. Quoique la lassitude soit grande chaque soir, et qu'il y ait grande envie de dormir, le sommeil n'arrive qu'après longues jactitations et sans aucune douleur nulle part. Elle se réveille souvent dans la nuit, et cela si complétement, qu'elle ne peut plus se rendormir. Elle n'est nullement reposée à son réveil comme les jours précédents; elle se sent toute courbaturée; le moindre mouvement lui coûte. Après déjeuner (repas pour lequel elle avait encore de l'appétit), elle a beaucoup de renvois amers et éprouve de la somnolence; a de la peine à résister au sommeil pendant qu'on la coiffe; elle perd beaucoup de cheveux, est très agacée, colère, la moindre contrariété la met hors d'elle-même; elle éprouve à ces moments des chaleurs fugaces sur tout le corps. Dans l'après-midi, somnolence irrésistible; elle ne peut nullement se tenir debout et d'habitude elle s'endort assise, pendant une demi-heure. A son réveil, elle se sent chaque fois le ventre aussi plein qu'après un repas copieux; mais ce

n'est que le soir, après de longs roulements dans les intestins, qu'il survient, après beaucoup d'efforts, une selle fort
abondante, molle, d'une coloration foncée, verdâtre.

26 *et* 27. — De temps à autre, léger flux leucorrhéique
transparent. Par moments, douleur spasmodique dans le
mollet gauche, s'étendant au-dessus de la malléole interne,
vers le tendon d'Achille.

28, 29 *et* 30. — On ne prend que six gobelets par jour. On
est de plus en plus morose et découragée : on fait tout à
contre-cœur, tout en se montrant anxieuse à l'excès au sujet
de ses affaires de ménage. Elle refuse une invitation amicale à
une partie de promenade en voiture, pensant qu'elle serait
mieux en restant seule ; mais un instant après, elle témoigne
hautement son regret de son refus. Étant sortie, elle paraît
très pâle ; mais en rentrant sa face se colore vivement et elle
éprouve une grande chaleur et de la transpiration dans les
paumes des mains. Elle se sent par moments si faible, que ses
mains tremblent quand elles veulent saisir un objet et ne sauraient le tenir immobile. La démangeaison et la desquamation de l'oreille ont presque disparu. Elle est à peine un peu
plus rouge que celle du côté sain. En revanche, toute la surface cutanée est le siége de picotements et de fourmillements,
et, par-ci, par-là, de fortes transpirations locales. La langue,
presque toujours si nette jusqu'à ces derniers temps, s'est couverte d'un léger enduit blanchâtre. Il y a beaucoup d'éructations, goût amer ; élancements sourds alternativement dans le
foie et la rate ; sensation d'un cercle serré autour du ventre.
Comme précédemment, deux garderobes par jour. Elle veut
coudre, mais sa vue se trouble ; quand elle veut fixer quelque
temps un objet, il s'obscurcit et les yeux se recouvrent comme
d'un voile, jusqu'au moment où elle fixe un autre objet. Dans
les oreilles il y a de fréquents tintements et bourdonnements.
Dans les membres supérieurs et inférieurs il y a une sensation
de roideur et de résolution, surtout manifeste quand madame P.... est restée longtemps assise ou debout. Ces différents
phénomènes alternent souvent entre eux.

Le 31, elle cesse de boire.

P.   2

Les symptômes du côté de la sphère végétative, de même que les influences sur le moral, se dissipent deux jours après la cessation de la cure ; pendant une huitaine les selles sont toujours molles et de couleur foncée. Les phénomènes du côté de la vision, ci-dessus indiqués, se sont également dissipés (c'était probablement un éréthisme de la rétine, provoqué par la congestion veineuse).

Trois semaines après, la démangeaison et la desquamation sont revenues à l'oreille droite, mais à un très faible degré. Les règles ne se sont pas montrées cette fois ; à leur place il n'est survenu qu'une légère leucorrhée d'un jour seulement ; mais deux mois après elles se sont rétablies comme à l'état normal, ont duré trois jours, et se sont continuées depuis avec la plus grande régularité. De ce résultat et de ce que l'affection furfuracée de la peau (qui datait de plusieurs années et qui me paraissait être en connexion intime avec la fonction menstruelle) ne s'est plus jamais reproduite et n'a pas été remplacée par une autre maladie, on pourrait conclure que, chez madame P..., il s'agit d'un effet curatif. L'expérimentatrice jouit depuis plusieurs années d'une parfaite santé.

Mme B. B..., vingt-trois ans, tempérament sanguin et constitution molle, *fibre lâche*, comme on dit ; teint blanc-laiteux, sillonné de veines bleuâtres ; cheveux blonds, yeux bruns, n'avait d'autre maladie que des rhumes ou catarrhes pulmonaires dans la saison froide, toujours occasionnés par des refroidissements de la peau ; santé d'ailleurs parfaite : a été réglée pour la première fois à quinze ans et l'a toujours été régulièrement depuis.

Elle commence son expérimentation le 3 mai, avec quatre gobelets, et éprouve après chacun un rapport acidulé assez agréable, et après le quatrième la tête s'entreprend, dans la partie antérieure, comme dans un état de demi-ivresse, avec pesanteur dans les globes oculaires. Il y a, en outre, émission abondante d'une urine claire ; tous ces symptômes se dissipent après le déjeuner.

4, 5, 6 *et* 7 *mai*. — Elle boit chaque jour un verre de plus, et les phénomènes qu'elle éprouve sont les suivants : La tête est entreprise jusqu'au vertige ; tantôt pression sur le front, tantôt tension et tiraillements dans la région occipitale. Sensation de chaleur à la face, sans rougeur. Beaucoup de renvois de gaz, et parfois elle rejette de l'eau ; borborygmes ; appétit considérablement augmenté ; faim presque continuelle et grande soif ; constipation les deux premiers jours ; plus tard surviennent des selles solides, entremêlées de matière liquide, précédées de tranchées et suivies de ténesme. La sécrétion urinaire est considérablement augmentée ; l'urine est tout à fait claire et transparente ; somnolence dans la journée ; le sommeil de la nuit est long et profond.

Le 8, elle ne veut plus continuer l'expérience à cause du vertige qui avait duré toute la journée, accompagné d'une sorte d'ivresse. Ce n'est que la promesse d'être délivrée de ses catarrhes et la considération de ce que son appétit se conservait assez bien, qui l'ont pu décider à la continuer.

Du reste, ayant eu aussitôt après boire deux selles très copieuses, composées de matières solides et liquides, son état est aujourd'hui plus supportable ; les vertiges ont cessé peu de temps après les évacuations, et ne se sont reproduits que vers le soir. Son humeur a subi peu de changements ; seulement elle paraît triste et un peu concentrée. Elle n'éprouve pas non plus de signes particuliers de faiblesse ; elle accomplit ses fonctions domestiques avec sa bonne volonté habituelle. Il y a aujourd'hui peu de borborygmes ; mais, en revanche, l'appétit est encore plus excité ; seulement il est vite satisfait, de même aussi qu'une petite quantité d'eau suffit pour éteindre la soif. Le sommeil est très bon, il survient peu de temps après le coucher.

9, 10 *et* 11 *mai*. — Sommeil toujours bon ; cependant la lassitude survient de bonne heure. Les symptômes du côté de la tête sont moindres. L'état congestif, qui naguère se présentait toujours après boire, a considérablement diminué. Par contre, elle éprouve une sorte de torticolis, quoiqu'elle ne se soit exposée à aucune cause de refroidissement. Elle ne peut tourner la tête sans éprouver de la douleur. Le point où la douleur et la tension sont les plus fortes correspond à l'endroit où le sterno-mastoïdien gauche est recouvert par les rameaux du plexus cervical. De ce point, des tiraillements douloureux s'étendent, d'une part à une brèche dentaire de la mâchoire supérieure, et d'autre part à l'oreille et à la région occipitale du même côté. Les parties douloureuses ne laissent voir à l'extérieur aucune trace de rougeur ni de gonflement. Les douleurs ne se font sentir que par instants. Mais la roideur, quoique légère, est persistante. La chaleur calme beaucoup ces douleurs et cette roideur; l'exercice en plein air ne les aggrave pas sensiblement, mais le moindre courant d'air y fait beaucoup de mal. Sans la moindre intervention médicale ce symptôme a disparu dans la nuit du 11, pendant le sommeil, à la suite d'une transpiration. Les autres symptômes à noter pendant ces trois jours sont : des rapports fréquents pendant toute la journée, léger bruissement dans le ventre, surtout après boire; une constriction momentanée au-dessus du nombril, qui se passe aussitôt qu'elle s'assied ou se tient dans une position courbée. Sensation de vacuité de l'estomac; appétit normal; peu de gaz alvins. Les évacuations alvines sont irrégulières; constipation le 10, et le 11, deux selles mi-parties grumeuses et liquides. Sommeil bon.

Les 12, 13 et 14, elle se sent bien plus fortement attaquée; elle ressent des lancements erratiques dans les différentes parties du corps, mais principalement entre les omoplates et aux extrémités supérieures et inférieures. Elle se plaint, en outre, d'une sensation de serrement dans la partie inférieure du thorax, comme si les poumons n'avaient pas assez d'espace pour s'étendre (sa respiration s'accroche dans ce point, pour me servir de son expression), de manière à provoquer de fréquents soupirs; cet état s'empire surtout le matin, aussitôt après boire et après les repas, ainsi que vers le soir. Quoiqu'elle ressente un excellent appétit, elle mange sans plaisir et comme avec répugnance; et après les repas, il lui arrive fréquemment comme si des éructations incomplètes augmentaient le resserrement de la poitrine. Le goût, d'ailleurs, n'a pas éprouvé de changement, la langue est parfaitement nette, les éructations sont fréquentes, quelquefois douloureuses ; il y a parfois du hoquet ainsi qu'un peu de tension s'étendant des hypochondres profondément dans la partie antérieure de l'abdomen ; selles parfois dures, d'autres fois molles ; généralement précédées d'épreintes. Le sommeil est bon ; elle éprouve souvent des chaleurs dans la nuit.

15, 16 *et* 17 *mai*. — Elle se plaint parfois d'une forte pression le long du sternum jusqu'à l'appendice xiphoïde, comme si elle portait un busc très dur, ce qui pourtant n'est pas le cas. Chaque fois qu'elle monte un escalier, elle se sent essoufflée ; et en portant un léger fardeau, il lui semble que quelqu'un l'attire en arrière, ce qui augmente l'anxiété précordiale et la force à s'arrêter souvent. Avec cela, elle a une petite toux sèche et ne ramène qu'un peu de mucosité. La percussion ne fournit aucun signe, et l'auscultation ne permet de reconnaître qu'un peu de diminution du bruit respiratoire ; parfois elle éprouve aussi des battements de cœur. Elle se plaint en même temps de douleurs vagues, erratiques ; de soubresauts fugaces, tantôt dans l'articulation du coude, tantôt à la face antérieure de la cuisse, tantôt enfin un sentiment de tension au creux du jarret. En même temps, les veines superficielles des membres inférieurs se gonflent considérablement et permettent de reconnaître distinctement leurs ramifications sous la peau. Cet état des veines ainsi que celui de la respiration ralentissent sensiblement sa marche habituellement si rapide ; le sommeil est toujours bon, seulement parfois troublé de rêves pénibles ; elle dit que depuis quelque temps elle ne peut s'endormir que couchée sur le dos.

18, 19 *et* 20. — Grande lassitude et sensation de faiblesse. Elle est très sensible et facile à irriter ; céphalalgie compressive, surtout dans la région frontale ; incapable de former une idée ; les paupières supérieures sont un peu œdématiées ; toute la face légèrement infiltrée ; bourdonnements d'oreilles ; éructations beaucoup plus fréquentes ; roulement continuel dans l'abdomen ; l'appétit diminue d'une manière notable, et quand elle prend un peu de nourriture, elle éprouve dans l'estomac une pression comme si c'était une pierre. Depuis deux jours, elle va beaucoup à la garde-robe et les selles sont presque constamment moulées et dures ; le serrement de la base du thorax revient plus fréquemment et se fait sentir à la suite de très légers mouvements. Des douleurs tensives s'étendent de la région sacrée vers les aines ; tout le ventre lui semble gonflé ; des douleurs lancinantes s'irradient des régions coxales vers les cuisses et les jambes ; les veines des extrémités inférieures se gonflent de plus en plus et dessinent leur trajet serpenté sous la peau. Elle éprouve du froid, surtout aux pieds, qui sont lourds et engourdis. Bâillements pendant toute la journée ; le soir, un mal de tête retarde le sommeil. Dans la nuit du 20, les règles se montrent ; elles auraient dû paraître depuis trois jours.

21, 22 et 23. — Sueurs copieuses pendant les nuits ; courbature au réveil. Madame B. B... ne prend que 6 gobelets d'eau. Démangeaisons et fourmillements sur différents points de la peau, tantôt sur la poitrine, tantôt entre les omoplates, à la nuque et aux membres supérieurs et inférieurs. Aussitôt après boire, elle ressent une douleur tensive déchirante dans les racines des molaires de la mâchoire supérieure gauche, qui se calme par l'application de la chaleur, mais qui revient plusieurs fois dans la journée, et qui parfois alterne avec une douleur tout à fait analogue dans les couronnes des incisives de la mâchoire inférieure. Goût d'argile dans la bouche avec appétit meilleur que les jours précédents. Éructations fréquentes et insipides, occasionnant une vive douleur lorsqu'elle cherche à les comprimer. Évacuations toujours assez dures et précédées de tranchées. L'urine trouble, rougeâtre, occasionne de la cuisson au passage ; elle est moins abondante que les jours précédents. Les règles sont bien plus abondantes que d'habitude ; le sang est plus foncé et d'une odeur pénétrante. Les pieds sont légèrement tuméfiés, surtout autour des chevilles.

24 et 25 mai. — Madame B. B... ne prend point d'eau, se sentant trop fatiguée et trop faible. Aux maux de dents vient se joindre une céphalalgie déchirante, alternativement dans les tempes ou à l'occiput. Elle est pâle, ses yeux sont ternes et sans éclat ; goût amer à la bouche ; fréquemment des rapports amers ; inappétence ; coliques et tranchées dans tout l'abdo-

men, principalement vers les aines. Ces deux jours, elle a des selles liquides, avec ténesme violent. La période menstruelle qui, d'habitude, n'était que de trois jours, en a duré cinq cette fois. Elle a fréquemment des vertiges, du malaise, et se sent incapable de tout travail.

Le 26, elle boit 3 gobelets; le 27, 5, et le 28, elle en boit de nouveau 7. Elle se rétablit avec la cessation graduelle de l'époque. Les nuits, elle a toujours une transpiration abondante; quoique toujours lasse à son réveil, elle n'en éprouve pas moins le besoin de boire de nos eaux. Après boire et après la promenade du matin, elle se trouve de plus en plus remise et en bonne disposition. L'appétit s'améliore également, surtout pour le déjeuner. Le mal de dents et la céphalalgie ont cessé complétement. Léger gonflement de la joue gauche, s'étendant vers la lèvre supérieure. Elle sent sa poitrine mieux dégagée et n'y éprouve que par moments une sensation de plénitude et très rarement un peu d'accélération des battements du cœur. Les éructations continuent opiniâtrément aussi bien que les borborygmes. Ayant mangé quelques pommes de terre (pour lesquelles elle s'était sentie une assez vive envie), elle en a éprouvé comme un poids considérable à l'estomac. Les selles consistent en matière d'un brun noirâtre, demi-liquide, et sont chaque fois suivies de soulagement. La miction se fait bien plus facilement et l'urine est pâle. Aucune diminution de la tuméfaction des pieds ni de celle des veines sous-cutanées.

Le 29, trois jours après la cessation des règles, et après avoir pris de nouveau 8 gobelets, elle éprouve une sensation de serrement qui s'étend de la région lombaire vers l'ovaire gauche, et, dans le courant de la journée, elle rend, à plusieurs reprises, des caillots de sang noir de consistance visqueuse. Il en résulte de nouveau un peu de courbature dans la région sacrée et l'urine occasionne encore de la cuisson au passage.

30 *et* 31 *mai*. — Elle cesse définitivement l'usage de nos eaux. La sensation d'épuisement, d'abattement, est revenue de nouveau sans cause occasionnelle appréciable. Très souvent, dans la journée, elle change de couleur; a de fréquentes éructations avec malaise comme pour vomir; souvent goût amer

à la bouche et lancements sourds dans la région du foie ou de la rate. Faux appétit ; car souvent après avoir très peu mangé, elle éprouve de la plénitude avec pesanteur à l'estomac ; selles toujours en bouillie et accompagnées d'une grande quantité de gaz qui sentent les œufs pourris. Au lieu de caillots de sang, elle rend maintenant des flueurs blanches en quantité ; elle a un peu de fièvre avec frissons et malaises. Le pouls est un peu tendu et plein vers le soir. La nuit, fortes transpirations ; sommeil agité et beaucoup de rêves.

1ᵉʳ juin. — Après une transpiration très copieuse la nuit précédente, elle espérait se trouver mieux ; mais étant allée de bon matin à l'église, elle est prise d'un mal d'estomac tellement intense et d'une si grande lassitude, qu'elle a toutes les peines à se tenir debout, et à sa sortie, elle se sent tellement mal à l'aise, qu'elle pensait vomir à toute minute. Toute la journée se passe dans un malaise fébrile ; beaucoup de bâillements, fréquentes alternatives de frissons, de froid et de chaleur ; inappétence absolue, grande soif et tranchées fréquentes. Dans la journée, une dizaine de selles muqueuses, bilieuses, verdâtres, sentant le foie de soufre, avec sensation de brûlement dans le rectum et suivies de légères épreintes.

Le soir, en s'endormant, elle éprouve souvent des soubresauts dans les membres, et cette nuit elle est prise d'une transpiration acide générale si abondante, que le matin tout le lit en était encore humide ; au matin, elle se sent beaucoup mieux. Les garde-robes se sont supprimées ; l'urine dépose un sédiment noir très abondant ; elle répand une odeur alcaline et réagit en conséquence. La sensation de lassitude a bien diminué aussi. A l'exception d'un sentiment de tension dans les membres, et qui communique un peu d'incertitude au pas et de vacillement à la démarche, toute douleur dans l'abdomen et ailleurs a complétement disparu ainsi que toute trace d'œdème à la face ou aux extrémités. Rien qu'un peu de gonflement des veines des membres inférieurs subsiste quelques jours encore. Un sentiment de bien-être général lui semblait parcourir tout le corps en même temps que les forces revenaient.

Une circonstance importante à noter, en outre, c'est qu'en-

viron trois semaines plus tard, quand d'ailleurs elle se trouvait
parfaitement bien sous tous les autres rapports et que je croyais
que toute action de nos thermes avait complétement cessé, elle
éprouva de la manière la plus inattendue des élancements assez
violents dans les articulations du pied pour empêcher la marche. Elle se traînait en boitant dans le corridor et se trouvait
dans l'impossibilité d'étendre son pied. Elle m'appela à son
secours d'une voix lamentable. Accouru à la hâte, je ne pus
découvrir la moindre trace d'une piqûre d'insecte ni de toute
autre lésion. Les douleurs se calmèrent spontanément au bout
d'environ dix minutes. Je ne puis m'empêcher de reconnaître
un lien de causalité entre ce phénomène, qu'elle n'avait jamais
éprouvé antérieurement et qu'elle n'a pas ressenti depuis, et
l'action de nos eaux.

Je crois devoir encore rapporter ici l'observation d'un con-
frère, contenant une série de phénomènes observés sur lui-
même pendant une cure à Carlsbad. A côté de bon nombre
d'effets curatifs, il y en a beaucoup d'autres de nature pathogé-
nésique. Je les rapporte fidèlement, tels qu'ils sont consignés
dans son rapport écrit.

B. L..., docteur-médecin de B..., vingt-huit ans, souffre depuis
des années d'une douleur sous l'hypochondre droit, dans la région
de la vésicule biliaire. Cette douleur augmente à la pression et
assez fréquemment aussi après les repas. Déjà depuis son jeune
âge il éprouve une sensation de pesanteur et une constipation
opiniâtre de deux, trois, quatre jours, et contre laquelle même
les drastiques viennent échouer. Ces accidents avaient été surtout violents l'année précédente. Des coliques fréquentes, qu'il
n'avait pas eues depuis nombre d'années. Ces coliques s'apai-
saient sous l'influence des évacuations alvines et revenaient
avec la constipation. Les selles avaient pris un caractère glai-
seux, quelquefois bilieux. Il n'y a point d'ictère ; amaigrissement général ; douleur dans le flanc gauche, sans hypertrophie notable de la rate ; disposition hypochondriaque ; sommeil
agité, état congestif très prononcé, vertiges, langue couverte
d'un enduit épais, surtout en arrière ; au réveil, la bouche est

empâtée. Cet ensemble de phénomènes existe surtout depuis novembre. En février, augmentation de douleurs du côté droit; toute la moitié droite de l'abdomen est endolorie. Des émissions sanguines répétées, des cataplasmes et des fondants administrés à l'intérieur produisent un peu de soulagement. On a fait usage à différentes reprises des eaux de Marienbad (Kreuz-Brunnen); de Geilnau, de Pullna; on a administré des extraits fondants et donné des bains savonneux, des bains de siège et des lavements; pendant les accès, on employait les antiphlogistiques.

Au mois de mai, le malade se rend à Carlsbad et commence la cure le 21 mai, avec cinq gobelets, et un gros (4 grammes) de sel dans le premier gobelet. Il éprouve une forte chaleur avec augmentation de douleur dans la région du foie. Il rend une petite quantité de matières pelotonnées, très dures, et n'éprouve aucun soulagement à la suite de cette évacuation. Le sommeil est bon.

25 mai. —Encore cinq gobelets. Chaleur tout aussi forte, qui augmente encore après déjeuner; chaleurs fugaces au visage. Photopsies le soir en se couchant, vertiges, rêvasseries dans la nuit : deux selles dans la journée, dont la première très dure, la seconde très abondante, molle, de couleur verte, et brûlante au passage; les deux précédées de flatuosités.

26. — Cinq gobelets. Peu de congestions; avant midi, envie d'aller à la garde-robe, qui, pourtant, ne produit qu'une évacuation peu abondante, très dure et rendue avec beaucoup d'efforts. L'appétit diminue; plusieurs fois des tiraillements de nature rhumatismale dans les bras; dans l'après-midi, morosité sans objet; pendant la marche, une vive douleur se fait sentir dans le côté droit.

27. — Sommeil agité et qui n'a pas reposé; très mauvais goût à la bouche; douleurs dans les membres; après cinq gobelets, douleurs dans les deux hypochondres.

28. — Sommeil agité; pollution nocturne; cinq gobelets avec 8 grammes de sel dans le premier gobelet; à midi, une selle dure, peu abondante; météorisme; fortes congestions; vertige, chaleur à la face, qui est très injectée; palpitations;

lassitude et abattement. Le soir, autre selle un peu en dévoiement. Au lit, sensation de forte chaleur.

29. — Sommeil très agité, souvent interrompu; cinq gobelets avec 8 grammes de sel dans le premier. Trois selles diarrhéiques, mais fécales, suivies de soulagement; la tête est plus libre.

30. — Sommeil bon et tranquille; sept gobelets. Une selle molle; sensation de bien-être; l'après-midi seulement quelques douleurs au côté droit.

31. — Sommeil agité; une pollution; sept gobelets. Une évacuation très peu abondante et dure; l'après-midi, douleur plus vive au côté droit, qui paraît cependant être moins fixe et qui est plus violente au début qu'elle ne l'était précédemment, mais qui dure moins longtemps; car alors le malade n'avait pas un moment de la journée sans ressentir une pression très incommode dans cette région. Il fait une très longue excursion dans les montagnes.

1er *juin*. — Nuit agitée; sensation de fatigue en se levant; sept gobelets. Dans la journée, beaucoup de flatuosités; une selle indurée, peu copieuse.

2. — Il a assez bien dormi dans la nuit. Huit gobelets et 30 grammes de sel : deux garde-robes; à la première, il rend des masses dures, pelotonnées, de couleur verte; à la seconde, très copieuse, qui survient l'après-midi; il évacue des masses demi-liquides. Forte transpiration et abondante sécrétion urinaire.

3. — La nuit est assez bonne : huit gobelets; trois évacuations demi-liquides; la dernière presque liquide. Sentiment de pression plus vive à droite; quelquefois des douleurs spasmodiques déchirantes dans le même côté.

4. — Nuit assez bonne : sept gobelets; forte transpiration; beaucoup d'urine qui est très pâle, mais toujours à réaction fortement acide; deux selles molles; tête libre; état général bon; appétit plus vif.

5. — Nuit supportable : huit gobelets; forte diaphorèse; deux garde-robes molles comme la veille.

6. — Nuit agitée : six gobelets; beaucoup de flatuosités.

Point de garde-robes, malgré de grands efforts ; *la tête est forte-ment entreprise;* douleurs dans tous les membres, morosité, tristesse, lassitude, mauvais goût à la bouche ; langue couverte d'un enduit jaune.

7. — Nuit très agitée; mauvais rêves. Huit gobelets : selle abondante aussitôt après boire; il rend des matières très dures ; autre selle le soir. L'enduit saburral de la langue s'épaissit encore dans le courant de la journée, de même que l'amertume et le mauvais goût à la bouche. Des doses répétées de poudre de Seltz et des eaux acidules de Giesshübel ont un peu relevé la débilitation. Le pouls est accéléré.

8. — Nuit très mauvaise; lassitude dès en se levant et aussitôt après une selle *extrêmement abondante.* La langue s'est un peu nettoyée depuis hier; toutefois, le goût est toujours très amer. La tête est lourde; douleurs erratiques dans les bras et les jambes. Éréthisme vasculaire considérable.

9. — Le sommeil a été bon ; sentiment de bien-être; appétit; point de garde-robes; urines abondantes.

10. — La nuit a été assez supportable, quoique moins bonne qu'hier; selle peu copieuse dans l'après-midi, composée de quelques crottins durs et d'un peu de matière semi-liquide, d'un jaune clair.

11. — Nuit agitée. De nouveau huit gobelets avec 4 grammes de sel. Deux garde-robes molles et sensation de bien-être après. Beaucoup d'urines aqueuses, peu colorées et à *réaction neutre.* Appétit assez bon.

12. — Nuit calme ; une selle demi-liquide ; céphalalgie, chaleurs fugaces; le soir, sans cause connue, un peu plus de douleur au côté droit.

13. — Nuit calme, et malgré cela congestion vers la tête au moment du lever. Bouche mauvaise, pâteuse; une évacuation de crottins durs.

Du 14 au 19. — Nuits bonnes. Souvent, dans la journée, des congestions vers la tête, surtout dans celle du 18. La sécrétion urinaire est très abondante. L'état général est variable aussi bien que la disposition morale. L'appétit diminue. Après les repas et quand même il n'a été pris que fort peu d'aliments, il y a sensation de plénitude, et, deux ou trois heures après, le ventre se ballonne et il se dégage beaucoup de vents. La sensibilité du côté droit subsiste et dégénère souvent en véritable douleur. Pas de garde-robes depuis le 17. C'est pourquoi, le 19, on prend 15 grammes de sel, et comme il n'en résulte qu'une seule évacuation, insuffisante, on répète la même dose le lendemain, 20. Celle-ci produit aussitôt, dans la matinée et dans l'après-midi, des évacuations très bilieuses. Dans la soirée, orgasme sanguin très prononcé et sensation de constriction à la gorge.

21. — Nuit très agitée; moins de congestion, mais grande lassitude; une selle; urine à réaction de nouveau faiblement acide.

Du 22 au 24. — Nuits assez bonnes, excepté celle du 23 au 24, qui est un peu agitée (par suite d'une assez vive conversation dans la soirée). Chaque jour une évacuation, sauf le 24. Le 24, dès le matin, vive excitation et lassitude.

Fin de la cure et départ. Au bout de quinze jours, grande amélioration, et plus tard il n'y a plus aucune trace de son catarrhe de la vésicule biliaire.

Cet ensemble de symptômes ne nous fournit pas positivement des données bien importantes; car, d'un côté, ce ne sont pour la plupart que des indices comme tous ceux que le hasard vous présente et que l'on note en passant sur ses tablettes, et de l'autre il se trouve que nos thermes, en présence d'une maladie aussi chronique, avaient déjà affaire à autre chose qu'un organisme sain; qu'il s'agissait plutôt de neutraliser une disposition pathologique; qu'elles ont produit, par conséquent, plutôt des *négations* que des symptômes positifs.

Si maintenant nous jetons un coup d'œil sur les résultats obtenus chez nos trois expérimentateurs, sur les différentes modifications de leur état, depuis le commencement jusqu'à la fin de leurs expériences, et si nous y ajoutons la série des phénomènes que l'on observe d'une manière aussi constante chez un si grand nombre de malades soumis à l'usage de nos eaux (et chez lesquels on peut constater ces effets dans des régions ou sur des organes précédemment sains), nous arrivons à un ensemble de symptômes qui nous donne la meilleure solution possible sur la nature de cet agent, comme aussi sur ce qui se passe dans l'organisme pendant l'action des eaux; sur les modifications du sang, de l'innervation, de la digestion et d'autres fonctions de l'organisme. Car que sont ces symptômes, sinon des manifestations évidentes d'une activité toute spéciale de l'organisme, déterminée sous l'influence de ces stimulants? Ils n'ont, au bout du compte, d'autre signification que de montrer la manière dont les différents organes tendent à se débarrasser de cette influence.

Je dois rappeler ici que l'on rencontrera souvent des symptômes, soit du côté des organes de la sensibilité, soit de l'irritabilité, soit même du côté des organes de la reproduction, qui semblent être en contradiction, comme, par exemple, humeur gaie ou sombre; augmentation ou diminution de la finesse des sens; mouvements du cœur tout à fait libres, avec alternatives d'anxiété et d'oppression; appétit vorace et inappétence absolue; constipation opiniâtre et diarrhée, etc., etc. Tous ces symptômes ne sont, pour ainsi dire, que les *paroxysmes* de l'effet des eaux sur la même fonction organique, mais agissant dans des directions opposées. De telles manifestations, envisagées de la sorte, n'impliquent aucune contradiction, et certainement elles ne prouveraient en aucune façon qu'à cause même de ces effets contradictoires il est impossible de se former une idée juste de la manière dont nos eaux agissent sur l'organisme. Du reste, il se peut que cette différence d'effet dépende chaque fois de l'état particulier de l'irritabilité de chaque organe, au moment de l'assimilation des eaux. D'ailleurs cette même différence de réaction se remarque à l'occasion de toutes les autres influences : celui-ci pâlit sous l'influence de la frayeur; celui-là rougit; chez cette femme, la peur ferait arriver la menstruation; chez cette autre, elle la ferait supprimer. Les contrariétés produisent chez celui-ci une maladie du foie; chez celui-là elles dérangeront les fonctions digestives; chez un troisième elles augmenteront l'appétit, etc. Nous pourrions invoquer encore une foule d'exemples de faits qui se passent journellement sous nos yeux. On n'en aura une explication satisfaisante que du jour où les lois de l'innervation seront plus clairement déterminées.

Pour donner une idée plus nette de l'action caractéristique de ce puissant agent thérapeutique sur les différents systèmes d'organes et sur les organes en particulier, nous allons repasser de nouveau en revue, et dans l'ordre anatomo-physiologique, les symptômes épars notés chez nos expérimentateurs, comme aussi ceux notés chez les malades, et qui, par leur fréquence, peuvent également passer pour caractéristiques. Nous y ajouterons ceux déjà publiés par Hartlaub en 1830; car chaque organe ayant sa signification organique et sa place dans l'ensemble, et comme tel étant doué de la tendance à maintenir son intégrité, conformément à la loi de l'ensemble, tend par conséquent à éliminer tout agent hétérogène qui le menace dans son intégrité.

Je rappellerai à cette occasion que j'ai cherché à éviter la fastueuse et hyperscrupuleuse énumération des symptômes non caractéristiques.

En outre, j'ai noté, à l'occasion de chaque organe, les indications curatives telles que l'expérience les a sanctionnées pour les différents états morbides qu'il peut offrir. Je saisis cette occasion pour déclarer dès l'abord mon opinion qu'un seul symptôme est insuffisant pour établir l'indication de nos eaux. *Testis ullus, testis nullus.* Nous ne considérons les symptômes isolés que comme des éléments séméiologiques, dont le nombre et la signification constituent un ensemble déterminé, positif, qui seul peut décider la question.

CHAPITRE II.

BASES ÉTIOLOGIQUES DE L'ACTION DES EAUX DE CARLSBAD.

Physiologiâ pathologiam docet.

§ Ier. — La vénosité.

La première condition pour avoir une idée exacte et une connaissance plus approfondie des rapports physiologiques d'un médicament avec l'organisme, c'est de déterminer le point sur lequel ce médicament exerce spécialement son action; car toute maladie quelconque siége primitivement soit dans une *partie*, soit dans un *systéme* de l'organisme, d'où ensuite elle s'irradie et affecte plus ou moins les autres organes ou systèmes par voie de sympathie. Il en résulte des troubles variables et nombreux dans les autres fonctions organiques. Le *substratum* organique sur lequel on peut démontrer claire comme le jour la spécificité d'action tout exceptionnelle de nos thermes, c'est le sang veineux. Voilà l'action essentielle de nos eaux, et c'est à elle que se réduisent tous les phénomènes que nous allons mentionner dans le cours de cet écrit.

Dans ce but, nous allons essayer de jeter quelques nouvelles lumières sur le sang lui-même, considéré au point de vue physiologique et pathologique.

Tout le sang qui, comme on sait, se divise en sang artériel et en sang veineux, dont le premier se porte du cœur aux différentes parties du corps, et dont le second suit le trajet inverse, c'est-à-dire des différentes parties du corps vers le cœur, le sang, disons-nous, est la source de l'organisme humain. Il se forme, d'*une part*, au moyen des combinaisons organiques, et, d'*autre part*, au moyen du chyle et des différents fluides récrémentitiels fournis par les organes parenchymateux de tout l'organisme; il constitue la base fondamentale de tous les tissus qui concourent à la formation et à la conservation de l'économie, comme aussi il fournit à toutes les sécrétions et à l'excrétion de tous les principes décomposés.

Mais pour que le *fluide organique vital* conserve sa substantialité spécifique au moyen d'une régénération incessante, et soit mis en état de subir constamment et sans interruption la recomposition et la décomposition de ses éléments, il est mû sans cesse en deux courants opposés à travers tout l'organisme, par l'intermédiaire du cœur, des vaisseaux des organes respiratoires, et sous la puissante influence du nerf grand sympathique, qui préside à la contractilité vitale de ces différents organes : de cette façon il est constamment dirigé du cœur vers les organes, chargé d'oxygène et des principes plastiques, et retourne des organes vers le cœur emportant les principes excrémentiels, c'est-à-dire vieillis et devenus impropres à la vie. Mais l'harmonie de ces actes organiques est facilement dérangée; il y a de nombreuses occasions soit d'accumulation excessive de l'une ou de l'autre des parties élémentaires, soit même d'une altération de toute la masse du sang par différents procédés pathologiques. Ces causes d'altération se trouvent soit dans la production du sang même, soit dans ses différents usages. Il nous suffit de rappeler le jeu non interrompu de ses éléments, action, réaction et produits; les métamorphoses incessantes des mêmes éléments, sa répartition inégale, et puis la grande et puissante influence qu'exercent sur lui le nerf sympathique et ses ganglions, dont l'excitation ou la dépression doit réaliser les effets les plus divers dans l'appareil entier de la circulation et dans les vaisseaux. Viennent enfin les combinaisons du sang avec tant de substances hétérogènes, qui lui sont amenées par les absorptions intestinales, respiratoires, internes et cutanées. Et si l'on réunit toutes ces considérations sous un même foyer physiologico-pathologique, il ne sera pas difficile de concevoir également une modification de ces différents rapports du fluide sanguin.

Dans ce travail, nous ne voulons comprendre que la pathologie du système veineux, c'est-à-dire celle qui se manifeste dans cette portion du système circulatoire qui ramène le sang des organes vers le cœur.

P.

Si nous considérons l'état pathologique du sang veineux, nous trouvons qu'il peut pécher par la quantité ou par la qualité. Dans le premier cas, c'est ou une augmentation disproportionnée ou hypérémie veineuse, ou une diminution, oligohémie veineuse.

Si c'est au contraire par la qualité qu'il pêche, que ses principes constituants soient plus ou moins abondants que ne l'exige la fonctionnalité chimico-vitale normale, on observera des formes morbides qui indiqueront une augmentation ou une diminution de la vénosité (*venositas adaucta vel imminuta*). Par *augmentation ou exaltation morbide de la vénosité*, nous entendons ordinairement cette modification pathologique de toute la masse sanguine dans laquelle le sang artériel se rapproche du sang veineux, et dans laquelle ce dernier présente à un point plus marqué les caractères qui le distinguent du sang artériel (Henle). Les symptômes les plus directs sont : une coloration plus foncée et moins de coagulabilité, dont il faut chercher la raison dans ce fait que le sang artériel contient plus d'oxygène, et le sang veineux plus d'hydrogène et de carbone. De là vient que ce sang a une coloration remarquablement foncée, qu'il contient moins de plasma et en revanche une plus forte proportion de globules. Il est souvent d'une consistance épaisse, sirupeuse, et souvent aussi plus fluide qu'à l'ordinaire, et dispose alors soit à l'hydropisie, soit à des hypersécrétions chroniques, telles que diarrhées, flux muqueux, etc.

Cet état se reconnaît surtout bien dans le sang évacué par une hémorrhagie, où il se constate le plus facilement; l'analyse chimique du sang ne donne point, sous ce rapport, d'aussi bons résultats, parce que l'état de fluidité du sang chez le cadavre ne permet pas de conclure de l'état de ce fluide pendant la vie. Dans le cadavre, l'état anatomo-pathologique du sang s'exprime par les phénomènes suivants : la surabondance du sang entraîne une trop grande ampliation du système vasculaire, aussi bien des gros vaisseaux que des capillaires. Il s'ensuit une coloration plus foncée des tissus mous, qui sont imprégnés de sang, plus succulents et plus friables; ce sont sur-

tout le cœur, le foie, la veine porte, la rate et les poumons
qui sont gorgés de sang. Les cavités droites du cœur sont généralement dilatées, les *hypostases* s'étendent fort loin, la peau
est d'une coloration foncée brune-bleuâtre, turgide et couverte
de taches livides; les muscles sont d'un rouge-brun foncé;
tout le cadavre est saturé de liquides; dans le cœur il y a des
caillots d'un rouge foncé, peu consistants et de légères concrétions fibrineuses saturées de sang fluide.

On arrivera peut-être plus aisément à connaître l'origine et le
développement de ces dyscrasies sanguines qui, d'ailleurs, ne
compromettent pas sensiblement la fonctionnalité normale. En
considérant, d'une part, les influences et les procédés au moyen
desquels s'entretient le sang dans l'état ordinaire; en examinant
comparativement les altérations du sang produit dans des conditions anormales; d'autre part, en rapprochant ces altérations
de la sphère sanguine dans ses rapports avec l'organisation
individuelle, la constitution, l'âge, le sexe, l'état des organes :
c'est après s'être bien pénétré de cette double condition que
l'on arrive aussi à la connaissance exacte de cet état pathologique. Les différentes sources de la *vénosité, portæ malorum*,
selon l'expression des anciens, sont les suivantes :

1° *La vénosité peut devenir malade sous l'influence de
l'alimentation.*

Nous savons que, pour se sustenter, pour réparer ses pertes
et renouveler sa substance, l'organisme a besoin de s'incor-
porer une certaine quantité d'aliments, qui subissent une
altération de substance par l'intermédiaire des fonctions organiques végétatives; qu'une partie entre dans la composition organique en *s'assimilant*, tandis qu'une autre partie
inassimilable se trouve éliminée comme matière hétérogène;
mais le but principal, final, de tous ces actes organiques, c'est
de réaliser une assimilation et une désassimilation dans le sang,
afin de rétablir et toujours entretenir les proportions normales
de ses éléments, soit par l'introduction (au moyen des lymphatiques) de nouvelles substances propres à la vie, soit par la

séparation des substances devenues impropres , et dans ce double mouvement il se trouve parfaitement servi par les poumons.

Si maintenant il s'introduit dans l'organisme plus de matières alimentaires qu'il n'en faut pour son entretien et la réparation de ses pertes, il en résulte une exaltation proportionnelle de tous les actes organiques et des fonctions nutritives (en supposant toutefois que l'on ne dépasse par trop la tolérance individuelle et les besoins ordinaires de l'organisme). L'assimilation, l'absorption et l'excrétion se trouvent excitées à un certain degré. En même temps, le système de ganglions abdominaux déploie une plus grande énergie, d'où résulte une suractivité des fonctions végétatives (assimilatrices), et qui se traduit par un substratum matériel correspondant, à savoir, un sang plus riche en cruor, en globules , plus plastique, l'*état de pléthore*, en un mot.

Lorsque ces individus ont suffisamment d'exercice, lorsque aucune cause ne vient à troubler l'équilibre et que les sécrétions et les excrétions s'exécutent sans encombre, la santé peut se soutenir longtemps dans un état brillant, quoique cet état de pléthore marque souvent le passage à la dyscrasie veineuse, et, dans d'autres circonstances, en marque souvent les premiers commencements.

Mais lorsque l'accomplissement normal de ces actes est dérangé, il se forme une congestion sanguine et il s'y joint n'importe quelles causes qui retardent la combustion moléculaire des organes et qui entravent l'excrétion des fluides par les différents émonctoires. C'est ainsi qu'à côté des apports incessants d'une alimentation luxurieuse s'accumulent de plus en plus dans le sang les résidus usés de l'organisme. Ce liquide devient de plus en plus visqueux et foncé de couleur. Les vaisseaux, passivement distendus, perdent leur force de ressort et ne se débarrassent plus qu'incomplétement des liquides qu'ils renferment. Il en résulte des stagnations, non-seulement dans les capillaires, mais encore dans les grosses veines. Or, comme dans les organes abdominaux, la vénosité est déjà prédominante, même à l'état sain, attendu que le système veineux y est partout en excès, il n'est pas étonnant que ce soit là aussi où l'on remarque le plus d'engorgements.

C'est d'une façon tout à fait analogue qu'agissent les aliments de nature hétérogène (différente), ainsi que les boissons trop excitantes ou spiritueuses, telles que thé, café, punch, les bières fortes, les vins échauffants; l'abus de beaucoup de médicaments, et surtout des narcotiques. Toutes ces substances, prises en temps inopportun ou en excès, produisent, sur les tissus avec lesquels ils sont en contact, direct ou indirect, tels que l'estomac, le foie, les reins, l'encéphale, les poumons et le cœur, produisent, dis-je, les congestions les plus variables; d'où résultent un affaiblissement de leur innervation et de leur fonctionnalité, et un obstacle à leur métamorphose rétrocessive, enfin différentes sortes de congestions sanguines.

Beaucoup d'autres dérangements de l'appareil digestif, et notamment les congestions ou turgescences de la muqueuse intestinale, provoquées par des indigestions ou d'autres causes, peuvent influer puissamment sur cette maladie de la vénosité, ainsi que nous le verrons dans le cours de cet opuscule.

C'est surtout le système de la veine porte qui exerce la plus grande influence sur cette crase sanguine, car on sait que c'est lui qui est le régulateur principal de l'hématose; c'est dans la veine porte que se passe, à proprement parler, une nouvelle régénération du sang, la *métamorphose* ou *rajeunissement* de ce liquide, et qui consiste en ce que le sang provenant des poumons où il s'est vivifié par l'*oxydation*, éprouve dans le foie un changement tel que les parties assimilables (les jeunes globules) sont reportées plus loin dans le torrent circulatoire, tandis que les parties non assimilables (les vieux globules) y sont retenues pour être employées à la fabrication de la bile (1). Il en résulte

_____

(1) D'après Schultz, les globules anciens, usés, riches en matières colorantes, sont séparés, dans le système de la veine porte, des globules plus jeunes, plus légers et contenant encore leur noyau : et pendant que, d'un côté, le *plasma* sert à ces derniers de véhicule pour les charrier plus loin, il sert, d'un autre côté, par son contact prolongé, à favoriser la dissolution des vieux globules.

que, déjà à l'état normal, la constitution du sang est ici bien plus veineuse qu'ailleurs.

Si maintenant le foie se trouve dérangé dans ses fonctions par n'importe quelle cause, que ces fonctions se trouvent ou entravées ou trop stimulées, il se peut qu'une trop grande quantité de globules vieillis et usés s'accumule dans le système de la veine porte, et que ces corpuscules, riches en principe colorant et dépourvus de nucléoles, ne sont pas complétement décomposés et purifiés par le foie. Ils arrivent alors, à travers la veine cave, dans la circulation générale; mais, quoique soumis de nouveau dans les poumons à l'influence respiratrice, ils ne se trouvent pas suffisamment artérialisés. Ils passent, pour ainsi dire, sans changement dans le sang artériel et impriment ainsi à toute la masse du sang le cachet de celui de la veine porte; d'où vient que la dyscrasie veineuse est souvent aussi désignée sous le nom de dyscrasie du sang de la veine porte.

2° *La vénosité s'altère par suite de dérangements dans les fonctions respiratoires.*

Toute entrave portée aux actes respiratoires, quand le thorax ne se dilate qu'imparfaitement, que ce soit par suite d'inspiration d'un air vicié ou de maladie quelconque du cœur ou des poumons, telles que la dilatation avec relâchement des ventricules, le rétrécissement des orifices ou l'insuffisance des valvules, l'emphysème pulmonaire, l'hypersécrétion bronchique, etc., toutes ces causes, selon que leur développement est soudain ou graduel, peuvent engendrer des phénomènes cyanotiques ou asphyxiques, ou des dérangements abdominaux et des stases veineuses.

La respiration, d'après les physiologistes modernes (Carus, Valentin et Schultz), n'est, à tout prendre, qu'une répétition, dans une sphère plus élevée, du procédé assimilateur. La digestion intestinale fournit le produit organisé; le poumon élève ce produit à un plus haut degré de vitalité. Or, dans une respiration incomplète, l'absorption de l'oxygène ne peut être que partielle; et comme ce gaz est l'élément vital essentiel du globule sanguin encore imparfait; comme il lui communique sa coloration et ses qualités vivifiantes; comme, d'un autre côté, il y a élimination incomplète de l'acide carbonique et de l'hydrogène, il en résulte que le but essentiel de l'acte respiratoire, l'oxydation, est éludé. De là vient que, par la continuation de ces troubles respiratoires et la rétention des matières carbo-hydrogénées dans le sang, ces matières s'accumulent de plus en plus, tandis que l'organisation des vésicules sanguines et le développement plus parfait de ce qu'on appelle le plasma se trouvent de plus en plus entravés. Il en résulte, en outre, que le système veineux se développe de plus en plus, et que l'on observe constamment chez ces individus la lividité des lèvres et des pommettes, et en général peu d'énergie dans les sécrétions et dans la nutrition comme aussi dans la caloricité.

3° *La vénosité s'altère par suite de troubles dans les fonctions de la peau.*

La peau n'est, pour ainsi dire, qu'un auxiliaire des poumons. Ses fonctions contribuent efficacement au maintien de la composition normale du sang; d'où vient qu'elle exerce une influence marquée sur la métamorphose de ce fluide. Elle sécrète, outre l'eau, de l'acide carbonique, des sels, des matières grasses et extractives. Les troubles fonctionnels de la peau ont donc pour conséquence la rétention de ces principes dans le sang. Par la surabondance de l'hydrogène et du carbone, le sang devient plus veineux, exactement comme dans le cas d'obstacle à la respiration pulmonaire. Même quand le sang des veines cutanées arrive au cœur, et de là aux poumons, il ne subit que peu de changements dans l'acte respiratoire, s'il est vrai, comme dit Schultz, que cet acte n'a d'influence que sur les jeunes corpuscules sanguins encore pourvus de leur nucléole, qu'il transforme en plasma; or, comme le sang des veines cutanées renferme très peu de ces globules (à noyaux), il n'y peut subir de grands changements, et, chargé d'une forte proportion d'eau et d'acide carbonique, et des matières grasses et extractives qu'il renferme, il finit par arriver, avec le reste du sang veineux, dans le système de la veine porte.

Mais, comme ces principes sont surtout employés à la formation de la bile, il faut, précisément à cause de leur prédominance dans la veine porte, que l'activité de sécrétion de la bile soit corrélative. D'où vient qu'on observe si fréquemment, à la suite de diminution soudaine des fonctions de la peau, une hypersécrétion très rapide de la bile, versée dans l'intestin grêle, et des diarrhées bilieuses comme conséquence ; ou bien encore, lorsque la bile se verse dans l'estomac, des vomissements bilieux ; quelquefois même il se développe un ictère ; mais dans l'ictère développé soudainement à la suite d'inactivité de la peau, on n'observe pas *défaut* mais plutôt *excès* de bile dans les évacuations alvines. Ce phénomène s'observe, non-seulement dans l'ictère des nouveau-nés, mais encore dans le catarrhe des conduits cholédoque et gastro-duodénal.

4° *La vénosité devient malade par suite des troubles de la circulation.*

Si nous considérons les différents diamètres des canaux qui charrient le sang, depuis les capillaires les plus déliés jusqu'aux plus gros troncs veineux ; si nous considérons les différentes modalités sous lesquelles s'opèrent les échanges des principes de ce fluide avec les organes et avec le monde extérieur, et dans lesquels échanges il y a constamment décomposition et recomposition, destruction et reformation de globules sanguins ; si nous considérons en outre comment déjà, dans l'état normal, tout organe dans lequel se fait sentir le besoin de régénération exige nécessairement l'abord d'une plus grande quantité de sang, une circulation plus active ; si nous considérons, dis-je, avec quelle facilité ce rhythme normal peut être modifié et comment la fréquente répétition de ces changemens de rhythme entraîne facilement la fatigue et un état de passivité et de stagnation dans les veines ; avec quelle facilité l'action des nerfs qui président à cette fonction se trouve enrayée et amoindrie ; avec quelle facilité enfin une pareille stagnation, d'abord limitée à un point circonscrit du réseau capillaire, ou à quelques veines isolées, peut s'étendre de proche

en proche à tout le réseau, d'où un ralentissement de toute la
circulation; si nous tenons compte de tous ces phénomènes,
nous ne pouvons nous empêcher de reconnaître que déjà, même
dans le fonctionnement normal du mouvement sanguin, il y a
une foule de conditions qui peuvent modifier la marche et la
composition du sang.

Il nous resterait maintenant à rechercher les causes éloignées
de la vénosité; mais nous croyons devoir exposer d'abord la
caractéristique générale de la *constitution* ou *disposition veineuse*.

La constitution veineuse est, selon Puchelt (1), cette constitution organique dans laquelle le système veineux prédomine
dans l'organisme au point qu'il s'assimile les autres fonctions
et organes, et leur imprime le cachet de sa vitalité particulière.

Selon cet auteur, elle se distingue, selon le tempérament
combiné avec cet état en (*a*) constitution veineuse, (*b*) constitution veineuse-atrabilaire.

a. Les caractères de la première sont : Une taille assez élevée, élancée et toujours fort grosse; face pâle, yeux bleus,
cheveux blonds. En général, prédominance des fonctions végétatives; abondance remarquable des sécrétions muqueuses de
la bouche, du gosier, des bronches, du tube digestif; même
quelquefois de la vessie et des organes génitaux de la femme.
Les évacuations alvines sont tantôt lentes et difficiles, tantôt
abondantes et muqueuses. La respiration est lente, peu active,
souvent un peu bruyante et ronflante pendant le sommeil, accompagnée de râlements; la circulation est modérée; le pouls,
caché sous la graisse, est ordinairement fort, plein et lent. En
somme, l'hématose est peu active et la plasticité assez grande;
l'excitabilité est peu marquée; il n'y a d'énergie que pour
l'inertie, qui se manifeste dans le langage, dans les sentiments,
dans les instincts, dans les désirs et dans tous les actes physi-

(1) Voyez son excellent travail intitulé : *Beitræge zur Medicin*, etc., matériaux pour servir à l'histoire de la médecine envisagée comme science et
comme art. Leipzig, 1823.

ques. Ces individus sont peu impressionnables aux causes pathogéniques extérieures, et presque toutes les maladies que ces causes déterminent portent constamment le cachet de la vénosité.

b. Il nomme constitution atrabilaire celle qui est liée au tempérament mélancolique ou choléro-mélancolique, et qui se manifeste par les caractères suivants : teint jaune-verdâtre, foncé, noirâtre, huileux; point de graisse, amaigrissement du corps, qui n'est pourtant point émacié. Dans la sphère somatique, on observe le ralentissement des fonctions avec une certaine langueur ; il y a grande débilitation musculaire avec paresse, qui est pourtant plus imaginaire que réelle. La digestion est facilement troublée; surtout par les émotions morales ; d'où résulte généralement un mauvais appétit, bouche amère, langue recouverte d'un enduit jaunâtre, selles rares, ordinairement de trois en trois jours, matières généralement dures ou en bouillie, noires et très fétides. Sommeil agité de rêves pénibles, même de cauchemars ; dans différentes parties du corps sensation de pesanteur, de compression ou de douleur, surtout dans l'abdomen et dans la région précordiale, et principalement pendant la digestion. Le pouls est le plus souvent plein, large et un peu dur. L'humeur est disposée à la mélancolie ; les désirs se prononcent plutôt sous la forme sentimentale (langueur). D'ailleurs ces individus se distinguent par de grandes aptitudes intellectuelles et l'instinct des recherches (l'originalité). La disposition aux maladies doit être bien plus grande ici que dans la catégorie précédente ; même portée à un certain degré, elle se rapproche déjà de la maladie. Ces individus présentent une disposition toute particulière aux maladies veineuses, aux congestions, aux accumulations du sang dans les troncs veineux, aux infarctions des viscères abdominaux, aux hémorrhagies, à la goutte, à l'hypochondrie, etc. C'est surtout chez eux, dit-on, que s'observent des maladies du foie comme cause et comme effet de cette constitution ; d'autres fois des ictères passagers, des vomissements ou des selles bilieuses ou sanguinolentes, des melæna, etc., lesquelles sécrétions, toutefois, sont toujours suivies d'un grand soulagement.

D'après Puchelt, ces deux formes de constitution se trouvent quelquefois réunies, et il en résulte que les accidents se manifestent à un haut degré et sous les formes les plus variées, de façon que les limites entre la santé et la maladie s'effacent et qu'il devient difficile de les discerner; la maladie éclate sous l'influence la plus légère.

Par la caractéristique de la vénosité que nous avons donnée, il est aisé de reconnaître cet état qui constitue un commencement d'état morbide ou du moins un acheminement vers la maladie.

Ce serait ici le lieu de rapporter la série des conditions normales qui déterminent les caractères particuliers de ces dispositions, telles que les différentes phases de l'évolution (âges), les sexes, etc. Chaque âge présente une disposition toute particulière aux maladies correspondantes à la constitution, et que l'on considère souvent alors à tort comme effets immédiats de l'âge. Pourtant, dans l'espèce, l'âge adulte semble favoriser d'une manière toute spéciale la constitution veineuse, parce que la vie sanguine y est prédominante; mais on voit aussi, d'un autre côté, que dans un âge plus avancé, alors que l'énergie de tous les actes vitaux, et spécialement celle du cœur et du système sanguin, commence à décliner, il survient de l'atonie, et conséquemment disposition aux engorgements hypérémiques.

Le sexe lui-même, selon la destination des fonctions sexuelles, exagère la tendance à l'une ou à l'autre affection. Chez le sexe féminin, il y a tendance prédominante à la vénosité, qui a sa source dans tout l'ensemble de la constitution physique de la femme; l'organisation plus délicate, la grande vascularité des organes abdominaux et surtout des organes intra-pelviens auxquels leur volume et leur importance assurent un rang tout exceptionnel. La menstruation est elle-même déjà une forme de pléthore particulière à la femme; vient ensuite la grossesse avec sa prédominance des fonctions végétatives. L'accouchement, de même aussi que l'*âge critique*, prédisposent toujours à des états congestifs et occasionnent aisément des hypérémies atoniques des organes génitaux,

Certains organes présentent, même avec une structure normale, de la disposition à différentes formes d'engorgements hypérémiques, disposition due à leur texture moins résistante, leur vascularité : tels sont le foie, la rate, le canal intestinal, etc. Elle est d'autant plus prononcée quand il y a quelque chose d'anormal dans leur texture, ou bien quand ils présentent un volume anormal, comme, par exemple, dans les déviations de la colonne vertébrale, les hypertrophies du foie, de la rate, de l'utérus, du cœur, etc., etc.

Les organes qui ont été à plusieurs reprises assujettis à de violentes inflammations ou à des congestions ou éréthismes, deviennent facilement le théâtre de la vénosité ; car il résulte souvent de ces états morbides une telle accumulation de sang dans certains points du système capillaire, que l'abord de ce liquide dépasse de beaucoup la résorption par les veines ou les lymphatiques, d'où nécessairement un état congestif.

Parmi les autres causes occasionnelles plus éloignées de la vénosité, on compte généralement encore : le manque d'exercice, surtout la vie sédentaire avec contention d'esprit ou fatigue corporelle ; les passions et les affections morales ; les excès vénériens ; les extrêmes de température, chaleur ou froid excessifs ; le sommeil trop prolongé, etc., etc.

L'effet immédiat de toutes ces influences est une augmentation de turgescence et de tension dans les parties affectées. Leur fréquente répétition détermine une distension et par suite un défaut de ressort de ces petits vaisseaux : de là une stagnation et simultanément diminution de la vie sanguine et de l'innervation.

Quelques personnes comptent parmi ces causes la rétention et la suppression d'évacuations habituelles, surtout des évacuations sanguines ; mais, dans mon opinion, ces pertes de sang sont elles-mêmes déjà un effet de la dyscrasie veineuse, destiné à remédier à ses effets. Quand l'hémorrhagie se supprime, on conçoit aisément que la vénosité fasse sentir davantage ses effets dans d'autres parties, et notamment dans celles qui, par leur organisation, leurs usages, s'y prêtent le mieux, ou dans celles qui y sont prédisposées par des irritations antérieures ;

mais ce n'est pas là une raison pour attribuer à ces évacuations l'origine de la vénosité.

Toutes ces influences, tous ces procédés si variés qui peuvent occasionner la dyscrasie veineuse, se réduisent à un fait : il se fait plus de sang qu'il ne s'en consomme; d'où résulte non-seulement un trop-plein de vaisseaux, avec obstacle à la progression de ce liquide, mais encore une diminution de la métamorphose du sang et de ses parties élémentaires, de manière à ne pouvoir plus présider normalement à la nutrition ou aux fonctions de la plasticité.

S'il est vrai qu'une seule ou deux des influences précitées peuvent déjà amener un pareil résultat, à plus forte raison cela aura-t-il lieu quand elles sont réunies en plus grand nombre.

On distingue ordinairement trois degrés de la maladie veineuse :

1° Simple plénitude, souvent éphémère, du système veineux, déterminant facilement de la fièvre, des congestions actives, des accidents nerveux et des spasmes: à cette catégorie appartiennent aussi les anomalies du calibre des vaisseaux, par suite desquelles le cours du sang se trouve ralenti, et d'où résultent des dilatations, etc;

2° L'état dans lequel toute la masse du sang présente davantage le caractère veineux, et qui prédispose surtout aux engorgements passifs, aux flux muqueux, aux cachexies;

3° Enfin lorsque les deux états se trouvent réunis au plus haut degré.

Leur marche est variable : tantôt très rapide, aiguë, comme lors du séjour dans un lieu renfermé, dont l'air y est graduellement vicié par l'acide carbonique, ou comme dans le choléra.

Nous ne traiterons ici que des cas à marche lente, dans lesquels la vitalité subit, il est vrai, une modification morbide, mais où elle peut néanmoins se maintenir assez longtemps en état de santé.

Il est pourtant une chose que nous ne pouvons passer sous silence. Quelque profonde et quelque nuisible que soit l'action de cette dyscrasie sanguine sur la vitalité, et quelque funeste que soit son influence sur la sphère végétative, elle ne se manifeste pourtant que d'une manière insidieuse, obscure et avec des signes pathognomoniques tellement invraisemblables (comme d'ailleurs cela se remarque dans beaucoup d'autres altérations du sang), que l'apparence extérieure et l'état des fonctions ne diffèrent pas sensiblement d'avec l'état normal. Il en résulte que souvent on la néglige. Cela se voit souvent au commencement et dans les degrés inférieurs de cette affection ; mais cela a lieu encore à une période plus avancée de la maladie, quand elle se manifeste par les anomalies les plus diverses : dans le système vasculaire, par une répartition inégale du sang, par son accumulation dans les centres nerveux ; par changement dans les fonctions réflexes ; par des excitations dans différents organes secréteurs ou excréteurs, et enfin dans tout l'appareil de la reproduction. Malgré tous ces phénomènes, il n'y a encore aucune proportion entre la lésion matérielle et son importance sur la partie la plus essentielle de l'économie. Il en résulte que nous pouvons supposer, comme attributs de cette dyscrasie, et cela par des motifs plus forts que la simple induction, un nombre considérable de phénomènes morbides, que nous examinerons de plus près dans le cours de ce travail.

Il est d'ailleurs facile à chacun de se convaincre de la haute importance de cette dyscrasie sanguine, et comment elle devient le germe d'une foule d'autres formes morbides. Si nous examinons à ce point de vue la première origine de la plupart des maladies chroniques, nous trouvons que la pléthore veineuse abdominale, les engorgements dans le système de la veine porte et l'irritation morbide des ganglions, sont presque toujours la source d'innombrables affections chroniques auxquelles les influences héréditaires, le genre de vie des malades, les affections morales et toutes les causes mentionnées ci-dessus, viennent contribuer sans doute, quoique tout homme en ce monde, quel que soit son état, soit nécessairement exposé aux mêmes influences. De là vient aussi que de tout temps, depuis que la médecine est constituée, cette dyscrasie veineuse a toujours été plus ou moins reconnue et étudiée dans ses causes. Déjà Hippocrate et Galien en ont fait mention, il est vrai d'une manière étroite et incomplète, et l'ont proclamée « un sang mêlé de bile » (αἷμα πικρόχολον); plus tard on la désignait sous le nom d'ἐμφραξις, en les distinguant en, infarctions bilieuses et atrabilaires; plus tard on l'a encore désignée sous d'autres noms, comme *physconia*. Enfin, dans ces derniers temps, elle s'appelle *pléthore abdominale, dyscrasie, polyémie veineuse*, et *crase abdominale* selon les derniers humoristes; selon Piorry, *anhématose, cyanose*; selon Simon, *hypinose*.

Si nous avons donné plus d'extension que n'en comporte un simple écrit balnéologique, à l'étiologie de cette métamorphose pathologique du sang, c'est que c'est là le point essentiel, le grand nœud physiologico-pathologique qui relie entre elles la plupart des formes de maladies abdominales, dans lesquelles sont indiquées les eaux de Carlsbad, de même aussi que leur propagation dans d'autres systèmes; car c'est d'elle seule que découle toute initiative pathologique et thérapeutique. Il nous reste maintenant à démontrer le *rapport spécifique* entre nos sources et cette affection.

Avant toute chose nous voyons, aussi bien dans l'expérimentation que dans l'emploi curatif de nos eaux, que les organes affectés de préférence sont ceux qui sont les plus riches en veines, de manière à établir un rapport direct. Tous les symptômes démontrent que le mode d'action repose essentiellement sur les congestions, quelquefois avec un caractère hyperesthésique. Il en résulte que la masse du sang veineux est affectée de telle façon que sa marche est ralentie et que les veines se trouvent dilatées par suite de son accumulation.

Il en résulte que peu de malades prendront nos eaux sans ressentir parfois un endolorissement très sensible du foie, cette haute efflorescence du système veineux : de là cette erreur qui suppose que le foie est le seul organe, le point initial et final de nos eaux. Ce n'est certainement pas dans le foie seul, mais encore dans tous les autres organes du bas-ventre, aussi bien que dans ceux du thorax et de l'encéphale, dans les organes des sens, et en général dans tous les points malades de l'organisme, que se manifesteront les symptômes les plus marquants, lorsque ces parties sont le siége d'une turgescence veineuse. C'est précisément sur cette circonstance que repose l'aggravation dans les parties malades, laquelle ne manque presque jamais de se manifester, et que l'on a tort de tant redouter ; car elle est toujours le précurseur d'un excellent effet de la cure et d'une amélioration certaine.

D'un autre côté, les symptômes généraux, qui ne se rapportent qu'à un état de souffrance de certains tissus, tels que l'état de santé en général, la modification de la caloricité, l'état des forces (tout, enfin, ce que nous désignons sous la rubrique de *généralités*), démontrent sans réplique l'effet de nos sources sur la sphère veineuse, attendu que pendant qu'on en fait usage, le système veineux éprouve exactement les mêmes modifications que celles qui caractérisent la dyscrasie veineuse ; d'où il nous est permis de conclure avec raison qu'elles sont déterminées par les mêmes conditions pathologiques qui les produisent dans l'état ordinaire de l'organisme.

La turgescence extraordinaire des veines superficielles est encore une raison qui permet de conclure directement à l'excitation de la vénosité par l'emploi de nos eaux. Nous voyons non-seulement les varices (qui ne sont qu'une manifestation périphérique de la vénosité) et les ulcères veineux des jambes se gonfler et s'empirer d'une façon extraordinaire, mais encore l'observateur attentif peut-il s'assurer que, pendant la cure, le sang s'accumule dans la plupart des troncs veineux de la moitié supérieure du corps, aussi bien qu'à l'anus et dans les extrémités inférieures, de façon à former des cordons difficiles à comprimer, et à permettre de distinguer facilement les ramifications sous-cutanées de certaines petites veines ; on peut s'assurer en outre que chez certaines personnes en parfaite santé, le teint rosé devient souvent bleuâtre. J'estime que les signes que je viens d'exposer et qui sont si faciles à constater, suffisent à mettre mes prétentions hors de doute.

On peut m'objecter, à la vérité, que ces phénomènes ne se présentent pas constamment ; qu'il y a même un grand nombre de malades, faisant usage de nos eaux, qui n'éprouvent pas un seul symptôme perturbateur, qui même se sentent chaque jour

un peu mieux et plus libres : j'ai moi-même observé des cas
de ce genre ; mais cela ne s'observe que chez les individus qui
ont, dès le principe, des selles critiques. Ce fait repose sur une
loi physiologique, à savoir : L'expérience journalière nous apprend que la nature, dans ses efforts constants pour éliminer
ou neutraliser les troubles actuels, emploie principalement
dans ce but, alors qu'elle a affaire à un état dyscrasique du
sang, les organes excréteurs de l'abdomen : donc, lorsque ces
évacuations se montrent dès le commencement, elles doivent
être considérées comme une réaction critique de l'organisme ;
et ces malades présentent fort peu de symptômes, attendu que,
dès les premiers jours, ils ont obtenu ce que beaucoup d'autres
n'obtiennent qu'au bout de quelques mois.

Un autre argument contre nos idées pourrait se déduire de
la différence de résultats obtenus dans les expériences, quoique
nous ne sachions pas que jusqu'à ce jour rien de semblable ait
été publié. A cela je répondrai que l'impressionnabilité des
différents individus joue ici un rôle important. On sait que les
différents corps ne réagissent pas de la même façon contre les
mêmes influences ; car, de même que des principes morbides
différents doivent faire présumer des dispositions différentes,
de même aussi l'on conçoit que, lors de l'expérimentation d'un
agent thérapeutique, les symptômes doivent varier selon la
réceptivité des différents individus, qui peut dépendre elle-
même de l'impressionnabilité du système nerveux, du plus ou
moins de diffusibilité de ses excitations, du plus ou moins de
rapidité des mouvements nerveux. De cette façon, il se pourrait que l'expérimentateur le plus intrépide, mais sans réceptivité, n'obtînt qu'un très mince bagage de phénomènes pathologiques.

On pourrait craindre que lorsque nos eaux provoquent,
dès le commencement de leur emploi, une aggravation des
phénomènes pathologiques, ces phénomènes n'arrivent bientôt,
par la continuation de la cure, à un tel degré d'intensité que,
dans certaines circonstances, on y pourrait regarder à deux
fois avant de s'y soumettre. A cela je répondrai qu'en effet
cette aggravation se présente assez souvent et qu'il faut procéder

avec toutes les précautions; mais de ce que cela n'a pas lieu aussi souvent, il faut l'imputer au changement de régime, à ce que les malades se trouvent soustraits aux influences nuisibles de leurs professions, à ce qu'ils prennent plus d'exercice en plein air et qu'ils sont tenus à un régime alimentaire mieux approprié à leur état.

D'un autre côté, l'on ne peut disconvenir que bon nombre d'habitants boivent l'eau du Schlossbrunnen, *rafraîchie* à la vérité, et cela pendant des mois entiers, dans des cas d'emphysème pulmonaire ou de laryngite chronique, sans en éprouver aucune incommodité; mais ne voit-on pas aussi des opiophages, des mangeurs d'arsenic ou de sublimé (voyez *Wiener med. Wochenschrift*, n°s 28 et 37, 1852), qui prennent ces poisons héroïques en quantités énormes sans en éprouver le moindre inconvénient? De ce que les symptômes locaux ou généraux paraissent plus ou moins développés, il n'en résulte pas pour cela que l'effet médicamenteux change de nature; c'est précisément ce qui a lieu chez nos buveurs du Schlossbrunnen. D'ailleurs, la loi de l'habitude n'est même pas constamment absolue dans ses effets : bon nombre de ces individus présentent également des phénomènes de sursaturation, et la plus grande incommodité, le plus profond dégoût pour cette eau, protestent contre sa continuation.

Remarquons que l'analogie des symptômes médicamenteux de nos eaux avec ceux de la dyscrasie veineuse ne prouve qu'une chose, c'est que ces eaux affectent les mêmes organes et systèmes d'organes qui se trouvent habituellement affectés dans la dyscrasie veineuse. Il est probable que sur ce fait repose également tout le contraste entre l'impression et la réaction; d'où résulte probablement aussi que tel organe, plus spécialement affecté par la dyscrasie veineuse, se trouve aussi le plus fortement attaqué par nos eaux. Mais ces phénomènes provoqués dans l'organisme, quelque variés qu'ils soient et quoiqu'ils n'existassent point auparavant, ne donnent pourtant pas l'image exacte de l'action propre de nos thermes; car ils résultent plutôt de l'effet primitif, de l'influence directe sur la masse du sang veineux, comme d'un commencement de lutte entre

ce fluide et la force médicamenteuse : mais c'est surtout dans
une modification graduelle et successive de l'organisme, en y
provoquant un état diamétralement opposé à la maladie antérieure, que se manifestent dans leur entier et dans toute leur
pureté les effets de ce puissant agent.

Et cette modification profonde de l'organisme, cette neutralisation consécutive du procédé morbifique s'opère par le
moyen tout matériel de simples crises intestinales ; de là les
selles muqueuses, bilieuses, etc., si caractéristiques ; parfois
au moyen d'une urine épaisse, trouble, à odeur fortement
ammoniacale et à sédiment variable, etc., surtout dans les
cas de congestions veineuses chroniques des organes abdominaux, d'obstructions de ces organes dans la goutte, le rhumatisme, etc. Quelquefois ces excrétions n'offrent pas la même
évidence et se font au moyen de simples exsudations capillaires, d'où résulte une augmentation de presque toutes les
sécrétions, et, dans la même proportion, se neutralise le trop-
plein des vaisseaux. D'autres fois il y a rupture des parois trop
délicates, ce qui fournit un dégorgement au trop-plein et, par
suite, un retour de la tonicité dans les troncs veineux ; dans
d'autres circonstances, enfin, les centres circulatoire et nerveux
sont eux-mêmes entrepris et il survient de la réaction générale,
de la fièvre, des spasmes, etc.

Je conviens qu'il y a souvent des cas dans lesquels la dyscrasie veineuse se trouve écartée d'une façon inappréciable à
nos sens, toutes les fonctions conservant leur état normal.
Cela s'observe principalement dans les degrés inférieurs de
l'affection, et lorsqu'elle siége dans des organes éloignés de
l'abdomen, alors que la transpiration insensible ou l'exhalation pulmonaire suffisent pour y opérer la guérison.

Tous ces effets consécutifs peuvent se montrer à un degré
plus ou moins élevé, pendant ou sur la fin de la *cure*, ou peu
de temps après ; mais il y a nombre de cas où ils ne se
produisent qu'après un laps de plusieurs semaines, ou même
de plusieurs mois après avoir quitté Carlsbad.

Tous ces phénomènes se manifestent, soit par l'affection sympathique d'autres parties secondaires de l'organisme, avec

sensation de débilitation, légers vertiges, irritabilité générale, agitation du sommeil, palpitation, oppressions, etc., ou bien il ne se montre aucun symptôme de réaction pendant toute la période écoulée entre la cure et l'effet définitif, aucune sorte de mouvement critique, tout au plus un mouvement de lassitude : et pourtant le malade, après un temps assez long, se trouve parfaitement bien tout d'un coup. On pourrait assimiler cette particularité avec certaines maladies rhythmiques ou avec la dyscrasie veineuse elle-même ; car il y a des moments où tous les symptômes disparaissent pour un temps, sans que pour cela la maladie ou, si l'on veut, sa cause organique ait cessé d'exister.

Que l'on me permette encore quelques mots sur un point capital, à savoir, la dénégation des propriétés curatives de nos sources. On s'est plaint de plusieurs côtés que, dans certains cas, elles n'ont manifesté aucun effet curatif ; que, dans quelques maladies, elles se sont montrées indifférentes ; que, parfois même, elles ont été nuisibles..... ce qui certainement n'a pu avoir lieu que dans les cas où elles étaient absolument contre-indiquées ou bien lorsqu'elles étaient administrées d'une manière absurde.

Il est impossible que nos eaux fassent du mal, à moins de l'un ou de l'autre de ces deux cas : ne soyons pourtant pas injuste, d'un autre côté, et recherchons la source de ces objections.

Il nous arrive souvent des maladies chroniques profondément enracinées, dont on veut être complétement débarrassé au bout de quatre semaines... quoique, à vrai dire, il ne se passe pas de saison où l'on n'ait à célébrer de ces sortes de triomphe ; des affections subsistant depuis des années, et contre lesquelles toutes les ressources de l'art se sont montrées impuissantes, guérissent comme par enchantement et sans retour, après 4-6 semaines de cure. D'un autre côté, il y a nombre de cas où une cure ne produit pas l'effet désiré ; mais que l'on ne se hâte point, pour cela, de proclamer l'inefficacité ; qu'on se rappelle qu'il s'agit d'une constitution morbide dans un individu, laquelle souvent est encore aggravée d'une disposition héréditaire. Qu'on se rappelle aussi que, en raison du peu d'intensité des premiers accidents de la dyscrasie veineuse, cette maladie est généralement méconnue d'abord et ne nous arrive que dans un état de complication assez prononcée, alors que des accidents secondaires (deutéropathiques) se sont déjà développés. Et l'on veut que Carlsbad opère à point nommé ses miracles en quatre semaines ! Qu'on se rappelle, en outre, combien de fois et avec quelle facilité les excellents effets consécutifs se trouvent compromis par les écarts de régime et un grand nombre d'autres influences diététiques et morales.... Et pourtant, dans les cas même où Carlsbad ne guérit pas dès la première année, les progrès de la maladie se trouvent enrayés, et ce simple arrêt dans la marche de la maladie est déjà un grand avantage dans une affection aussi étendue que la dyscrasie veineuse, qui, par son siége, son extension dans toute l'économie, ses points de contact avec chaque organe et ses échanges avec chaque fonction, peut fournir si facilement le germe des maladies les plus diverses. Dans ces cas, la répétition de la cure, deux à trois fois, mènera au but désiré, à savoir, la neutralisation, voire même l'extinction totale de la dyscrasie originelle. Ainsi je connais beaucoup de cas, par exemple de goutte invétérée, où la première année les douleurs, les roideurs articulaires, les tophus, de même que certaines maladies consécutives à cette diathèse, telles que maladies de peau, de la vessie, la cataracte, etc., se trouvent considérablement améliorées, et ce n'est qu'après un retour de plusieurs années de suite à nos eaux qu'ils s'en trouvent absolument débarrassés. Ces retours successifs des malades n'ont pas lieu généralement du consentement de leurs médecins ordinaires ; ce sont les patients eux-mêmes qui, voyant nombre de guérisons inespérées, se décident à nous revenir.

Après avoir exposé l'idée sommaire, générale, intellectuelle, si je puis m'exprimer ainsi, sur laquelle repose l'ensemble des conditions indicatives de nos thermes, à savoir, l'*exaltation morbide de la vénosité*, et cela dans le but de prémunir contre toute erreur dans le choix du moyen, que l'on nous permette de mettre encore en lumière les conditions individuelles que 'expérience a prouvé être plus spécialement adaptées à nos eaux. De cette manière on arrivera plus sûrement à confirmer, étendre et compléter leurs indications à travers le labyrinthe des doutes, des objections et présomptions contraires.

Ce que nous avons déjà dit sur les généralités de la constitution veineuse trouve également ici une application complète, attendu que la maladie et le remède se rencontrent au même point focal : il ne nous reste plus qu'à définir et caractériser l'état de ces individus, qui, plus rapproché de l'état normal, se balance encore entre la maladie et la santé, et qui s'adapte fort bien à notre sujet. Les symptômes sont les suivants : lassitude, paresse, lourdeur, gonflement; constitution parfois sèche, maigre; coloration jaune pâle de la peau et des conjonctives ou teinte brun foncé de ces membranes; dilatation variqueuse de petites veines cutanées; dérangement de la perspiration cutanée ou grande tendance à la sueur; somnolence, surtout après les repas; sommeil nocturne agité de rêves et souvent interrompu; souvent des frissons après les repas; humeur très altérée, irascibilité ; aucune disposition aux travaux physiques ni intellectuels ; céphalalgie sourde ou étourdissante, parfois entrecoupée de vertiges; étincelles ou mouches volantes devant les yeux; regard sombre; bourdonnements d'oreilles; fosses nasales généralement sèches, quelquefois de légères épistaxis. Les pommettes et les lèvres sont d'un rouge tirant sur le bleuâtre, surtout par le temps froid ; la déglutition est plus difficile; les digestions dérangées, l'appétit amoindri; il y a fréquemment de légers malaises alternant avec des fringales ; pyrosis; développement considérable de gaz. Il arrive souvent, même en cas de digestion normale et conservation de l'appétit, que, même après des repas modérés, on éprouve une sensation fort incommode de relâchement général, de gonflement épigastrique; parfois il y a une douleur compressive ou bien des crampes à l'estomac; dans le bas-ventre, des douleurs tantôt fixes, tantôt erratiques, quelquefois lancinantes; constipation. Les excréments sont tantôt colorés en jaune foncé ou en brun noirâtre; ou bien alternent avec des évacuations liquides, muqueuses, déterminant une sensation brûlante à l'anus. L'urine est trouble et laisse généralement un dépôt rouge-brique dans le vase de nuit. Les désirs vénériens sont généralement exaltés; la menstruation est douloureuse; le sang perdu est noir foncé, avec des caillots de la même couleur; la respiration est profonde, entrecoupée de soupirs et de serrements de poitrine; palpitations et battements du cœur sensibles au toucher; anxiété; douleurs lombaires; pesanteur dans les pieds et les mains qui sont souvent froids, et fréquemment le siége de crampes. Pouls petit, déprimé, un peu dur, évidemment faible et en désaccord manifeste avec la constitution des malades.

Ces individus ont souvent une grande propension à l'obésité, à l'apoplexie, à l'érysipèle et aux dermatoses chroniques, aux gonflements œdémateux; aux catarrhes chroniques et aux flux des muqueuses pharyngée, bronchique ou gastro-intestinale; aux congestions; aux affections rhumatismales et arthritiques; à l'affection calculeuse; aux engorgements abdominaux; aux hémorrhoïdes sèches et fluentes; aux affections du cœur et des poumons; aux convulsions et aux paralysies; à l'hypochondrie et à l'hystérie; à la diathèse cancéreuse, etc., etc.

Les symptômes que nous avons exposés sont bien, à la vérité, la réflexion extérieure ou extériorité de la dyscrasie veineuse; mais il est rare de les rencontrer ainsi associés et surtout aussi fortement exprimés; le plus souvent ils paraissent isolément dans le principe et peu prononcés, et, dans ce cas, ils peuvent coexister avec la bonne santé antérieure et la bonne mine, et pourtant les malades aussi bien que les médecins se trompent, en ce qu'ils n'accordent que peu d'attention à ces symptômes, que l'on n'entreprend tout au plus qu'une cure symptomatique, et qu'on n'obtient qu'un effet tout au plus palliatif. Il faut, en effet, une bonne dose de réflexion et de sagacité pour démêler, au milieu de nuances aussi fugaces, les premiers éléments de la maladie à venir. C'est en pesant avec attention toutes les circonstances étiologiques, ainsi que nous l'avons exposé plus haut, que l'on arrive le plus facilement à ce résultat.

Inutile de rappeler que, pour moi, les circonstances étiolo-

giques sont la base des indications thérapeutiques. En effet,
si nos eaux se sont montrées plus souvent efficaces, par exemple, chez les sujets qui menaient une vie sédentaire que chez
les autres, cette circonstance n'a pas besoin d'être attribuée à
une disposition, à une *réceptivité* particulière à ces malades.
Cela ne prouve qu'une chose, c'est que le défaut d'exercice et
un régime trop succulent occasionnent souvent des maladies
qui trouvent ici leur guérison.

Mais que de maux et de maladies enracinés l'on pourrait
prévenir; combien d'affections déjà formées l'on pourrait arrêter dans leur développement; que de vies précieuses on
pourrait prolonger et conserver à la société, si l'on recourait
en temps utile à nos eaux ! Tous les ans il nous arrive de ces
malheureux chez lesquels le mal a pris des proportions si
effrayantes que, pas plus nos sources qu'aucun autre moyen,
ne peuvent les arracher à leur sort fatal. Nos regrets en sont
d'autant plus vifs que, s'ils étaient venus seulement une
année plus tôt, ils pouvaient guérir ou du moins enrayer les
progrès du mal, ainsi que de nombreux exemples en témoignent journellement.

Nous avons déjà noté que l'âge mûr et la vieillesse offrent
une disposition toute particulière à la dyscrasie veineuse, et ce
sont aussi les âges qui se trouvent le mieux de nos eaux.

Ce qui ne veut pas dire que l'enfance et la jeunesse en soient
exclues, lorsqu'elles présentent un état morbide qui soit en corrélation thérapeutique avec nos thermes, ainsi que nous en avons
tous les ans de nombreux exemples. Déjà l'ingénieux docteur David Becher nous apprend, dans ses *Écrits sur Carlsbad*
(Leipzig, 1789), qu'il a fait prendre avec le meilleur résultat,
même à des enfants à la mamelle, quatre à cinq verres de la
source dite Sprudel, mêlés avec du lait de la mère et du sucre:
en même temps il prescrivait à la nourrice une cure de qua-
torze à vingt jours; soit dit en passant, que ce médecin n'or-
donnait pas moins de douze à vingt verres de 180 grammes
par jour.

Le lait de la mère en devenait moins épais et plus fluide, et
ne tournait pas aussi facilement qu'avant ; au bout de quel-

ques jours l'enfant était pris de dévoiement, devenait plus tranquille, puis les selles redevenaient régulières et la guérison arrivait. Comme confirmation de ses vues, il rapporte les paroles de son contemporain, si estimé, le docteur Tralles (1), et qui sont : « J'affirme que si l'on me confiait la vie et la » santé d'un prince nouveau-né à Carlsbad, je n'hésiterais pas » à lui faire [prendre l'eau du Sprudel au lieu de toute autre » médecine; ce faisant, je n'agirais point à la légère, cela » n'entre point dans mes habitudes, j'agirais avec la plus pro- » fonde conviction. »

La grossesse nous donne, chez beaucoup de femmes, l'image la plus complète de la vénosité. Il y a grande analogie entre cette affection et les modifications que la grossesse introduit dans l'économie. Les varices même semblent jouer le même rôle dans les deux états; de là vient que, chez les femmes qui présentent un développement considérable de ces varices, les autres incommodités (malaises, vomissements, congestions) n'existent presque jamais; mais les troubles circulatoires, dans la grossesse, doivent être plutôt considérés comme conformes au vœu de la nature que comme un procédé pathologique; ils disparaissent généralement avec la délivrance. Mais ce dont il s'agit seulement ici, c'est de savoir si, dans les cas de maladies compliquant la grossesse et qui demandent à être immédiatement écartées, telles que les calculs biliaires, etc., nos eaux sont contre-indiquées.

Je pense que, dans les premiers mois de la gestation, lorsqu'il n'y a pas eu antérieurement tendance aux hémorrhagies ni aux fausses couches, on peut sans crainte faire usage de nos eaux. Je connais les cas de deux femmes grosses, l'une de deux mois, l'autre de trois mois, qui ont suivi la cure avec avantage et se sont trouvées remarquablement bien jusqu'à leur délivrance; et celle-ci se fit en temps convenable et sans aucun inconvénient. Le docteur Becher, lui si expérimenté, a même prescrit une cure de vingt jours à une comtesse enceinte de sept mois, pour une jaunisse qui fut guérie. La ma-

____

(1) Extrait de son ouvrage, *Das Kaiser-Carlsbad in Bœhmen.*

lade restait au lit, parce qu'elle éprouvait trop de peine à
marcher, à cause du développement excessif de l'abdomen.
Cette dame avait ensuite un long voyage à faire pour retourner
chez elle (c'était en 1780.; les moyens de transport et les routes
n'étaient pas ce qu'ils sont aujourd'hui) ; de plus, elle eut une
grande frayeur après son retour et accoucha avant terme,
après le huitième mois. Il ne faisait aucune difficulté à pres-
crire la cure dans le troisième mois de la grossesse. Je rappellerai en outre le cas qui s'est présenté ici il y a quelques années, d'une dame que l'on croyait atteinte d'hydropisie, qui
se soumit à une cure complète et qui, peu de temps après son
retour chez elle, accoucha de deux jumeaux !

Autre question : La menstruation et d'autres flux sanguins
provenant de prédominance veineuse, tels que les hémorrhoïdes, etc., permettent-ils la continuation de nos eaux ?
Quand les règles ne sont pas trop abondantes, qu'elles arrivent
en temps convenable et qu'elles ne durent pas trop longtemps,
qu'il n'y a pas trop de relâchement ; de même aussi quand le
flux hémorrhoïdal n'est pas trop abondant, qu'il sert plutôt
comme régulateur à rétablir l'équilibre dans certains troubles
circulatoires, dans les obstructions des viscères, dans l'arrêt de
certaines excrétions ou après la disparition subite de certaines
éruptions cutanées ou de certains ulcères : dans ces cas et autres analogues, on peut continuer sans crainte ; seulement on
diminue la dose si l'hémorrhagie continue. Il n'y faut renoncer
que dans des conditions toutes différentes.

Les principes qui nous ont aidé à établir les indications de
nos thermes, nous serviront également, et conformément à
tout ce que nous venons d'établir, à en fixer les contre-indications.

L'affection dans laquelle nos eaux agissent à coup sûr, c'est
la dyscrasie veineuse : abaissement de la vitalité du sang avec
obstacle à la circulation ; diminution de l'activité circulatoire,
de l'abord et du retrait du sang, et, en conséquence, accumulation de ce liquide dans les vaisseaux ; partout où se rencontrent les dispositions inverses, il y a contre-indication pour nos
eaux.

Ainsi, par exemple, nous voyons :

1° *Dans l'inflammation*, que les capillaires sont également engorgés de sang, avec stase de ce liquide et diminution de la tonicité des parois des capillaires ; en un mot, presque tous les caractères indiqués ci-dessus ; mais ils ont ici une origine différente et forment ainsi un contraste absolu, car ils procèdent d'une exaltation de la vitalité : le sang y aborde plus vivement qu'à l'état normal, et ils offrent surtout un caractère actif ; tandis que les autres portent le caractère des vaisseaux efférents, et, par conséquent, le cachet de la passivité. Les mêmes caractères se présentent encore dans :

2° Les *congestions* et les *hémorrhagies :* Lorsque ces accidents se manifestent avec la forme active, c'est-à-dire une exaltation des propriétés vitales, avec augmentation des oscillations vasculaires, avec des pulsations, etc., elles ne sont nullement appropriées à nos thermes.

3° L'*état fébrile*, lui aussi, procède le plus souvent de la généralité de l'organisme et de la totalité de la vie sanguine. Les battements tumultueux du cœur et des artères témoignent de l'accélération du cours du sang et de l'augmentation de la force propulsive du cœur.

4° Nous avons dit plus haut que la vénosité dépendait d'une prépondérance de la fonction nutritive sur l'absorption ; de là vient que toutes les affections consomptives, destructives, colliquescentes, sont exactement la contre-partie de la vénosité. A ces affections appartiennent les fièvres hectiques, les suppurations et les ulcères, etc. Il y a pourtant des ulcères des membres inférieurs, ainsi que nous le verrons plus tard, qui peuvent être considérés comme des *diverticula* de la vénosité. Ils n'ont que de trop profondes racines dans le sol de la vénosité, et ne paraissent avoir d'autre but que de préserver l'intégrité de l'organisme contre les ravages de cette dyscrasie. Aussi remarque-t-on qu'ils empirent considérablement pendant la cure.

5° Les autres contre-indications sont : les constitutions délicates, faibles, irritables, à systèmes sanguin et nerveux très-mobiles ; ou bien les cas où prédomine une véritable atonie, et

quand toute la réserve des forces organiques s'est épuisée sous
les influences débilitantes.

6°. Lorsque l'organisme est descendu à un degré de vitalité
tout à fait inférieur, et que ses productions morbides s'éloignent par trop des tissus normaux. A cette catégorie appartiennent toutes les variétés du carcinome, du tubercule, etc.

7° Toutes les maladies qui se meuvent et s'étendent plus
particulièrement dans le système artériel : dilatations, rétré-
cissements ou ossifications des artères, etc.

Si maintenant nous nous tournons vers les dyscrasies sanguines et les affections procédant de la vénosité et ayant avec
elle les rapports les plus prochains, nous trouvons en première
ligne :

§ II. — De la dyscrasie.

1° *La dyscrasie goutteuse ou d'acide urique.*

Cette affection présente ce caractère particulier, qu'ici c'est
principalement le procédé assimilateur abdominal qui est affecté
et perverti au point qu'un excès de développement d'acide in-
fecte toutes les sécrétions et toutes les excrétions, et leur communique en quelque sorte le cachet de l'acidité.

En jetant un coup d'œil sommaire sur les symptômes de la
goutte, sur les différents troubles de la digestion, la sensation
de plénitude abdominale, l'appétit tantôt augmenté, tantôt
aboli, le pyrosis, la constipation alternant avec le dévoiement;
sur les accidents congestifs dans différents organes, la tête principalement; sur les inflammations dans différentes parties, et
surtout les séreuses et les muqueuses; sur les sécrétions morbides, sur les douleurs variables de nature et de siége, en cas
de goutte interne, lorsque les plexus abdominaux se trouvent
atteints : nous trouvons qu'ils ressemblent tout à fait à ceux
que nous avons signalés dans la dyscrasie veineuse. Nous trouvons une autre preuve de la justesse de cette manière de voir,
dans cette circonstance, que ce sont généralement les articulations les plus éloignées du centre circulatoire qui ressentent

les premiers l'influence de la maladie ; telles sont celles des gros orteils. Dans ces cas, la première conséquence du ralentissement du sang est l'engorgement et la résorption insuffisante de la synovie (1) au moyen des lymphatiques. En cas d'insuffisance d'absorption par les veines et les lymphatiques, ce qui existe effectivement lorsque la dyscrasie veineuse augmente, on conçoit aisément que ces substances inorganiques séjournent dans les articulations et forment, en conséquence de leurs affinités réciproques, des masses ou dépôts qui correspondent chimiquement aux matières goutteuses. Ces dépôts entravent les mouvements, qui deviennent excessivement douloureux et sont parfois totalement abolis, et il s'y développe, d'après la loi « *ubi stimulus, ibi fluxus,* » de la rougeur, de la tuméfaction et de la douleur, accidents que nous savons être symptômes de la goutte.

Si nous rappelons en outre les conditions étiologiques : régime succulent avec inaction, affections morales, excès vénériens, etc., et les conditions constitutionnelles, à savoir qu'elle est souvent héréditaire, qu'elle se développe à un âge déterminé (l'âge mûr) ; que les enfants sont généralement à l'abri, et même les femmes, qui n'y sont vraiment sujettes que vers l'âge critique ; toutes ces circonstances, dis-je, parlent hautement en faveur de la diathèse veineuse. Si nous considérons, de plus, les complications de la goutte : troubles des fonctions abdominales, hémorrhoïdes, hypochondrie, hystérie, toutes affections qui dénotent leur origine : il semble même que le système veineux soit l'intermédiaire le mieux approprié à la transplantation si facile des accidents goutteux d'un endroit dans un autre. Toutes ces circonstances semblent démontrer suffisamment qu'une maladie du système veineux est la cause essentielle de la dyscrasie goutteuse. De là vient aussi que nos eaux se mon-

(1) Outre les matières organiques (albumine principalement, un peu de matière grasse jaune et une substance analogue à la matière salivaire), la synovie contient aussi des substances inorganiques (chlorures de sodium, de calcium, carbonate et phosphate de chaux). (Lassaigne et Boissez, voyez *Chimie médicale de Frommherz*, t. II, p. 238.)

trent si efficaces, non-seulement au commencement de la goutte, alors que la réaction organique réussit plus ou moins à conserver l'équilibre au moyen des différentes éliminations urinaires et cutanées, mais encore dans les périodes plus avancées de l'affection, alors que ces voies éliminatoires sont devenues insuffisantes, même alors qu'il est déjà survenu des localisations plus ou moins dangereuses, par exemple, lorsque la dyscrasie a envahi les articulations et formé des tophus, ou sur le cristallin, et y a formé une cataracte, ou sur les valvules du cœur, en y développant des insuffisances, ou l'angine de poitrine ; ou bien enfin sur les reins, en y formant la gravelle.

Quant à savoir en quoi cette affection se distingue d'autres maladies que nous croyons devoir rattacher à la même cause ; comment il se fait que ce soit justement ici que prédomine la diathèse *urique*, que sous son influence l'urate de soude et le phosphate de chaux se trouvent éliminés aux dépens de tout le système osseux et comme produits critiques, et se déposent surtout dans les tissus fibreux et dans les appareils articulaires : le lien de causalité de tous ces phénomènes sera toujours une énigme pour nous aussi bien que pour beaucoup d'autres.

Nous devons rappeler que souvent, pendant les cures, il survient des accès de goutte, avec ou sans fièvre, et quelquefois pour la première fois de la vie. Cette tendance du sang à se débarrasser des principes anormaux a souvent un très heureux résultat ; car, à l'aide de ces mouvements locaux, de décomposition et de dépôt de la matière dyscrasique dans les extrémités, il arrive souvent que d'autres accidents très sérieux, vertiges, bluettes, bourdonnements, oppressions, palpitations, élancements dans le foie ou dans d'autres organes importants du bas-ventre, et des troubles digestifs très graves, se trouvent enlevés comme par enchantement.

2° *La dyscrasie calculeuse.*

Cette variété offre la plus grande analogie avec l'affection précédente. Elle est caractérisée par des précipités qui se font dans différentes sécrétions animales : il en résulte des concrétions inorganiques très variables de forme, de volume, de consistance et de composition chimique. Cette affection est toujours accompagnée d'une disposition spéciale, habituellement arthritique et héréditaire, et qui présente ceci de particulier qu'elle favorise la lithiase dans une génération et la goutte dans la génération suivante. Si mystérieuses que paraissent toutes ces particularités, il y a pourtant un fait qui semble toujours dominer, c'est que partout on rencontre des influences perturbatrices de l'action des organes sécréteurs et surtout dans les fonctions de décomposition et de recomposition organiques. Or, où cela peut il se rencontrer plus facilement que dans la goutte et dans la dyscrasie veineuse, dans lesquelles ces troubles fonctionnels sont presque constants et avec lesquelles ils alternent souvent? Les autres conditions qui favorisent la lithiase sont les mêmes que pour les affections ci-dessus, à savoir : régime animal succulent, défaut d'exercice, séjour prolongé au lit et notamment dans une position toujours la même, contention d'esprit, troubles de la digestion, toutes circonstances qui facilitent la rétention des produits sécrétés dans leurs réservoirs.

L'action spécifique de Carlsbad dans cette affection est universellement reconnue. Je ferai seulement observer qu'il m'est impossible d'attribuer exclusivement ses effets à l'action chimique; car, je le demande, si, dès les premiers jours de la cure, et avec une très petite dose, les malades rendent déjà une grande quantité de gravier (chose qui s'observe si souvent), comment se fait-il que plus tard, après augmentation graduelle de la dose, ils n'en expulsent pas davantage, tandis qu'au contraire il survient une pause de quinze jours à plusieurs semaines avant une nouvelle expulsion? Comment se fait-il, en outre, que souvent les calculs ne sont rendus que plusieurs mois après la cure, alors que pourtant l'action chimique doit avoir cessé depuis longtemps? Nous savons enfin que des malades, affectés de grosses pierres, n'ont éprouvé aucune amélioration à Carlsbad, ce qui pourtant ne pourrait avoir lieu si nos eaux exerçaient une influence purement chimique; car enfin, avec des

doses plus élevées et la prolongation de la cure, il faudrait
nécessairement qu'on parvînt enfin à dissoudre le calcul. D'ailleurs, comment se fait-il que ces concrétions ne soient pas
seulement rendues à l'état de dissolution et sous forme aréna-
cée, mais qu'elles soient expulsées en entier, et ne présentent,
sur leur surface lisse, aucune trace de changement de texture?
Enfin, comment pourrait-on parer aux récidives? Par toutes
ces raisons et d'autres, je suis fermement convaincu que l'effet
de nos eaux dans la lithiase est bien plus spécifique et dynamique que de nature chimique. Elles ont pour effet d'exciter le
principe autobiocratique de l'organe affecté; l'ennemi ou corps
du délit se trouve éliminé, et, par suite de l'amélioration de la
maladie principale sur laquelle la lithiase a pris ses racines, on
réussit à garantir l'organisme d'une nouvelle pathogénésie.

3° *Maladie hémorrhoïdale.*

Ici encore les troubles circulatoires forment la base de la
maladie, et certainement le nom qui désigne cette affection
comme un mal purement local (état variqueux des veines
du rectum), entraîne dans beaucoup d'erreurs. Il y a même
beaucoup de médecins qui considèrent si bien ces varicosités
comme des produits locaux qu'ils attribuent aux hémorrhoïdes, comme des dépôts de matières dyscrasiques, une
foule d'états morbides essentiellement différents et qui n'ont
avec elles de commun que l'origine, à savoir la dyscrasie
veineuse. Pour eux, ces états pathologiques ne sont que des
symptômes de l'affection hémorrhoïdale, que des accidents
consécutifs au dérangement de ce procédé local, comme si
les hémorrhoïdes étaient en possession d'un principe erratique,
charriant avec lui quelque chose de spécifiquement délétère!
De même que toutes les autres varices, les hémorrhoïdes ne
doivent être envisagées que comme le produit d'un acte, au
moyen duquel la vénosité tend à se manifester à la périphérie
dans tout l'organisme. C'est ainsi seulement que nous pouvons
nous expliquer le développement de cette maladie à un certain
âge (de 30 à 40), surtout chez les atrabilaires, et en général

partout où il y a surabondance de principes alibiles; bref, toutes circonstances qui dénotent l'exaltation générale de la vénosité; nous comprenons pourquoi elles (les hémorrhoïdes) se forment presque toujours en compagnie d'accidents gastriques, goutteux, hypochondriaques, de ceux de la lithiase, des affections cutanées ou des ulcères; car les causes occasionnelles sont les mêmes, et toutes ces causes produisent la vénosité, telles sont : une nourriture trop riche et trop succulente, et surtout des viandes irritantes et trop épicées; l'abus des spiritueux, du café, du thé; la vie trop sédentaire, les excès vénériens, etc. Cela nous explique encore leur rareté chez les femmes bien réglées, parce que la menstruation sert à mitiger la pléthore; mais quand la menstruation cesse, il se développe fréquemment aussi des hémorrhoïdes, pour remplacer cet écoulement; on s'explique encore le développement des veines dans d'autres régions du corps. Enfin, ce n'est que de cette manière que l'on s'explique comment une foule d'accidents morbides concomitants disparaissent sous l'influence du flux hémorrhoïdal, souvent même après l'apparition de simples tumeurs hémorrhoïdales; mais ces mêmes accidents se reproduisent avec la cessation des hémorrhoïdes, et très souvent l'on observe des douleurs dorsales, des congestions vers différents organes, des accidents variés du côté du bas-ventre, suivre immédiatement leur disparition.

Les métastases hémorrhoïdales seraient inexplicables, s'il ne s'agissait que de la petite quantité de sang stagnant dans les tumeurs hémorrhoïdales; mais on les comprendra à merveille en admettant que le même engorgement qui distend les vaisseaux hémorrhoïdaux existe également dans les autres parties du système veineux abdominal. Je vais plus loin : l'efficacité si extraordinaire de nos eaux ne peut s'expliquer que dans ce sens, et ce n'est que de cette façon que, la plupart du temps, nous obtenons des crises de flux hémorrhoïdaux. Mais il y a, d'un autre côté, des individus qui nous arrivent avec des tumeurs hémorrhoïdales souvent considérables, qui sont délivrés de leurs accidents et chez lesquels ces tumeurs se dissipent sans aucun écoulement sanguin. C'est peut-être la preuve

la plus certaine que ces tumeurs ne sont qu'un accident d'une
affection générale, et qu'elles n'ont, en conséquence, qu'une
importance et une signification purement locales.

4° *Dyscrasie rhumatismale.*

Quoique non identique avec la dyscrasie goutteuse, ainsi que
le veut M. Chomel, elle présente avec cette dernière la plus
grande analogie, tant sous le rapport de la symptomatologie
que par son siége dans les mêmes tissus : même l'une se change
souvent en l'autre, et l'on observe encore assez souvent que le
rhumatisme chronique se complique des mêmes anomalies de
la vie végétative : dyspepsie, développement d'acides, engorgements veineux, qui forment également la base du procédé
pathologique de la goutte.

Ainsi, lorsque les affections rhumatismales se présentent
avec un caractère moins dynamique, et plutôt avec des accidents franchement matériels ; quand ce sont les dérangements
des fonctions abdominales, l'atrabile, le développement des
acides, etc., qui nous fournissent principalement les moments
étiologiques de la dyscrasie rhumatismale, dans ces cas-là,
dis-je, on peut attendre les meilleurs effets de nos eaux ; on
peut espérer arriver à faire disparaître ces conditions fondamentales et à corriger la disposition aux rhumatismes, déjà
profondément enracinée.

Les tumeurs calleuses de différents tissus, avec douleur ou
insensibilité, certaines contractures ou paralysies, les *durillons
rheumatiques* de Froriep, toutes ces affections, quand elles proviennent d'obstructions abdominales, continues ou fréquemment renouvelées, quoique peu intenses, nous semblent encore
bien appropriées à nos eaux.

5° *Dyscrasie hydrémique.*

Pour que cette affection guérisse au moyen de nos eaux, il
ne faut pas qu'elle soit protopathique : celle-là seulement se
trouve améliorée qui résulte d'un obstacle à la circulation veineuse, par suite d'une lésion profonde de la veine porte, du

foie, de la rate, des ganglions mésentériques ou d'autres organes abdominaux. Le sang ainsi accumulé se décompose en ses principes immédiats, et les parties séreuses exsudent à travers les parois vasculaires et s'accumulent dans les différents tissus et cavités du corps. La diversité de siége de ces accumulations entraîne naturellement des différences dans les phénomènes physiques, dans les dérangements fonctionnels et les désordres sympathiques de cette maladie. Comme de juste, nos thermes ne sont indiquées que dans les cas où les maladies qui déterminent cette dyscrasie peuvent être guéries par leur usage.

Sont contre-indiqués les cas où l'hydrémie est produite par l'appauvrissement du sang, par des conditions débilitantes, ou par des dégénérescences telles que le cancer, la cirrhose du foie, etc., où il n'y a aucun espoir de guérison, ou bien dans lesquels la stase sanguine procède plus spécialement des organes centraux de la circulation, ou bien encore les cas d'anémie extrême. Quant au reste, il en sera question à l'article *Ascite*, à l'occasion des maladies de l'abdomen.

6° *Dyscrasie scrofuleuse.*

Quoique bon nombre de pathologistes éminents voudraient voir cette affection rayée des cadres nosologiques, il n'en est pas moins vrai que le praticien n'a que trop souvent l'occasion de se convaincre de son existence et de se rappeler le mot de Bœrhaave : « *Sic viri videntur justo velociores in sermonibus.* »

La maladie scrofuleuse repose sur une disproportion dynamique des organes de la digestion et de l'assimilation, d'où le système de la chylopoëse, c'est-à-dire le premier et le plus profond membre de l'hématose, est en souffrance. La conséquence est une altération corrélative de la nutrition tout entière (de toute la masse des humeurs, sang et lymphe). Dans la diathèse scrofuleuse, il y a dépression remarquable de la vie animale, qui se rapproche de la vie végétative. La fonction pulmonaire est amoindrie, tandis que celles du foie et de la rate sont prépondérantes, d'où vient que ces organes offrent généralement une augmentation de volume. On dirait que le sang est dominé par la lymphe. Celle-ci n'est pas seulement plus abondante en proportion (hyperlymphie), mais elle est modifiée dans sa composition élémentaire : elle devient coagulable, visqueuse, et tend à l'acidité (*acre scrofulosum*). Il en résulte un ralentissement dans sa marche ; les vaisseaux lymphatiques et les ganglions qu'elle doit parcourir sont irrités, se gonflent, d'où vient qu'il s'y dépose de la matière plastique oblitérant les voies lymphatiques.

Ce procédé plastique, occasionné par un changement de rapports dynamiques entre les appareils de la digestion et de l'assimilation, est ou constitutionnel (originaire ou congénital), ou amené par un régime vicieux (nourriture exubérante, le manque d'air et de lumière, maladies de la peau, influences climatériques).

Si nous comparons la dyscrasie veineuse avec les scrofules, nous sommes également forcés de reconnaître une grande corrélation entre ces deux affections, et qui ne permet pas de révoquer en doute leurs rapports multiples : des deux côtés nous voyons une perversion dans l'acte vital de l'animalisation (viciation de la métamorphose) : dans les scrofules, il y a prédominance d'une lymphe altérée et en excès ; dans la vénosité prédomine un sang de même nature ; nous voyons le ralentissement du cours de ces liquides, l'allanguissement de leurs fonctions. Dans les deux affections, la plupart des sécrétions présentent le caractère acide. Les engorgements glandulaires, si fréquents et si considérables, et qui surviennent aussi bien à la suite d'irritation morbide du système lymphatique qu'à la suite d'une prédominance anormale du système veineux. Enfin, les personnes qui ont été scrofuleuses dans leur jeune âge et chez lesquelles cette diathèse n'a pas été complétement déracinée, sont plus sujettes que d'autres à la dyscrasie veineuse et à la goutte.

Or, comme il est établi que nos sources sont le moyen par excellence contre la dyscrasie veineuse, on peut déjà conclure, par analogie, de leur efficacité dans les scrofules, d'autant plus que nous savons par expérience qu'à mesure qu'on fortifie le sang dans sa composition, on y diminue la proportion de lymphe. C'est en effet ce qui se passe chez nous ; l'effet de nos eaux ne se borne pas à stimuler la résorption de la lymphe stagnante, à la fonte des productions morbides, à la neutralisation des acides ; mais elles possèdent surtout la propriété d'altérer et d'améliorer toutes les fonctions végétatives ; elles attaquent profondément la vitalité des organes assimilateurs, leur impriment une direction différente, et, de cette façon, posent non-seulement des limites à une plus grande altération des humeurs, mais agissent encore directement à l'encontre de toute la dyscrasie scrofuleuse, assurant ainsi la meilleure sauvegarde pour l'avenir. D'ailleurs, les eaux de Carlsbad sont mieux adaptées à la forme torpide de cette affection qu'à la forme inflammatoire ; elles conviennent mieux quand l'affection réside encore dans la généralité des organes de la nutrition, que lorsqu'elle a déjà déterminé des altérations profondes et des ulcérations ; en somme, elles conviennent mieux dans les formes hypertrophique, gonorrhéique et impétigineuse de la scrofule que dans la forme ulcérative.

7° *Chlorose (pâles couleurs).*

Dans les cas où l'insuffisance du cruor est l'élément essentiel de la maladie ; lorsqu'elle a été précédée de céphalalgie, de vertiges, de lassitude, de débilitation jusqu'à la syncope, de grande pâleur, de bruit de diable dans les carotides et d'écoulements muqueux, l'indication exclusive est certainement le fer et les eaux qui en contiennent.

Mais il y a des chloroses avec une sorte de pléthore, dans lesquelles il y a diminution du cruor (globules rouges) avec augmentation relative de la quantité du sang (des globules incolores). Dans ces cas, on ne voit point cette expression profondément mélancolique des traits. Ces malades ne maigrissent pas autant que les autres ; elles présentent, au contraire, assez souvent de l'embonpoint, sont même grasses et boursouflées ; elles n'ont perdu que leurs couleurs. En même temps, leurs mouvements perdent leur vigueur et leur énergie. Les contractions du cœur, bien que souvent tumultueuses, sont néanmoins imparfaites, et le moindre effort, chez ces personnes, entraîne l'épuisement. Il semblerait que chez elles il y a insuffisance d'excitation des centres nerveux ; le pouls est même quelquefois un peu plein. Ces malades sont assez sujettes aux congestions et aux exsudations séreuses. Les cas désignés par Beau, Duchassaigne, Becquerel et Rodier, et autres, sous la dénomination de pléthore séreuse, sont précisément ceux qui conviennent aux eaux de Carlsbad.

8° *Productions pathologiques;*

Il y a de certaines productions morbides et des transformations de tissus contre lesquelles nos eaux agissent d'une manière remarquable, je veux parler de celles qui procèdent d'une perturbation du *nisus formativus* ou force de développement. Nous ne connaissons pas la manière dont cette force est dérangée dans l'origine. Il se pourrait que ces changements matériels fussent amenés par des influences dynamiques, qui, en général, ne cessent jamais leur action. Nous voyons souvent le cœur s'hyperthrophier à la suite de soucis et de chagrins ; le foie, à la suite de contrariétés, etc. Nous nous expliquons le plus naturellement ces phénomènes à l'aide de cette maxime de l'ancienne physiologie, que tout organe irrité appelle à soi une plus grande quantité de sang, et que, par suite de cette suractivité de la circulation locale, on conçoit qu'il y ait facilement quelque rupture d'équilibre entre l'assimilation et la résorption. C'est surtout dans les hypertrophies que cette maxime reçoit pleinement son application : plus il y a d'activité dans les organes de l'irritabilité et plus le système musculaire se développe.

Du reste, nous nous abstiendrons de toute recherche ultérieure sur les causes qui font qu'un simple dérangement dans les fonctions assimilatrices puisse engendrer des productions anormales, de façon que celles-ci s'éloignent de plus en plus du type de l'individu sur lequel elles se développent, etc., et nous nous contenterons de signaler ce fait essentiel à savoir que nos eaux produisent quelquefois, dans ces cas de produc-

tions anormales, les effets les plus remarquables, et cela non-
seulement dans ceux où les tissus se présentent encore avec les
caractères de tissus normaux, tels que ceux d'*hypertrophies*,
dans lesquelles il n'y a que surabondance de matière nutritive (sang et plasma retenus en excès), mais encore dans ceux
où cela s'observe plus rarement, tels que les *pseudoplasmes*, qui
se forment avec des éléments nouveaux autres que ceux qui
forment les tissus organiques ; cela se voit même dans les cas
de tumeurs fibreuses (fibroïdes), qui procèdent d'un blastème
raide, fibreux, et qui se fendille immédiatement et se dispose
en fibres.

9° Maladies du système nerveux.

Nous croyons nécessaire de revenir sur le mode d'action de
nos thermes sur le système nerveux en général.

Autant il est certain que beaucoup de maladies nerveuses
sont tout à fait immatérielles et de nature franchement dynamique, voire même que les affections nerveuses peuvent devenir, par le seul fait d'un vice de l'innervation, la cause première ou principale d'un grand nombre d'altérations matérielles
dans l'organisme, chose que nous observons si fréquemment
dans les maladies consécutives aux émotions morales, autant
il est positif que le *substratum* matériel peut exercer à son tour
une influence prépondérante sur la production des névropa-
thies. La vie sanguine et la vie nerveuse ont de telles connexions que, d'un côté le moindre filet nerveux est enveloppé
d'artères et de veines ; que les fibres nerveuses primitives bai-
gnent en quelque sorte dans le sang, et que d'un autre côté
toute branche vasculaire, artère ou veine, est enveloppée d'un
lacis nerveux moteur du grand sympathique. De là vient que
l'action du sang sur les nerfs se manifeste non-seulement par
sa *qualité*, par le blastème qu'il y dépose, mais encore par sa
quantité, par le plus ou moins de vitalité inhérente à ce fluide
et dont il les anime. Par là nous voulons seulement démontrer
avec quelle facilité les conditions anormales du sang, telles
qu'elles se rencontrent dans la dyscrasie veineuse, peuvent

amener des troubles fonctionnels dans le système nerveux ; et
à l'appui de cette opinion nous invoquerons seulement l'état
de grossesse. Il est évident que les désordres nerveux, si nombreux et si frappants, qui d'ordinaire accompagnent cet état,
ne peuvent être attribués qu'à une pléthore veineuse essentiellement passagère. Cela se voit encore plus distinctement
dans les amauroses graduellement développées à la suite de la
dyscrasie arthritique ou de toute autre dyscrasie veineuse, et
dans lesquelles la photophobie, la sensibilité, les bluettes, les
mouches volantes, etc., sont très probablement le résultat exclusif de la compression exercée sur les nerfs de l'œil par les
veines dilatées.

En un mot, tous les désordres fonctionnels du système nerveux, qu'ils aient leur siége dans l'appareil cérébro-spinal, dans
les ganglions ou dans le grand sympathique ; qu'ils soient de
nature *éréthique* et se manifestent par une exaltation morbide,
sous forme de névralgies ou de spasmes, ou de nature *torpide*,
caractérisés par l'affaiblissement de l'innervation, comme dans
les affections paralytiques, tous ces états trouvent chez nous
fréquemment leur guérison certaine, lorsqu'ils sont produits
par les conditions morbides appropriées à nos eaux. Pour les
développements ultérieurs, nous y reviendrons à l'occasion de
chaque névropathie en particulier.

10° Affection vermineuse.

On observe bien quelquefois, dans le courant d'un traitement à Carlsbad, que les malades rendent des fragments de vers
intestinaux, ce qui pourtant ne prouve pas que nos eaux possèdent une vertu anthelminthique. Peut-être ont-elles la propriété de faire cesser la disposition à l'helminthiase. Mais nous
ne sommes encore nullement édifiés sur l'origine des parasites
animaux. En tout cas, il nous semble que l'axiome d'Oken
« *nullum vivum ex ovo, omne vivum e vivo,* » se rapporte admirablement à notre sujet. De là vient aussi que l'opinion de
Cruveilhier, qui veut que la condition fondamentale de l'existence de ces parasites soit dans un dérangement de la force

assimilatrice de l'appareil digestif, est généralement admise.

Ainsi donc, en raison de la modification salutaire que l'usage de nos eaux imprime à tout l'appareil digestif, il serait possible qu'une cure fît cesser la disposition à l'helminthiase ; mais je ne possède point de faits confirmatifs de cette supposition.

11° Effets antidotes des eaux de Carlsbad.

L'action antidotique de nos thermes est un fait constant. Chaque saison nous fournit des exemples de guérison de ces états morbides qui sont évidemment le résultat de sursaturation médicamenteuse, quoique, grâce à la thérapeutique plus rationnelle de nos jours, ces cas deviennent de plus en plus rares. Il ne faut pas, toutefois, que cet effet antidotique soit considéré comme un procédé chimique, en vertu duquel la combinaison des éléments chimiques des eaux avec la substance délétère, donnerait naissance à un corps nouveau et inoffensif. — Bien entendu je ne parle pas ici des cas où le corps délétère existe dans l'organisme en quantités pondérables et dans lesquels on le peut expulser au moyen de promptes évacuations et en provoquant violemment les sécrétions et les excrétions. Ainsi Becher rapporte le fait d'un malade qui rendait toujours du sable blanc dans ses garderobes muqueuses ; que l'on n'a commencé à le recueillir que dans la troisième semaine de la cure et que néanmoins on en obtint encore 13 onces 1/2. En rappelant ici le pouvoir antidotique de nos thermes, j'entends parler surtout de leur action merveilleuse contre les effets désastreux que ces substances laissent derrière elles. Tels sont, par exemple, les tremblements mercuriels (dont les annales de Carlsbad conservent de remarquables exemples chez des étameurs de glaces) ; le météorisme abdominal, autres lésions amenées par l'abus du quinquina, ou d'autres effets délétères occasionnés par le cuivre, l'arsenic, etc. Nous ne pouvons nous expliquer ces effets que par l'excitation fonctionnelle des organes ou systèmes d'organes affectés, et leurs efforts de restauration organique au moyen d'une certaine excitation et activation de la combinaison organique : il en résulte que cette combinaison redevient normale.

Dans la *dyscrasie saturnine* nous trouvons bien plus aisément
la raison physiologique de la guérison par nos eaux. Nous
savons que le plomb agit comme astringent sur tous les tissus
à fibres musculaires lisses. Il en résulte d'abord une accumulation de sang dans la partie veineuse du réseau capillaire, ce
qui rend facilement raison de la pâleur livide, des coliques et
des autres symptômes. Or, nos eaux sont en possession d'une
action tout à fait spécifique sur cette sphère. En conséquence,
les maux consécutifs à l'affection saturnine sont assurés de
trouver chez nous leur guérison.

CHAPITRE III.

EFFETS PHYSIOLOGIQUES ET THÉRAPEUTIQUES DES EAUX DE CARLSBAD.

> C'est l'organisme qui, au bout du compte,
> est la principale et l'unique pierre de touche
> des eaux minérales, et l'observation est le
> seul et véritable oracle dont nous puissions
> attendre une réponse satisfaisante.
>
> (HAUSLEUTNER, sur Warmbrunn.)

Afin d'établir sur une base encore plus solide l'effet spécifique de nos thermes sur la dyscrasie veineuse, nous allons
repasser en revue, d'une manière générale et dans leur ordre
anatomo-physiologique, les principaux symptômes qu'elles
déterminent et tels que nous les avons observés, soit dans nos
expériences sur les individus en bonne santé, soit chez les
malades que nous avons vus en si grand nombre. C'est dans
l'appréciation exacte de cette symptomatologie que l'on trouvera comment et dans quelles formes morbides elles deviennent
curatives, et nous en appelons à l'expérience pour sanctionner
nos indications.

§ Ier. — Symptômes de l'état général et des sensations générales.

Les symptômes de *l'état général* se rapportent surtout à cet état, qui se manifeste par signes sensibles dans tout l'organisme, pendant qu'il est sous l'influence des eaux thermales, tandis que ceux des *sensations générales*, qui sont organiquement représentées par le système ganglionnaire, comprennent surtout cette autre série de signes qui appartiennent plus spécialement à la sphère végétative, et qui, en outre, fournissent à notre conscience du moi individuel, quelques sensations générales et pour la plupart assez obscures.

Quoique d'innombrables malades démontrent sans réplique, par la rapidité de leur guérison, qu'il n'y a guère de mode de traitement ou d'établissement minéral qui opère avec un résultat aussi visiblement favorable, prompt et sûr, nous n'en devons pas moins faire observer que la guérison chez nous est souvent précédée d'aggravation considérable de la maladie, souvent de l'apparition de phénomènes pathologiques nouveaux, qui n'avaient pas existé avant la cure : ce qui n'empêche en aucune façon l'issue favorable du traitement. En conséquence, nous nous proposons, dans ce travail, d'élucider tous ces phénomènes ; cela nous fournira non-seulement la connaissance exacte du mode d'action de nos thermes ; mais encore cela nous donnera la mesure certaine de leurs indications, à savoir, quand et dans quels cas on peut les employer.

Certains symptômes isolés, tels que céphalalgie, vertiges, abattement, lassitude, tendance à la transpiration, insomnie, inappétence, etc., ne sauraient devenir une source d'indication ; car ils sont déterminées par toutes les eaux minérales quelconques, au moment où elles attaquent l'organisme. Pour en tirer le véritable caractère physiologique du mode d'action des eaux, il est essentiel de comprendre tous les symptômes dans leur liaison et dans leur ensemble.

Le caractère essentiel et le mode d'action principal de nos thermes est le suivant : — Elles attaquent tout d'abord et pri-

mitivement la *sphère* veineuse et exaltent la vitalité des veines
et du système lymphatique. Cette excitation unilatérale, qui ne
comprend pas le système artériel, entraîne dans ce dernier
une sorte de *passivité* relative. Il en résulte des engorgements
circulatoires avec le caractère des stases. Nous y observons
également, il est vrai, tous les signes de congestion qui se
montrent quelquefois subitement, surtout dans les parties déjà
malades précédemment; mais ces phénomènes ne doivent être
considérés, en quelque sorte, que comme des moments décisifs, comme des efforts salutaires de la nature pour neutraliser
quelque défaut de proportion entre les éléments du sang. Il
paraît même que les inflammations, développées quelquefois
par suite de la cure, et qui rarement présentent un caractère
sthénique, sont déterminées généralement par l'accumulation
du sang, qui agit comme irritant sur les tissus qu'il baigne.

L'appareil nerveux, cette source de toute impulsion vitale
et de la propulsion du sang, qui se ramifie jusque dans les
tissus les plus ténus de l'organisme humain, semble éprouver,
sous l'influence de nos eaux, un effet plus indirect. L'irritation
que lui occasionnent les vaisseaux gorgés de sang ne diffère en
rien des autres irritations mécaniques. Chaque nerf est excité
de façon à manifester l'action spéciale dont il est doué; la
vivacité de ces manifestations est en raison directe de la pression qu'il éprouve. Par la même raison aussi un grand nombre de ces phénomènes nerveux portent le cachet de la dépression.

Mais quand est passée la période de cette *première impression*
sur les facteurs fondamentaux de toute vie organique, à savoir,
le sang et le système nerveux végétatif, laquelle impression
subsiste quelquefois pendant des semaines ou même pendant
des mois, alors l'organisme réagit contre elle; toutes les forces
opposées sont attaquées à leur tour; le sang, réagissant contre
l'obstruction, tend à se relever et il survient l'état opposé, —
l'*effet consécutif* — la *période de retour à la santé.*

L'étude de ces moments d'exacerbation des différentes
incommodités, quand ils ne sont amenés ni par les écarts de
régime, ni par refroidissement, ni par les émotions morales,

est certainement à même de jeter le plus grand jour sur l'action réelle d'un médicament aussi bien que sur la connaissance exacte de la maladie elle-même.

Si nous considérons l'heure du jour où nos thermes manifestent habituellement leur action, la comparaison des symptômes nous fait voir que c'est surtout pendant et après boire ; il y en a pourtant un certain nombre qui se développent peu après les repas et d'autres ne surviennent que pendant la nuit.

Un assez grand nombre des incommodités se montrent quand les individus sont au repos ; d'autres surviennent pendant les mouvements ; c'est pourtant un fait d'observation générale que l'exercice amène une amélioration notable de la plupart de ces incommodités ! Il y en a aussi un certain nombre qui se manifestent dans le cas où une position longtemps continuée se trouve changée tout d'un coup ; par exemple, le matin en se levant, ou bien en quittant une position longtemps assise, etc. Cependant, quelque pénible que paraisse le mouvement dans le principe, il arrive souvent que cette lourdeur alterne avec une grande facilité et élasticité de tous les mouvements : cela se voit surtout à la période des *effets consécutifs.*

Fréquemment il survient, pendant l'exercice, une sensation comme d'*impotence paralytique*, ce qui détermine une grande tendance à se coucher, quelquefois dès après le déjeuner ; mais le décubitus ne réussit nullement.

La *lassitude* est généralement plus frappante dans la matinée que le soir au moment de se coucher, même alors que souvent l'on s'est promené toute l'après-dînée. En général, chez la plupart des malades, on observe de l'aggravation après le repos et une amélioration après l'exercice au grand air, ce qui semblerait indiquer que la débilitation résulte d'un emprisonnement de la force vitale. Le décubitus dorsal a également la propriété de diminuer bon nombre d'incommodités, tandis que le décubitus sur les côtés en provoque bon nombre d'autres.

Le transport des *excitations psychiques* sur l'organisme matériel est ici d'une évidence remarquable et les moindres émotions morales occasionnent souvent une aggravation tumultueuse de tous les accidents morbides. Même les travaux de tête habituels ont déjà pour résultat d'influencer et de diminuer les résultats de la cure.

L'impressionnabilité à l'air froid, et en général une grande tendance aux refroidissements, s'observe ici très fréquemment pendant l'usage de nos eaux. Le moindre refroidissement produit soit des tranchées, soit du dévoiement, soit le rhume et la toux.

C'est surtout après les orages et le refroidissement subit de l'air qu'il se forme très facilement des *rhumatismes*, même chez ceux qui n'en avaient jamais ressenti les atteintes.

Nous avons déjà mentionné la *pâleur* chez l'expérimentatrice n° 3. Nous observons le même fait assez fréquemment chez les malades dont l'esprit devient quelquefois affaibli et usé au point qu'on dirait que toute vitalité périclite chez eux ; et pourtant la sensation de l'influence des eaux n'est nullement en rapport chez eux avec leur aspect, et quoique ces personnes quittent habituellement plus tard notre établissement avec une apparence brillante.

Grande fatigue et abattement.—Grande lassitude.—Fatigue et paresse pour tout travail quelconque. — Sensation de faiblesse au point d'avoir des tremblements et de ne pouvoir rien tenir ferme. —La démarche, autrefois vive, devient plus lente.

Elle n'a point d'appétit ; malaise général, lassitude, abattement, sans pouvoir dire ce qui lui fait défaut.

On éprouve de l'abattement avec malaise inexprimable, tant au moral qu'au physique, qui vous force à vous coucher. Le découragement et le malaise général sont déterminés par les moindres écarts de régime.

Les jambes sont alourdies et la santé générale dérangée ; l'après-midi l'humeur est gaie ; en général, l'humeur est changeante depuis quelques jours.

Il y a grande débilitation ; le moindre exercice détermine une diaphorèse sur toute la surface du corps.

L'influence des thermes sur la sensation générale se trahit souvent par un certain degré de dépression des forces, qui se traduit soit par la *débilitation* de toutes les parties du corps, soit par un sentiment de *courbature* dans les articulations des bras et des jambes et dans la nuque. Chez beaucoup d'individus elle arrive à un tel degré qu'elle détermine la syncope après boire.

Parfois l'on remarque, vers la fin de la cure, un état qui offre toutes les apparences d'une débilitation réelle, mais qui pourtant n'est qu'apparente. C'est une lassitude générale de tout le corps ; les mouvements deviennent de plus en plus difficiles ; tout exercice détermine promptement de la fatigue, même les travaux de tête ; pouls petit et lent ; vive sensibilité au froid ; quelquefois œdème des pieds... Et pourtant cet état se passe tout seul, souvent sans aucune intervention médicale; bientôt les forces renaissent et le malade redevient de jour en jour plus frais et plus dispos.

On observe souvent aussi une *sensation d'anéantissement* pendant la cure. Cela survient principalement à la suite d'une grande chaleur, d'une émotion morale même légère, après le coït ou une pollution ; mais c'est surtout avant une diarrhée critique ou le flux hémorrhoïdal, ou même la menstruation. Dans ces cas, la débilitation est presque toujours associée à un malaise général considérable, avec perte d'appétit, agitation du sommeil, céphalalgie, palpitations, etc.

Un *malaise général.* — Relâchement incommode avec paresse de l'estomac. — Le cigare ne fait pas plaisir comme d'habitude.

Le sentiment de *malaise* est souvent ressenti, surtout jusqu'à la deuxième et la troisième semaine de la cure, alors que les eaux ont amené des désordres fonctionnels encore trop faibles pour provoquer des réactions dans l'organisme. Ce malaise n'est pas pas constant : il alterne même parfois avec une sensation de bien-être ; d'habitude, il arrive qu'une fois la réaction déclarée, le malaise est remplacé par la sensation générale et durable d'un grand soulagement.

Augmentation de la *caloricité* et de la transpiration cutanée : pommettes brûlantes, chaleur et transpiration dans la paume des mains, principalement en rentrant de la promenade; grande chaleur, plus forte après le repas.

Bouffées générales de chaleur surtout au visage, avec transpiration frontale. Sensation, comme si quelque chose courait et bourdonnait dans les vaisseaux. Augmentation de chaleur dans tout le corps et surtout à la tête.

La sensation de forte chaleur dans les cavités splanchniques, tête, poitrine, abdomen, et même dans des parties extérieures du corps, sans les autres signes de congestion ou d'inflammation, même sans modification du pouls, témoigne seulement du raptus et de l'accumulation du sang dans ces parties.

Bouffée d'une chaleur bienfaisante au moyen de laquelle se trouve en quelque sorte levée l'entrave qui bridait les forces musculaires.

Pendant la marche, une bouffée bienfaisante parcourt tous les membres.

Pendant la marche, une vapeur douce et chaude sur tout le corps.

Frissons et fourmillements entre les épaules et le long de l'épine dorsale, comme au commencement d'un accès de fièvre intermittente.

Sensibilité exagérée aux courants d'air ; même dans la chambre, le mouvement de l'air, déplacé par la marche, lui occasionne déjà par-ci, par-là, des frissons et des tiraillements.

L'après-midi et le soir se manifestent la plupart des phénomènes nerveux et de la congestion veineuse. C'est aussi vers le même temps que les phénomènes fébriles atteignent leur summmum, surtout à la chaleur du lit.

En effet, la sensation du froid et du chaud n'est que le résultat de la chaleur qui s'y trouve développée ou qui s'en trouve retirée.

L'orgasme sanguin, si fréquemment observé à nos eaux, détermine souvent une inquiétude générale des membres avec anxiété. On sent les battements du pouls dans toutes les parties du corps, surtout la nuit.

Le défaut d'exercice à l'air libre détermine des bouffées de chaleur et des transpirations copieuses : on observe souvent aussi dans ces cas du malaise et des nausées.

Bluettes et faiblesses syncopales. Ces symptômes se remarquent fréquemment chez les individus affectés d'infarctions bilieuses et sanguines, chez lesquels il y a décomposition du sang veineux avec stase dans les gros troncs veineux, dans les voies biliaires ou dans le système de la veine porte.

L'orgasme veineux est aussi la cause de l'inquiétude ressentie par tout le corps, qui fait qu'on ne peut longtemps conserver une position, et qu'à tout moment on retire ou on étend les jambes et les bras.

Anxiété générale, sensation comme si le sang ne pouvait plus circuler dans les vaisseaux, et bouffées de chaleur continuelles; soulagement de cet état au grand air et pendant les mouvements.

Tremblement inquiétant dans les membres, comme s'ils allaient s'engourdir.

Sensation générale d'inquiétude et de malaise, notamment le soir et au repos. Un léger travail de tête habituel donne lieu à tant de vertiges et de plénitude qu'il faut le cesser.

L'anxiété et les accès de crainte s'observent très fréquemment ici et nous font conclure à un état hypérémique du cœur et des gros vaisseaux.

Il arrive assez fréquemment pendant la cure, que, chez des malades affectés de gonflements considérables des organes abdominaux, mais souvent aussi sans cause appréciable ni de cette nature ni d'autre, il se développe un œdème local autour des malléoles, qui se dissipe lentement sous la pression du doigt et qui laisse subsister l'empreinte. Ce gonflement est accompagné de tension et d'une sensation de pesanteur (provenant de l'obstacle au retour du sang). Il survient quelquefois, mais rarement, des *hémorrhagies* dans la moitié supérieure du corps, qui n'ont lieu que goutte à goutte, et qui sont néanmoins toujours suivies de soulagement. Ces hémorrhagies sont bien plus fréquentes dans la moitié inférieure du corps et sont consécutives à la forte congestion sanguine de ces partie : elles sont quelquefois un peu plus considérables que dans la moitié supérieure.

Nous arrivons maintenant aux différentes *sensations douloureuses* qui se manifestent le plus souvent à la superficie du corps, mais qui s'observent quelquefois aussi dans les organes internes, et qui sont dues probablement à l'accumulation du sang et à l'excitation de l'action nerveuse provoquée par cette accumulation. Quoique nous ne puissions pas encore nous expliquer les différents genres, les différentes nuances de ces douleurs, dire pourquoi certains malades éprouvent la sensation soit d'un clou, soit de quelque instrument obtus; pourquoi chez d'autres c'est une pression, un brûlement, etc., je n'en ai pas moins l'intime conviction que, quand nous connaîtrons plus particulièrement la pathologie du système nerveux, ce point lui-même sera parfaitement éclairé.

Le *caractère essentiel* de la plupart de ces douleurs est d'être *compressives*, tantôt simples, tantôt plus obtuses, tantôt aussi accompagnées d'une sensation de pincement, qui ne paraît pas seulement dans les organes parenchymateux, mais dans les parties les plus diverses. Elle augmente d'habitude le soir et quand on garde la chambre, et diminue à l'air libre et pendant l'exercice.

C'est ainsi que nous voyons souvent des malades qui se plaignent de pression douloureuse soit sur l'épaule droite, soit sur la gauche, comme si les bretelles étaient trop serrées. C'est au point de gêner les profondes inspirations.

Une pression sourde dans la région deltoïdienne et dans l'extrémité de l'omoplate, plus fréquente à droite, est souvent observée.

Une sensation de pression douloureuse dans les différents muscles du bras et de l'avant-bras, et dans leurs articulations, au point de gêner quelquefois la liberté des mouvements. Si cette douleur envahit le coude, le simple appui sur cette articulation devient douloureux.

Très souvent aussi, de fortes douleurs compressives se font sentir aux membres inférieurs, dans la région coxo-fémorale; d'autres fois dans les articulations inférieures et aux différents muscles.

Souvent il survient dans les os du tarse une pression qui s'étend vers la plante du pied, et qui est tellement douloureuse que les malades croient s'être donné une entorse.

Après la douleur compressive, les plus communes sont les douleurs *déchirantes* et toutes celles qui se compliquent d'une sensation de *déchirement*.

Tension et déchirements, tantôt à la nuque, tantôt à la face antérieure des bras, tantôt à la face interne des avant-bras.

Les douleurs avec *tiraillements* se promènent par tout le corps et changent de place avec la plus grande rapidité, tantôt au tronc, tantôt aux extrémités, sans rester au delà de quelques minutes à la même place.

Sensation de constriction et de déchirement dans les muscles des membres, et qui disparaît pendant la marche.

Souvent le tiraillement parcourt tout le corps; on éprouve un besoin de s'étendre et de s'étirer.

Des secousses et des saccades et autres sensations analogues s'observent parfois dans toutes les parties du corps, mais surtout aux membres supérieurs et inférieurs.

De même aussi l'on observe des contractions dans différents muscles, comme celles que produit un appareil électro-magnétique.

Le plus ordinairement nous rencontrons des douleurs *déchirantes pongitives* et même *brûlantes*, surtout dans les parties lésées, par exemple, dans les ulcères des jambes ou dans d'autres endroits. Ces douleurs torturent beaucoup les malades et peuvent leur enlever le sommeil. Toutes les plaies quelconques sécrètent en abondance pendant la cure. Le liquide est généralement séreux, et répand une plus mauvaise odeur. Le même phénomène s'observe également sur les ulcères plus petits, comme, par exemple, les cautères, que beaucoup de malades apportent en arrivant. Même sur le col, on observe souvent une douleur comme ulcérative.

En somme, nos sources semblent jouir de la propriété de provoquer des douleurs déchirantes et d'exposer facilement aux refroidissements en plein air. Il y faut ajouter ce qu'on appelle le calendrier, à savoir la prénotion des changements de temps par les caractères des douleurs. Même chez des individus qui n'ont jamais ressenti antérieurement une atteinte quelconque de rhumatisme ni d'aucune indisposition analogue, on

observé les tensions et déchirements, même des élancements :
il se peut fort bien que chez beaucoup d'individus nos eaux
réveillent des affections latentes, quoique ces sortes d'affections
soient inadmissibles chez le plus grand nombre.

Parmi les autres sortes de douleurs, nous rappellerons :

*Les picotements et fourmillements dans plusieurs parties du
corps, accompagnés de diaphorèse.*

*Élancements, comme une piqûre d'aiguille, sur différents
points, et surtout entre les deux omoplates et aux membres supérieurs et inférieurs.*

*Tremblements et fourmillements aux membres et au niveau des
articulations.*

Parfois des fourmillements et des picotements se manifestent
dans des parties paralysées, et ce signe est d'un excellent
augure.

Douleurs pongitives par-ci, par-là, quelquefois accompagnées d'une sensation de lourdeur et d'engourdissement.

Je passe sous silence les autres espèces de douleurs, comme,
par exemple, celles qui consistent en *battements douloureux*
dans les vaisseaux chaque fois qu'il y a une violente congestion
sanguine ; les douleurs *brûlantes*, comme, par exemple, dans
les cas de tumeurs hémorrhoïdales qui se gonflent ; les douleurs
tensives ou résultant de *dilatation*, comme dans les développements de gaz, les pneumatoses, les hypertrophies considérables ; car ces douleurs, quoique très fréquentes, ne sont nullement le résultat de l'action spécifique de nos eaux, mais
dépendent des conditions individuelles de chaque malade.

La douleur *paralytique*, au contraire, est tout à fait caractéristique chez nous.

Une sensation spéciale de pesanteur dans tout le corps, avec
paresse et moins d'énergie dans les mouvements, se remarque
le plus souvent dès le commencement de la cure.

Une sensation d'engourdissement se répand sur tout un
côté.

Lorsqu'on se lève après avoir été assis, on éprouve une roideur paralytique avec engourdissement dans tous les membres.

Une sensation de paralysie qui se passait pendant un violent exercice au grand air, et qui revenait au repos ou pendant qu'on était à écrire.

Une sensation d'*assoupissement* dans les extrémités, surtout dans les inférieures. Cette sensation fait souvent place à un engourdissement réel de ces parties, qui empêche de les mouvoir spontanément et ne permet que très difficilement de les remuer, et seulement après de longues et fortes frictions.

L'action de se lever et avant qu'on ne se soit mis en marche occasionne des incommodités d'autant plus vives qu'on est resté plus longtemps assis. D'un autre côté, les mêmes malaises pouvant survenir à la suite d'un exercice prolongé et violent, se feront surtout sentir au moment où l'on reprend du repos.

Il serait fort possible que ce phénomène dépendît de la congestion toujours croissante des dernières ramifications vasculaires, d'où l'engourdissement des ramuscules nerveux correspondants.

Ce qu'il y a de remarquable en outre, c'est la réapparition, pour un peu de temps, non-seulement de toutes les anciennes affections, mais d'*anciennes douleurs*, disparues depuis dix ans et qui se reproduisent pendant la cure. C'est comme si l'organisme était obligé de retoucher les accords de toutes les souffrances passées avant d'atteindre son harmonie; ceci est d'autant plus facile que l'organisme est doué d'une plus grande énergie.

Le *poids du corps* diminue généralement pendant et après la cure, et pourtant il arrive que cette diminution de *poids* n'a pas le moindre rapport avec la diminution du *volume*. Assez souvent les fonctions végétatives conservent la plénitude de leur activité.

Mais il y a beaucoup d'individus amaigris qui, non-seulement perdent chez nous leur apparence cachectique, mais qui semblent même prendre quelquefois de l'embonpoint.

La diminution de volume s'unit presque toujours ici à une augmentation de la turgescence vitale, généralement à une augmentation des forces et à une meilleure humeur. Elle paraît surtout résulter de l'activation fonctionnelle des organes de la

nutrition et de leur retour d'un état maladif à leur énergie
normale.

Les états morbides qui, conformément à l'expérience,
trouvent une guérison certaine à nos eaux, sont les suivants :

Les *congestions sanguines*, et notamment les congestions veineuses à caractère passif, c'est-à-dire quand la portion veineuse
du réseau capillaire est hypérémiée ; la coloration des organes
affectés, en tant qu'ils sont accessibles à la vue, est diminuée
et passe au violacé, au bleu foncé et au brun rouge. Au lieu de
la turgescence, il y a plutôt gonflement œdémateux qui, peu
résistant, présente une consistance pâteuse. Il y a défaut d'activité circulatoire, et le système nerveux manque d'énergie
vitale. On rencontre bien quelquefois aussi un pouls plein et
accéléré ; mais les artères semblent plutôt se distendre à la
suite de l'accumulation passive du sang. Il en est de même de
tous les autres phénomènes réactionnels : quelque tumultueux
qu'ils apparaissent, ils portent toujours le cachet de l'asthénie.
Il en résulte que ces sortes de congestions se voient surtout
dans les organes dont la force de résistance a été épuisée, et
notamment à la suite de fréquentes récidives de congestions
actives ou dans des parties où ces dernières sont devenues en
quelque sorte habituelles. Elles se voient encore chez les individus prédisposés aux maladies asthéniques, aux hémorrhagies
passives, aux hydropisies et beaucoup d'autres affections chroniques analogues. Quand le caractère d'une congestion s'exprime franchement de cette façon, elle est parfaitement adaptée
à nos thermes, quels qu'en soient d'ailleurs le siège ou le
degré.

Les *hémorrhagies passives* peuvent même, sous certaines
formes modifiées, convenir aux eaux de Carlsbad. Pour quiconque a bien saisi le caractère de la congestion ci-dessus exposée, il sera facile de discerner les indications pour ces sortes
d'hémorrhagies, qui ne sont, au bout du compte, qu'un épi-
phénomène, qu'un mode de terminaison de cette congestion.

Ce ne sont donc pas seulement la marche chronique, la faiblesse de l'impulsion du cœur et des vaisseaux, ni la petite

quantité, la couleur foncée ou l'état coagulé du sang épanché, qui suffisent pour prononcer sur le caractère de passivité, ni sur l'indication de nos sources ; ce sont surtout la constitution du malade, les modifications dans la structure de l'organe, siége de l'hémorrhagie ; les troubles circulatoires dans certaines parties du corps, par suite de constipations, etc.; ou bien les cas dans lesquels ces troubles surviennent à la suite de la suppression d'écoulements normaux ou pathologiques. En un mot, il faut peser exactement toutes les circonstances pour que l'on trouve ici la base fondamentale pour le traitement à l'aide de nos eaux , et l'on arrivera à cette conclusion que ce ne seront plus seulement les hémorrhoïdes et les métrorrhagies passives, mais toutes les hémorrhagies avec le même caractère, qui en éprouveront les merveilleux effets.

Polysarcie, adipose. — B.-C. Schulze, dans sa monographie couronnée, a répandu le plus grand jour sur le procédé pathologique de l'excès de sécrétion adipeuse dans le corps humain. La graisse, selon cet auteur n'est pas seulement engendrée dans l'organisme par les matières grasses alimentaires, mais encore par d'autres substances organiques non azotées. C'est, selon lui, un fait acquis à la science par les recherches physiologiques les plus scrupuleuses, que le sang de la veine porte contient une bien plus forte proportion de graisse que le sang des autres parties du corps. La forte proportion de matière grasse dans la bile provient également du sang de la veine porte.

Donc, moins la bile enlève de graisse au sang de la veine porte, et plus il en passe par les veines sus-hépatiques dans la circulation générale, et de là les dépôts graisseux dans le pannicule adipeux, le mésentère, l'épiploon, sur le tissu enveloppant les vaisseaux du cœur. La diminution de la respiration et de la transpiration exerce une autre influence sur la rétention de la graisse dans le sang et sa séparation d'avec ce liquide.

En raison de leur action spécifique sur la normalisation du sang de la veine porte et sur les fonctions cutanées et respiratoires, dont elles stimulent l'énergie au plus haut degré, on

conçoit aisément les bons effets de nos thermes dans cette
affection.

Nous avons l'occasion d'observer dès la deuxième ou troisième semaine de la cure, une diminution extraordinaire de la
graisse de l'abdomen et même dans le reste du corps, et cette
diminution est en raison directe des évacuations bilieuses. Naturellement il faut, pour rendre ce résultat durable, que le
genre de vie consécutif soit arrangé en conséquence, en évitant
une nourriture trop substantielle et en se soumettant à de
fréquents exercices.

Gonflement ou œdème. — Nous avons déjà exposé précédemment les vertus curatives de nos sources dans la dyscrasie hydrémique, et pour qu'une analyse physiologique offre le caractère d'une exactitude rigoureuse, il convient de signaler tous
les phénomènes quelconques, ne fussent-ils que des fragments
isolés d'un tout continu.

Il arrive fréquemment ici, pendant la cure, que les pieds
s'infiltrent, et que chez les malades qui présentent cette infiltration à leur arrivée, elle augmente ainsi que les accidents
qu'elle détermine. Ceci n'est que l'augmentation d'une exsudation locale du sérum du sang à travers les parois veineuses
(ainsi que nous l'avons déjà mentionné plus haut) et consécutive à l'engorgement et à l'accumulation de ce liquide dans un
tronc principal; elle se présente sous forme d'une tuméfaction
indolore, pâteuse, plus ou moins dépressible, qui occupe généralement d'abord le pourtour des malléoles, et de là s'étend de
bas en haut. Or, comme l'effet de nos thermes est de raviver
et d'accélérer le cours du sang, il s'ensuit que cette infiltration
se dissipe spontanément, quelquefois, il est vrai, seulement
plusieurs semaines après la cure.

L'*hypochondrie* n'est, à proprement parler, qu'une cœnes-
thésie anormalement exaltée dans toutes les directions, qui
forme toutefois l'intermédiaire entre les sphères psychologique
et somatique, et dont le véritable représentant organique est le
système ganglionnaire. Une affection spéciale de ce système,
dont les fonctions sont dévolues à la plastique plutôt qu'à la
sensation, semble, dans l'hypochondrie, assumer en quelque

façon le rôle opposé, et pourrait fort bien constituer ainsi l'essence de cette maladie. De l'influence prépondérante du système ganglionnaire sur toutes les fonctions assimilatrices il résulte naturellement qu'un dérangement de ses fonctions entraîne des désordres dans l'assimilation et dans l'hématose. Il en résulte que les cas dans lesquels ces désordres fonctionnels se manifestent de préférence dans le tube digestif sont surtout adaptés à Carlsbad.

Une autre considération qui viendra corroborer et soutenir cette indication, c'est celle des rapports étiologiques : et là nous plaçons en première ligne les excès de table, puis la vie sédentaire, les travaux de tête excessifs, les émotions morales dépressives, les blessures de l'amour-propre, l'amour dédaigné, les dispositions héréditaires, l'abus des purgatifs, etc. ; puis ensuite la pléthore abdominale invétérée, l'hypertrophie considérable des organes glanduleux de l'abdomen ou la complication d'autres maladies chroniques, l'arthritis non développée, l'affection hémorrhoïdale, etc. L'appareil symptomatique sous lequel se manifeste l'hypochondrie offre les formes les plus variées ; les principaux symptômes qui conviennent à nos eaux sont les suivants : teint jaunâtre, les sensations de chaleur, de pression, de pesanteur, de fourmillements et autres sensations douloureuses dans les points du corps les plus divers. Sommeil généralement court avec rêves pénibles, cauchemars, et rarement réparateur. L'humeur est très changeante et passe facilement de la gaieté à la tristesse ; pusillanimité, égoïsme pathologique et grande inquiétude au sujet de sa santé ; nulle disposition aux travaux intellectuels, céphalalgie, hallucinations diverses de tous les sens. Langue souvent couverte d'un enduit jaunâtre, digestions lentes et pénibles avec sensation de gonflement épigastrique, rapports acides, roulements dans le ventre et borborygmes. Appétit tantôt nul, tantôt fringales ; constipation habituelle et opiniâtre, battements dans le tronc cœliaque ; sentiment de constriction de la poitrine, oppression, palpitations ; froid aux extrémités avec sensation d'engourdissement et de roideur comme paralytique.

Elles sont contre-indiquées là où il y a épuisement par suite de pertes, surtout par les pertes séminales ; dans les cas où il y a faiblesse avec éréthisme, ou bien encore dans les cas où tous les symptômes semblent se concentrer dans la poitrine.

L'*hystérie*, elle aussi, repose sur une hypercœnesthésie, avec cette seule différence que les altérations fonctionnelles se manifestent dans la sphère génitale plutôt que dans les organes assimilateurs. Mais l'excitation dynamique des nerfs utérins peut facilement occasionner une altération de nutrition en vertu de laquelle le sang, trop chargé de principes ayant déjà servi, éprouve un changement de composition trop éloigné de l'état normal.

La grande diversité des symptômes dans toutes les régions de l'économie dépend des différences de siége dans le système nerveux. Selon que l'excitabilité réflexe se porte sur les nerfs moteurs, elle se manifeste par des algies, des spasmes, des contractures, ou selon qu'elle établit plus spécialement son siége dans les nerfs spinaux, vagues, phréniques, etc.

Carlsbad ne sera utile que dans les cas où les désordres sont plutôt matériels que dynamiques ; lorsqu'il y aura pléthore abdominale, surtout dans l'appareil utérin ; lorsqu'il y a gonflement ou induration de l'utérus, des ovaires, etc. ; lorsqu'il y a des désordres gastriques ou hépatiques ; lors de l'âge critique ; dans les cas de régime trop succulent, d'abus du café, du thé.

Il sera contre-indiqué dans les cas d'affaiblissement physique ou moral avec irritabilité ou avec anémie.

Crampes et névralgies. — Nous avons déjà touché précédemment un mot des rapports de notre médicament avec les affections nerveuses en général ; quant aux maladies nerveuses des organes en particulier, nous aurons l'occasion d'y revenir. J'ai lieu de supposer que quiconque s'est fait une idée nette de la signification pharmaco-dynamique générale des eaux de Carlsbad, arrivera facilement à cette conclusion qu'elles ne conviennent que dans les maladies nerveuses occasionnées soit par le contact d'un sang dégénéré (comme, par exemple, dans les cas de turgescence des veines qui accompagnent les racines des nerfs sensitifs à leur sortie du crâne ou des trous intervertébraux), ou qui proviennent de désordres dans les organes qui sont en étroite connexion avec celui-ci. Ainsi nous savons que des congestions ou des stases sanguines dans l'encéphale déterminent facilement le vertige et des hallucinations de la vue ou de l'audition; ou bien encore lorsque la maladie nerveuse est un effet réflexe d'une maladie siégeant dans des parties plus ou moins éloignées des centres nerveux : c'est ainsi que l'accumulation de fèces et l'ampliation du gros intestin occasionne facilement des névralgies dans les membres inférieurs : il en est de même des calculs biliaires ou rénaux. Souvent aussi le rhumatisme, l'arthritis, les scrofules et leurs résidus, les affections impétigineuses, à l'état latent ou de développement complet, sont causes d'accidents analogues. Si l'on réussit à se rendre maître de ces conditions fondamentales, si la maladie n'est pas encore trop enracinée ; s'il se présente des phénomènes critiques, comme, par exemple, l'épistaxis dans le vertige et les névralgies de la sphère cérébrale, l'hématémèse dans la névralgie cœliaque, la perte utérine dans la névralgie hypogastrique, le flux hémorrhoïdal dans la coxalgie, ou bien s'il s'évacue des concrétions calculeuses ou s'il se fait une éruption arthritique ou impétigineuse, alors on est en droit de concevoir les plus belles espérances d'une amélioration durable.

Paralysie. — Les eaux de Carlsbad sont encore utiles, même quand l'action musculaire et nerveuse est affaiblie au point qu'il y a diminution de la sensibilité et de la motilité; mais il faut que la paralysie ne soit qu'un symptôme de quelque affection matérielle du cerveau ou de la moelle épinière, comme les congestions sanguines de ces organes, ou quand la paralysie résulte de causes qui agissent directement sur les nerfs des parties paralysées, par exemple, la compression par des tumeurs, des épanchements, etc.

La présence des mêmes conditions étiologiques que nous avons mentionnées pour les névralgies, nous servira encore ici de mesure; tels sont les dépôts métastatiques de certaines humeurs âcres comme dans la goutte; la suppression de certaines excrétions ; la trop forte contention d'esprit, l'abus de liqueurs spiritueuses, l'empoisonnement par les narcotiques ou l'empoisonnement lent par une substance métallique.

Plus la paralysie est récente, moins elle est compliquée d'altérations de texture dans l'appareil locomoteur, plus le pouls est distinct et mieux la chaleur animale est conservée; plus enfin les causes productrices de la dyscrasie veineuse ont agi et plus on a de motifs pour espérer un bon résultat de nos sources.

Nous n'avons voulu toucher ici que d'une manière générale les désordres occasionnés par les perturbations du système nerveux. Plus loin, lorsque nous traiterons des maladies du cerveau et de la moelle épinière, on pourra voir mieux ressortir encore les liens et rapports entre les lésions des nerfs sensitifs et moteurs et les eaux de Carlsbad.

Les *maladies des ivrognes* trouvent chez nous une grande amélioration. Cela ne se voit pas seulement pour les maux d'estomac, l'inappétence, la dyspepsie, la *pituite* (vomissement aqueux), mais encore pour la bile, dont la composition est altérée par la présence de l'alcool; il en est de même pour les mouvements tumultueux du cœur et les anomalies d'action de cet organe, également déterminés par l'alcool, et qui donnent si facilement lieu à la vénosité. De même encore la dégénérescence des reins par suite d'obstacles au retour du sang veineux. Toutes ces affections peuvent, à coup sûr, compter sur un heureux résultat à Carlsbad.

La *faiblesse*, la *débilitation*, la *courbature* sont fréquemment les compagnons de la vénosité. La force vitale semble entravée dans ses manifestations; les mouvements semblent très difficiles; mais une fois en train, on s'aperçoit qu'il reste encore de la force. Il est vrai que la fatigue arrive très vite et s'accompagne souvent d'un sentiment de courbature. C'est plutôt de la roideur qu'un affaiblissement paralytique. Il serait difficile de dire si cet état est sous l'influence d'une disposition morbide des muscles et des nerfs; en tout cas, il semble uniquement résulter de la dyscrasie veineuse, et c'est Carlsbad qui est son remède.

§ II. — Le système cutané.

La fonction de la peau a des rapports tellement multiples et étendus avec les fonctions circulatoires et respiratoires, et, par leur intermédiaire et par ses propres connexions, avec tout le reste de l'organisme, qu'il est aisé de concevoir que les affections abdominales et celles du sang fassent sentir leur influence sur l'enveloppe cutanée. Aussi les phénomènes qu'elle présente pendant la cure ont-ils pour nous une haute signification physiologique.

Comme nous avons eu déjà occasion de signaler son aspect mat, décoloré, nous croyons devoir encore appeler ici l'attention sur la *coloration jaune*. Chez tous ceux qui boivent le Sprüdel, on observe, à peu d'exceptions près, un peu plus tôt ou un peu plus tard, une teinte jaunâtre sur la lèvre supérieure et autour de la bouche, ainsi que sur les sclérotiques ; quelquefois elle s'étend des ailes du nez autour des commissures labiales, jusque vers le menton : bien entendu, nous parlons également des individus qui ne présentaient antérieurement aucun symptôme du côté des fonctions biliaires, ni d'irritation du système hépatique. Cette teinte jaune est très éphémère, disparaît souvent dans la journée et devient surtout manifeste pendant et peu après boire (elle dépend peut-être d'une plus forte congestion vers le foie). Avec cela, la peau reste molle et moite, l'urine est claire et les selles foncées ; ce n'est qu'exceptionnellement que l'on observe un peu de gonflement des hypochondres.

La *coloration rouge bleuâtre*, avec légère tuméfaction de la peau, telle qu'on l'observe dans les dérangements circulatoires consécutifs aux maladies du cœur ou des poumons, ou dans des congestions locales telles que l'acné, augmente considérablement dans la première semaine de la cure ; plus tard, elle diminue.

Démangeaisons avec fourmillement sur différentes régions de la peau, tantôt en avant sur la poitrine, tantôt entre les omoplates, tantôt à la nuque ou sur les membres supérieurs ou inférieurs.

Démangeaisons générales, surtout prononcées dans la moitié supérieure du corps et qui excitent à se gratter.

Démangeaisons tenaces sur des points variables de la peau, comme des fourmillements, tantôt accompagnés, chez certains malades, de picotements.

Une sensation particulière de démangeaison et de fourmillements, comme si de petits insectes ou des fourmis couraient sur la peau ou en dessous, s'observe souvent dans les parties malades chez les paralytiques ; mais on l'observe également assez souvent chez des sujets à peau fine et non paralysés.

Les dartres anciennes et les taches hépatiques commencent également à démanger. Les cicatrices mêmes deviennent quelquefois douloureuses, sans aucun changement de temps. En général, on observe une augmentation de la *sensibilité cutanée*.

Souvent la démangeaison se change en sensation de *brûlure* et de *picotement*.

Les autres phénomènes qui marquent l'influence de nos thermes sur la peau sont les suivants :

Fréquemment on observe des *taches* et des *vergetures rouges* qui brûlent souvent comme du feu, surtout au sortir du bain. Elles envahissent parfois les membres supérieurs et inférieurs ; le plus souvent elles forment, comme le zona, une ceinture autour de l'abdomen. Elles persistent souvent pendant six à huit heures après le bain et se dissipent graduellement, deviennent plus pâles et finissent par disparaître ; mais tout le corps reste extrêmement impressionnable à l'air, et le bain suivant les reproduit habituellement.

Chez les personnes saines, l'éruption se présente ordinairement sous forme d'*efflorescences*, le plus souvent sur le dos, la poitrine et au-dessus des omoplates ; en général, dans les points où il y a le plus de transpiration.

Parfois il survient de petites efflorescences isolées occasionnant de la démangeaison et qui souvent s'emplissent d'une lymphe jaunâtre.

On observe souvent aussi de petits *boutons rouges*, très changeants, qui disparaissent avec ou sans suppuration. Ils s'observent le plus souvent dans les parties où la sueur est abondante ; plus rarement à la face.

Il n'est pas rare de voir des *pustules* entre les épaules, succédant à des boutons douloureux d'un rouge luisant ; on les observe plus rarement à la face.

Assez souvent il se développe, pendant la cure, soit sur toute la surface du corps, soit dans un point restreint, des pustules isolées, hémisphériques, dont l'apparition est parfois de bon augure, quoiqu'elles disparaissent souvent très rapidement.

Je me rappelle le cas remarquable d'une dame qui, très soigneuse de sa peau et n'ayant jamais eu la moindre affection cutanée, fut mise dans un état déplorable, par une de ces éruptions.

Sur toute la surface du corps surgirent des papules assez dures, plates, irrégulièrement distribuées, qui, au moment de leur apparition montraient une auréole plus rouge, comme produites par des piqûres de mouches, qui ne se montraient qu'à la chaleur et occasionnaient des démangeaisons violentes avec ardeurs, qui souvent disparaissaient à l'instant, surtout à l'air libre et au froid. Cette éruption l'a tourmentée une année entière, malgré les moyens les plus actifs, et ne disparut que l'année suivante, sous l'influence d'une nouvelle cure à Carlsbad.

Une autre forme que j'ai observée était une éruption *miliaire*, qui cause plus de démangeaison que d'ardeur.

J'ai souvent aussi vu survenir le *zona* pendant la cure : des vésicules agminées par groupes, sur une base rouge avec ardeur et prurit, entouraient sous forme de ruban la région épigastrique.

Une forme d'*urticaire*, très éphémère, s'observe également.

J'ai été témoin de quelques cas d'érysipèle violent, développés pendant la cure ; mais je n'oserais affirmer qu'ils fussent déterminés par nos thermes, attendu que ces malades en avaient déjà présenté antérieurement.

En général, il faut faire observer ici que la plupart des maladies cutanées s'aggravent avant de guérir, et que les dartres humides sécrètent une plus grande quantité de lymphe.

Il est très commun d'observer chez nos malades une desquamation par écailles ou furfures, et notamment chez les goutteux, les hémorrhoïdaux et dans les cas d'infarction utérine, surtout quand ces individus sont dans l'âge critique : cela arrive souvent même sans qu'il y ait eu précédemment aucune éruption ni rougeur à la peau.

L'exhalation cutanée est presque toujours excitée ; on transpire plus facilement.

Presque tous les buveurs des eaux de Carlsbad observent *une grande facilité* à entrer en transpiration, surtout pendant la marche.

Souvent cette transpiration est purement locale, partielle, mais plus souvent encore elle est générale. D'ordinaire elle apparaît au moment où l'on prend les eaux et pendant la promenade ; d'autres fois elle ne survient que la nuit ; dans d'autres cas, elle persiste toute la journée. Quelquefois elle est visqueuse ; rarement elle est suivie de lassitude et de faiblesse.

Quand la sueur se montre dès le commencement de la cure, les malades ne s'en trouvent généralement pas bien, à cause de la restriction apportée par là aux excrétions urinaire et intestinale. Il convient donc de recommander aux sujets prédisposés à la diaphorèse, de se vêtir un peu plus légèrement.

Quand la sueur est l'expression d'un effort critique, elle apparaît généralement vers la fin de la cure. Cela se voit surtout dans les maladies qui y prédisposent, comme la goutte, le rhumatisme, où elle agit très favorablement ; il en est de même chez les hystériques, les hydropiques, et dans les dérangements de la sécrétion urinaire. Il y a pourtant des cas où l'on n'observe que des picotements sur la surface cutanée ; parfois c'est une éruption légère ; les sudamina sont très communs ; souvent aussi l'on n'observe que de simples rougeurs. L'un ou l'autre de ces phénomènes apparaît en même temps que l'on voit diminuer des symptômes plus ou moins fâcheux, dont ils sont la terminaison critique.

La sueur est ici le résultat d'un mouvement spontané de l'économie, peut-être aussi le résultat de l'évacuation de la partie séreuse du sang. C'est donc le principe excitant de nos eaux et non l'élévation de leur température qui est cause de cette augmentation de la diaphorèse.

Guérisons.

On voit s'améliorer la *teinte jaune ou même bistre, tirant sur le verdâtre ou sur le brunâtre*, comme aussi la *teinte grise ou terreuse de la peau*, compagne habituelle d'un état gastrique ou bilieux, ou d'infarctions atrabilaires chez les hypochondriaques, ou qui s'observe dans les maladies organiques du foie, de la rate, du pancréas ou d'autres organes de l'appareil digestif, en tant qu'elles ne sont pas compliquées de dyscrasie cancéreuse. Cette amélioration s'obtient un peu plus tôt ou plus tard, selon la manière dont sera combattue la lésion primitive qui y a donné lieu.

De même aussi les *taches rougeâtres ou bleuâtres* du visage, quelquefois suivies de desquammation de la peau, principalement celles qui occupent le nez par suite d'abus des spiritueux, mais qui s'observent aussi dans les troubles digestifs, les maladies bilieuses, les engorgements du foie, des ganglions mésentériques, etc., s'améliorent souvent déjà au bout de quinze jours de cure.

De même encore des *taches hépatiques* anciennes, d'étendue variable, commencent à s'effacer dès les premières semaines, surtout celles qui occupent les régions couvertes du corps : à la face et au front elles résistent plus longtemps.

On voit même pâlir quelquefois les *nævi* de couleur brune foncée, bleuâtre ou jaune brunâtre, malgré la dilatation congénitale du réseau capillaire et la sécrétion du pigmentum.

Mais toutes ces taches commencent par paraître plus intenses dans le début ; elles se colorent plus vivement avant de s'effacer.

Les *comedones* disparaissent souvent pendant la cure.

Les *verrues*, quand elles dépendent d'une plénitude morbide, augmentent souvent pendant la cure, et puis deviennent plus flasques.

On sait que la dyscrasie veineuse porte entrave à l'activité de

7

toutes les sécrétions, et diminue par conséquent l'activité des
fonctions de la peau ; et peut-être pourrait-on imputer à cette
cause l'origine d'un grand nombre de *dermatoses*. Or, pendant
la cure, on voit la peau, qui était auparavant *sèche* et *parcheminée*, devenir moite et souple.

Les individus *sujets à transpirer* sous le moindre effort trouvent souvent ici une amélioration notable, surtout lorsque cet
état est lié aux infarctions et à l'engorgement veineux.

Il n'est pas rare de voir à nos eaux tel malade guérir de sa
transpiration excessive, et la transpiration se rétablir chez tel
autre, dont la peau était sèche et parcheminée ; tantôt nos
eaux produisent des éruptions ; d'autres fois elles font disparaître celles qui existent.

J'ai vu deux cas d'amélioration de la *sueur bleue*, l'un chez
un sujet atteint de polycholie, l'autre d'hypérémie du lobe
gauche du foie. Les deux sujets étaient maigres : chez le premier, la coloration était si intense que l'eau de la cuvette dans
laquelle il se lavait était teinte en bleu. On en pouvait enlever
des quantités notables avec l'éponge, et elle avait une odeur
légèrement ammoniacale. Ce malade n'avait point fait antérieurement de traitement par l'indigo, mais avait suivi un fort
traitement mercuriel.

Je dois encore faire observer que deux malades, arrivées à
Carlsbad pour dysménorrhée, présentaient en outre une odeur
de bouc, fort désagréable, de leurs émanations cutanées et notamment des aisselles, et que cette infirmité s'est également
améliorée.

La *sensibilité* de la peau, picotements, démangeaisons, sensation de brûlure à la poitrine, aux bras, au dos, aux cuisses,
aux parties génitales, quelquefois sur toute la surface cutanée,
est un phénomène fréquent dans la dyscrasie veineuse, surtout
après suppression d'hémorrhoïdes, du flux menstruel ou bien
des sueurs aux pieds, aux aisselles, comme aussi dans la goutte
atonique, dans l'âge climatérique, etc. La grande abondance
de nerfs dont la peau est pourvue contribue peut-être à ce
qu'elle prenne si fréquemment part, plutôt que d'autres organes, à un si grand nombre de dyscrasies et à leurs procédés

morbides. Or, dans les cas où président ces causes, on se trouvera toujours merveilleusement de l'usage de nos eaux:

Les *abcès*, ou plutôt la *tendance à la formation des abcès*, que l'on rencontre si souvent chez les dyscrasiques. Il se forme spontanément sur la peau, sans aucune cause locale, de ces inflammations sympathiques et métastatiques du tissu cellulaire; elles guérissent, mais reviennent souvent; elles ont une marche plus ou moins irrégulière et s'ulcèrent assez volontiers. Elles dépendent le plus souvent de la goutte ou des scrofules, et leur base repose d'ordinaire sur la vénosité morbide, laquelle s'améliore sous l'influence de nos eaux; par la même raison, on se prémunit contre leur retour.

L'*acne disseminata* (tannes ou obturations des follicules sébacés, se présentant sous forme de petits boutons indurés miliaires ou du volume d'une lentille, qui sont d'une couleur rouge bleuâtre et qui pâlissent sous la pression du doigt) est souvent améliorée par suite d'une cure à Carlsbad.

Érysipèle. — La disposition à cette maladie semble être dans des rapports spécifiques de causalité avec les dérangements des organes digestifs, le foie, la veine porte. Déjà les phénomènes qui accompagnent chaque nouvelle éruption de cet exanthème indiquent un dérangement de ces organes : tels sont les accidents bilieux, l'urine brune comme la bière, etc. L'érysipèle habituel se montre aussi le plus souvent chez les goutteux, les hémorrhoïdaires, les dysménorrhéiques, les débauchés, les ivrognes, qui mènent une vie sédentaire et dont la peau délicate est trop peu exposée : il est donc en rapport avec des obstructions considérables du foie et de la veine porte. Rien que la varicosité qui se remarque généralement dans les veines abdominales de ces individus et la dilatation des cavités droites du cœur témoignent d'une liaison étroite avec la dyscrasie veineuse ; souvent une seule cure est suffisante pour combattre la disposition aux érysipèles.

De la même façon, nous produisons ici une amélioration totale de cette diathèse qui produit d'autres éruptions chroniques et toujours récidivantes, telles que les *urticaires*, le *zona*, etc., lesquelles également reposent d'habitude sur des affections des organes digestifs, du foie, de la rate, ou sur des anomalies de la menstruation, surtout chez les sujets à peau fine et délicate.

Un nombre considérable de dermatoses chroniques, telles que l'*herpès*, le *pityriasis*, le *lichen*, le *pemphigus*, et beaucoup d'autres encore, conviennent à Carlsbad, en tant qu'elles sont l'expression, l'image réfléchie de tel ou tel travail pathologique occasionné par la dyscrasie veineuse. Il m'est impossible, au milieu de cette mosaïque bizarre et variable des formes extérieures les plus diverses de ces maladies cutanées, de retracer la caractéristique fidèle et exacte de celles qui conviennent à nos eaux : en effet, telle forme en apparence identique avec telle autre guérira complétement, tandis que l'autre n'éprouvera pas la moindre amélioration.

Il s'agit donc ici de réunir tout l'ensemble de l'appareil symptomatique, non-seulement de la maladie cutanée, mais encore de tout le reste de l'organisme ; s'enquérir soigneusement de l'anamnèse, bien scruter l'état diathésique du malade, sa constitution, son régime antérieur, son genre de vie, les maladies qu'il a eues avant l'éruption, comme aussi celles qui, depuis l'éruption, sont avec celle-ci en voie de rapports sympathiques ; les circonstances les plus diverses, même la manière dónt les malades prennent soin de leur peau. Toutes ces circonstances doivent être mûrement pesées, et ce n'est qu'alors que l'on peut poser l'indication.

Parmi les maladies qui figurent comme causes fondamentales de ces dermatoses, il faut compter : dérangements de la digestion et de la sécrétion biliaire ; infarctions bilieuses ; ictère ; accumulations de mucosités ; rétention ou répercussion de sécrétions habituelles, de la sueur, d'écoulements sanguins ou muqueux ; dérangements fonctionnels ou même altérations organiques de viscères abdominaux, du système utérin en particulier, surtout à l'époque critique et chez les personnes ayant précédemment souffert de goutte ou d'hémorrhoïdes.

Viennent ensuite les causes occasionnelles agissant d'une manière générale. Nourriture animale excessive et continue, ou usage d'aliments âcres, salés, épicés, fumés ; de substances farineuses, de boissons alcooliques ; la colère, les contrariétés, la frayeur, les chagrins prolongés, toutes circonstances qui déterminent des désordres dans le système de la veine porte et contribuent à la production de la dyscrasie veineuse.

On conçoit que ce n'est qu'en combattant ces conditions fondamentales que l'on peut espérer trancher en quelque sorte le fil de l'existence de ces efflorescences morbides ; et ce n'est qu'alors qu'on les amène facilement et plus rapidement à la dessiccation.

Les dermatoses qui conviennent à nos eaux devront toujours être apyrétiques et ne jamais être de nature parasitique ni franchement locale. Souvent leur longue durée et les nombreuses récidives leur communiquent un tel caractère d'opiniâtreté, que plusieurs saisons doivent être consacrées à leur traitement.

Combien n'y a-t-il pas de maladies graves qui sont incontestablement la suite d'éruptions cutanées trop brusquement supprimées? C'est dans ces cas de *répercussions* que les eaux de Carlsbad sont souveraines et ne sauraient être remplacées par aucun autre agent.

Nos thermes exercent également leur action sur les *membranes séreuses et fibreuses*. Ce qui le prouve, ce sont les douleurs particulières, erratiques, compressives; les sensations de tiraillement et de déchirement dans certaines aponévroses et synoviales, douleurs qui entravent les mouvements.

Il faut certainement admettre aussi que nos eaux agissent puissamment sur les *muqueuses* et sur les *glandes;* car on n'observe jamais, à l'état normal, d'aussi abondantes évacuations que lors de la cure, pendant laquelle on peut voir en abondance des liquides sécrétés par le nez, la bouche, les yeux, les voies aériennes, etc. C'est, du reste, un fait assez commun que des sujets arrivés à Carlsbad pour des affections bien différentes, nous racontent avec étonnement que des engorgements glandulaires ou des indurations subsistant depuis nombre d'années ont complétement disparu.

§ III. — Sommeil et rêves.

Le sommeil et les rêves, même quand ils sont effrayants et qu'ils ne reposent pas, ne sont pas des maladies idiopathiques ; ce ne sont que des effets de certaines affections organiques.

Le *sommeil*, pour nous servir de la définition de Marshal-Hall, est une fonction cérébrale : le système spinal et le système ganglionnaire ne dorment jamais ; le sommeil est donc un amoindrissement de la vie dans les nerfs de la sensibilité et de la mobilité ; dans les nerfs végétatifs, la vie continue.

Le rêve n'est autre chose, selon Hartmann, qu'une occupation de l'âme avec le monde imaginaire pendant le sommeil. Et quoique, en général, nous tenions peu compte de nos rêves, que nous considérons comme des jeux de la fantaisie, comme des feux-follets de l'âme, ils n'en jettent pas moins, jusqu'à un certain point, du jour sur l'action mystérieuse de l'âme dans l'état de rêve ; et quoique nous soyons rarement à même de déchiffrer ses hiéroglyphes, ils n'en restent pas moins avec une certaine valeur séméiotique. C'est ainsi que certains désordres fonctionnels agissent spécialement sur les fonctions cérébrales ; c'est surtout le sang qui, dans ses différentes altérations, semble influer d'une manière toute particulière sur le sommeil et sur le rêve. L'expérience nous apprend que chez les individus sanguins, chez ceux qui surchargent leur estomac, qui présentent des infarctions abdominales, des altérations du foie, du méléna, etc., on observe très fréquemment des rêves et des cauchemars. Les femmes hystériques et les filles chlorotiques pleurent souvent en songe, tandis que les rêves agréables sont souvent le premier indice de la convalescence (dans les fièvres nerveuses).

Le sommeil et les rêves, effet de nos eaux, présentent les symptômes suivants :

Bâillements continuels et tendance au sommeil.

Malgré le sommeil prolongé de la nuit précédente, nous observons de forts et fréquents *bâillements* dès le matin.

Envie irrésistible de dormir pendant toute la journée, et pourtant, la nuit venue, on s'endort difficilement.

Grande envie de dormir en sortant de table, et après une demi-heure de sommeil, mal de tête avec chaleur et rougeur du visage.

La *somnolence de jour* est quelquefois si intense qu'elle constitue une infirmité véritable ; à tel point que beaucoup de nos malades, surtout après le repas de midi, s'endorment profondément au milieu d'une conversation (une de nos expérimentatrices s'endormit pendant qu'on la coiffait), et quand on s'y laisse aller, soit après les repas, soit même après boire, on s'expose à des congestions de toute sorte, et notamment aux maux de tête, à la rougeur du visage, aux vertiges avec pouls rapide et pesanteur dans les membres, au découragement et quelquefois même à des accidents plus sérieux. Tous ces accidents témoignent d'une grande excitation du cerveau et de tout le système nerveux ; mais tous aussi diminuent sous l'influence de l'exercice en plein air. Par contre, on voit quelquefois un petit somme dans l'après-midi, n'être pas mal supporté.

Difficulté à s'endormir. — Grande envie de dormir, non suivie d'assoupissement.

Sommeil tardif. — Il s'observe assez fréquemment à nos eaux, et dépend soit de l'influence des idées, soit des inquiétudes dans les membres, qui vous forcent tantôt à les fléchir, tantôt à les étendre ; enfin, ce sont des secousses plus ou moins effrayantes.

Photopsie ; vertiges avant de s'endormir.

Une grande agitation ; des excitations continuelles et anxieuses dans le lit, avant le sommeil, précèdent habituellement les mouvements ou évacuations critiques ; ces symptômes disparaissent avec la crise.

Il arrive aussi parfois que le sommeil survient de très bonne heure et tellement profond que le réveil est assez difficile.

Sommeil précédé de longues jactitations ; sommeil agité ; réveils fréquents et avec sursauts. Sommeil profond et réparateur. Sommeil tranquille et profond avec rêves difficiles ; sommeil plus facile dans le décubitus dorsal.

Sommeil profond avec ronflements dans l'inspiration et l'expiration .

Réveils fréquents et bonne humeur dans la nuit.

Le sommeil est souvent interrompu par des rêves et de fréquents besoins d'uriner. Le sommeil est souvent très agité; la peau brûlante au toucher; jactitations dans le lit; rêves excessivement vivaces, mais dont on ne garde point souvenir; fréquents réveils; grande gaieté; abord de nombreuses idées; nuits extrêmement agitées et sans sommeil; généralement grande chaleur et transpirations partielles. — Pendant toute la nuit la tête est lourde, entreprise, obtuse; chaleur à la tête; les malades recherchent les places fraîches dans leur lit pour se soulager.

Nuits très agitées; réveils presque à toute heure; pendant le sommeil, rêvasseries nombreuses et fatigantes.

Le sommeil est parfois interrompu, irrégulier, et malgré une envie de dormir continuelle, il ne survient point ou n'arrive que fort tard; il est entrecoupé de rêves et ne restaure point. En outre, on observe encore d'autres accidents pendant le sommeil, comme, par exemple, des palpitations après chaque réveil en sursaut; des fringales qui vous réveillent; des pertes séminales après des rêves lubriques.

Parfois il y a *insomnie complète;* d'autres fois, il n'y a qu'un demi-sommeil, nullement réparateur.

Beaucoup de rêves dont on ne garde point le souvenir.

Beaucoup de rêves effrayants avec jactitation.

Parfois rêves nocturnes à moitié éveillé.

Mélange incohérent de rêves effrayants pour la plupart.

Souvent les rêves sont absolument indifférents et portent sur les préoccupations du jour; mais le plus ordinairement ils ont trait à des circonstances contrariantes, anxieuses ou terribles.

Nous voyons souvent des personnes pieuses, imbues des meilleurs principes, se plaindre de rêves lubriques terminés par des pollutions, chez des malades ayant passé la soixantaine, ce qui témoigne probablement d'une excitation du plexus pudendo-hémorrhoïdal par nos thermes.

Malgré un sommeil profond et prolongé, on ne se trouve point reposé à son réveil.

Beaucoup de malades sont comme courbaturés de tout le corps et dès le matin.

Quelquefois ils se réveillent à la suite d'un long et profond sommeil, avec une douleur tensive et compressive dans l'abdomen, avec pressant besoin d'aller à la garderobe, et il s'ensuit une selle en dévoiement.

Mais ordinairement le sommeil, quand il survient de bonne heure, est très réparateur.

Aussi, la plupart des malades se trouvent bien reposés et dispos à leur réveil, et alors même que la tête est légèrement entreprise par suite d'insomnie, cette incommodité disparaît généralement après l'ingestion de quelques gobelets d'eau.

Effets curatifs.

Les *bâillements* et la disposition constante à bâiller, surtout après les repas, avec pesanteur, paresse et sensations pénibles dans l'abdomen, sont souvent les compagnons de la pléthore abdominale, et trouvent ici généralement leur guérison.

L'*insomnie*, le sommeil tardif, de peu de durée, agité, anxieux, entrecoupé de rêves effrayants ; le demi-sommeil, non réparateur, les réveils en sursaut et avec commotion, les rêves lubriques, sont souvent les effets réflexes de l'irritation par le sang veineux, du système ganglionnaire, aussi bien que du système cérébral, et trouvent leur guérison à nos eaux.

Le *cauchemar* consiste en une pression précordiale, avec sensation d'étouffement, qui attaque subitement le malade pendant le sommeil, qui s'accompagne d'une extrême difficulté de prendre haleine et de rêves pénibles, et qui disparaît aussitôt après le réveil. Cette affection paraît généralement dépendre d'une anomalie fonctionnelle du nerf vague (lequel est à la fois nerf de l'estomac et des poumons), et être provoquée par des stases veineuses dans l'abdomen, des flatuosités, de la constipation, etc. Sa guérison par nos eaux est certaine.

L'*insomnie* est moins fréquemment la suite d'un exercice

violent et continu des organes des sens que de l'irritation morbide des plexus nerveux abdominaux. Ici encore ce sont les stases et la dyscrasie veineuse qui jouent le rôle essentiel. Les mêmes causes occasionnelles peuvent quelquefois déterminer la somnolence.

Carlsbad a la propriété de faire disparaître ces conditions morbides et de calmer la trop grande irritabilité des centres nerveux.

§ IV. — Fièvre.

Il n'y a, à proprement parler, qu'une seule espèce de *fièvre*. — Elle consiste en une réaction générale de l'organisme contre l'influence nuisible du monde extérieur. Il s'ensuit que la physionomie de la fièvre dépend, dans chaque cas particulier, de la qualité de l'organisme, de la manière dont il est attaqué, et de la nature de l'influence nuisible contre laquelle il réagit.

Lorsqu'un agent délétère fait sentir son influence, ce sont les nerfs cérébro-spinaux, premiers percepteurs de toute sensation, qui réfléchissent l'impression reçue sur les centres nerveux, surtout la moelle épinière. Il en résulte un fonctionnement imparfait de la moelle; changement dans l'état général, frissons, horripilations, débilitation, pesanteur, douleurs dans les membres. Les capillaires s'engorgent, les combinaisons et décompositions organiques, toutes les sécrétions et excrétions s'arrêtent, et par là se forme le *stade de froid*. Il est naturel que peu de temps après se fasse une puissante réaction des centres nerveux, qui rehausse la vitalité dans tous les organes animés par les nerfs cérébro-spinaux, et qui active la circulation. C'est ainsi que se forme le *stade de chaleur*. Comme contre-poids à cette chaleur et pour la neutraliser, tous les organes sécréteurs et excréteurs s'injectent et prennent en quelque sorte la fonction d'organes dépurateurs.

Les symptômes fébriles ne sont donc en quelque sorte que l'expression d'une réaction générale de l'organisme malade, et si nous rappelons ici quelques formes fébriles isolées, incomplétement développées, peu manifestes, c'est qu'elles ne doi-

vent être considérées que comme des indices de procédés analogues qui se passent dans le système nerveux, que comme de
simples linéaments pour la caractéristique d'une fièvre.

Sous ce rapport, nous avons ici de fréquentes occasions d'observer, à côté des bâillements, des étirements et des extensions
des membres.

*Fréquemment des frissons dans différentes parties; frissons et
fourmillements* entre les épaules et le long du dos.

En général, il n'est pas rare d'observer des accès de frissons
partiels, le plus souvent le long du dos; mais il y a des cas de
frissonnement général sur toute la surface du corps, persistant
des minutes entières, sans soif ni chaleur consécutives.
Souvent aussi il y a plusieurs alternatives d'horripilations de
froid et de chaleur; mais la chaleur ne se manifeste que dans
certaines parties isolées, tandis que les frissons parcourent le
corps entier. J'ai aussi observé le frisson avec des palpitations
et tiraillements dans les membres.

Frissonnement, abattement, affection excessive et débilitation, tête entreprise. Tout l'après-midi, sensation de malaise
fiévreux, faiblesse continuelle et relâchement. Vers le soir, le
pouls un peu plein et tendu.

Chaleur agréable sur tout le corps, et notamment le long du
dos, avec transpiration modérée.

*Sensation de chaleur alternant avec horripilation tout le long
du dos.*

Abattement si prononcé qu'on est obligé de se coucher. Avec
cela, augmentation de la chaleur dans tout le corps et surtout
dans les paumes des mains.

La chaleur apparaît souvent aussi le soir, sans avoir été précédée de froid ; c'est une chaleur générale sur toute la surface
du corps, parfois seulement à la tête et au visage ; sans soif,
souvent avec anxiété. Avec cela, les pieds restent assez souvent
froids.

Sueurs. — Abstraction faite des diaphorèses plus ou moins
abondantes, observées chez presque tous les malades par suite
de la réaction vasculaire, on voit encore de la sueur à la suite
d'accès de froid et de chaleur. Elle est surtout copieuse à la

tête et à la poitrine. Parfois cette sueur est visqueuse, fétide ; quelquefois elle se fait par toute la surface du corps.

Excitation vasculaire considérable, pouls accéléré, plein, tendu, sont des phénomènes qu'on observe assez fréquemment.

Je me rappelle le cas remarquable d'une dame pléthorique, qui n'avait jamais eu précédemment de fièvre intermittente et qui n'était exposée, dans le moment, à aucune influence paludéenne. Cette dame fut prise des symptômes d'une fièvre à marche régulièrement intermittente, avec paroxysmes revenant tous les jours à deux heures de l'après-midi, même quand on retardait le repas de midi. Ces accès s'accompagnaient de la plus violente gastro-entéralgie, avec battements considérables dans la région épigastrique et dans l'hypochondre gauche. Ils étaient en quelque sorte la crise d'autres incommodités, dont la malade se sentait soulagée.

Un autre fait digne de remarque, c'est que chez beaucoup d'individus ayant eu précédemment des fièvres d'accès, quand même nombre d'années se seraient écoulées depuis, sont sujets à des récidives pendant l'usage de nos eaux ; les récidives guérissent parfois sous la seule influence de la continuation de la cure, sans autre médication ; et, dans le cas contraire, elles cèdent facilement à l'emploi des spécifiques.

Nous avons à traiter un grand nombre de ces *fièvres d'accès*. L'indication de nos eaux est surtout positive dans les cas où ces affections se produisent dans des contrées marécageuses où règnent en outre des maladies abdominales chroniques, de nature bilieuse, ou bien celles qui ont dégénéré par l'abus du quinquina, et enfin celles dans lesquelles, sous l'influence d'affections concomittantes, les désordres gastriques ou l'engorgement du foie ou de la rate, jouent le rôle principal.

Ce sont, pour la plupart, des fièvres quartes, généralement de longue durée, et qui récidivent avec facilité sous l'influence des moindres écarts de régime, et dont les accès surviennent ordinairement l'après-midi. Dans la plupart de ces cas, la pléthore veineuse abdominale est franchement prononcée ; la peau est jaune, pâle ou fauve. Le jour de l'accès, les malades se sen-

tent courbaturés dès le matin, malaise général, inaptitude au
travail de tête, inappétence et parfois des fringales, céphalalgie, rachialgie, constipation, envies fréquentes d'uriner.
L'accès débute par une grande débilité et dépression des forces.
C'est le stade de froid qui est le plus marqué ; le corps devient
tout bleu et le malade éprouve constamment le besoin de bien
se couvrir. Les accidents bilieux et gastriques se montrent plus
vivement dès le stade de frisson, ou bien entre celui-ci et le
stade de chaleur (bouche amère, éructations, vomissements
muqueux, bilieux et acides ; douleurs lancinantes dans les hypochondres). Dans le stade de chaleur ce qui domine surtout,
c'est une chaleur mordicante : la peau est turgide, la face
bouffie, la tête entreprise ; il y a céphalalgie, vertiges et forts
bourdonnements d'oreilles. Parfois il y a sommeil profond avec
ronflement. Il y a aussi sensation de constriction à la poitrine,
de pression précordiale ; parfois éructations et météorisme :
grande fréquence du pouls ; en général, grande anxiété et inquiétude. La sueur est le plus souvent abondante, parfois à
odeur acide, et s'étend sur toute la surface du corps. L'urine
est très abondante avec sédiment briqueté considérable.

Nos eaux sont contre-indiquées lorsque l'affection se présente
avec un caractère gastro-muqueux ou qu'elle se rapproche de
la nature typhoïde ; dans les cas de diathèse scorbutique, ou
bien lorsque ce sont en quelque façon des fièvres de décomposition avec diarrhées ou dysentéries rebelles, et, en général,
lorsqu'il y a décomposition organique. Les fièvres à marche
aiguë ne conviennent pas à Carlsbad, quand même elles auraient leur source dans la dyscrasie veineuse. L'irritation de
l'organisme en général, et du système artériel en particulier,
est déjà trop grande et ne saurait que recevoir une nouvelle
impulsion sous l'action de nos eaux.

§ V. — Esprit et humeur.

Si l'on connaissait plus exactement le lien délicat et fragile
qui unit l'âme (illimitée dans son être et dans son action, pen-

santé et active) avec son enveloppe matérielle (limitée dans le temps et dans l'espace), si l'on connaissait mieux, dis-je, le lieu qui les unit si intimement pour l'existence terrestre de l'homme, on connaîtrait mieux également les rapports mutuels si nombreux et si riches en influences de toutes sortes, qui existent entre les nerfs présidant à la vie organique et dont l'action se révèle à nous par des sensations matérielles, et ceux qui représentent, en qualité de médiateurs, la vie de l'âme pensante et agissante, et de nature bien supérieure à la vie matérielle. Cette connaissance, en nous permettant de pénétrer plus avant dans les rapports de causalité entre le psyche et l'organe, nous permettrait également d'espérer de meilleurs résultats de nos efforts dans le traitement d'une foule de formes psychopathiques.

C'est un fait constant que l'homme est d'autant plus éveillé que l'ensemble de ses fonctions somatiques sont en meilleure harmonie, c'est-à-dire quand il est en bonne santé. Dès que cette harmonie de tous les systèmes est troublée par une modification dans la sphère somatique, il en résulte également un trouble dans le *sensorium*. Il s'y développe une série *déterminée* de pensées qui démontre, clair comme le jour, comment les états somatiques se réfléchissent sur le psyche; car c'est ainsi, par exemple, que le spasme du poumon ou du cœur détermine des images inquiétantes, de l'anxiété; qu'une irritation locale des organes génitaux enchaîne l'esprit à des figures érotiques, etc.

Il est donc indispensable, quand on essaye l'action d'un médicament, de prendre également en considération les phénomènes du côté de l'intellect et de l'humeur, qui doivent la plupart du temps être regardés comme réactions de l'activité psychique contre l'affection matérielle. Il est urgent d'en saisir le véritable caractère; car cette altération des fonctions intellectuelles ne nous montre pas seulement les symptômes de la direction d'un médicament et de son action topique sur l'encéphale lui-même, par l'intermédiaire du système circulatoire, mais elle nous fait voir encore comment l'activité intellectuelle, ainsi modifiée, réagit au delà de l'encéphale, et comment cet organe, déjà fatigué, réagit au détriment d'autres organes également affectés.

Car, semblables aux vapeurs qui s'élèvent du globe terrestre, s'amassent en nuages sombres et produisent des orages redoutables, on voit s'accumuler chez l'homme les produits morbifiques qui, comme les nuages gros de tempêtes, arrivent peu à peu à dominer l'encéphale, et ont, sur l'économie entière, des effets souvent plus désastreux que n'en a, pour le globe terrestre, le déchaînement du plus redoutable ouragan.

Et comme ce n'est pas seulement pour l'aliéniste, mais pour tout médecin, que la connaissance de ces effets réflexes de l'intellect est du plus haut intérêt, je crois indispensable, dans l'appréciation de l'effet physiologique des eaux minérales, de faire mention ici également de leur influence sur l'activité intellectuelle, d'autant plus que mes résultats donnent l'image exacte des modifications que nos eaux produisent sur la vie intellectuelle et morale.

Tout d'abord, je ferai observer que l'on peut voir distinctement les alternatives d'effets les plus opposés.

L'humeur devient souvent plus sombre, triste et concentrée. L'après-midi, l'humeur est désagréable, sans motifs.

Mauvaise humeur; de façon que l'on ne dit rien, qu'on n'a de plaisir à rien, qu'on est taciturne et concentré; on est aussi soupçonneux et craintif.

Grand abattement ; humeur morose sans motif et contrairement aux habitudes.

Dès le matin, en se levant, on est déjà chagrin, mal disposé et d'humeur chagrine pendant toute la journée.

Très irrité et chagrin, et souvent pour des niaiseries, il est comme hors de lui et a des bouffées de chaleur sur toute la surface du corps.

Découragée, anxieuse dans le soin de ses affaires de ménage.

Après la moindre émotion morale, surviennent des bouffées de chaleur par tout le corps.

Beaucoup de malades sont tourmentés d'anxiété intérieure.

Anxiété dans la région précordiale et autour du cœur.

Dans sa chambre, il éprouve une sensation d'angoisse et de

crainte avec serrement de poitrine, qui le force à sortir à une heure assez avancée, et il se trouve incomparablement mieux.

Beaucoup de nos malades se réveillent dans les dispositions les plus sombres et dans les plus grandes inquiétudes au sujet de leur santé ou de leurs affaires domestiques.

Je ferai observer que l'humeur de nos buveurs est évidemment plus excitée chez les personnes malades aussi bien que chez les sujets sains. La contradiction excite facilement de la colère.

Contentement de soi : elle est très loquace et d'une humeur extraordinairement gaie.

Il y a sérénité d'humeur, et les fonctions intellectuelles s'exécutent avec l'énergie et la durée habituelles.

Humeur changeante, tantôt sereine, tantôt discordante, tantôt chagrine et sans goût pour rien; tantôt plus gaie, plus sereine et mieux disposée que jamais.

Au commencement de la cure nous voyons, dans les cas graves, que l'instinct de conservation domine seul. A la source, ils parlent très peu, et s'ils consentent à ouvrir la bouche, ce n'est que pour s'enquérir des résultats que d'autres ont retirés de l'usage de nos eaux. Plus tard, quand l'état s'améliore, l'instinct de sociabilité les pousse déjà vers leurs compagnons, et ils entament facilement des conversations et provoquent même leurs interlocuteurs à un tour de promenade.

C'est précisément dans ces cas graves que l'*abattement* se trouve presque toujours augmenté dans le principe; il se traduit par une tristesse et des pleurs au sujet du résultat de la cure. A ce sujet, nous devons relever ce fait que les accidents s'amendent considérablement par la promenade à l'air libre, et se transforment en sérénité. On entend souvent ces malades rire et plaisanter pendant leurs excursions. Rentrés chez eux, l'abattement revient et les anciennes images noires reparaissent.

La *musique* commence souvent par les disposer à la tristesse; les malades la fuient; mais, plus tard, elle provoque des sensations exaltées.

Nulle disposition à la lecture ni à aucun travail de tête. Il s'em-

pare tantôt d'un livre, tantôt d'un autre, mais ne peut soutenir aucune lecture.

Le travail de tête lui coûte de grands efforts.

Distraction inaccoutumée et grande difficulté de parole.

Pesanteur intellectuelle : il n'est pas en état de rendre complétement une pensée et se voit dans l'obligation d'y réfléchir de nouveau.

Inaptitude à penser et à la moindre contention d'esprit; il ne trouve pas les expressions propres à rendre convenablement sa pensée.

Engourdissement de tout son être avec difficulté de parole et lourdeur de l'intelligence.

Il y a fréquemment un symptôme caractéristique : c'est une sorte de mécontentement taciturne avec *répugnance à parler.* Beaucoup de nos malades parlent excessivement peu et n'aiment pas même à répondre aux questions qui leur sont adressées.

Inattention telle que souvent il faut de grands efforts rien que pour traduire ses idées en paroles, et qu'en écrivant on oublie souvent des syllabes ou des lettres.

Distraction peu commune; perte de la mémoire des noms; difficulté à maintenir ses idées; on commet de fréquents *lapsus linguæ et calami.* De là vient qu'à Carlsbad l'on oublie ou l'on perd tant d'objets sur lesquels les mêmes personnes avaient autrefois un œil si vigilant. Les nombreuses occupations de notre tambourineur, chargé plusieurs fois par jour de porter à la connaissance du public les objets perdus ou trouvés, sont un témoignage sans réplique de cette distraction.

Nous voyons fréquemment des troubles de différente sorte de la *faculté de penser:* parfois c'est une impossibilité de coordonner les idées; dans d'autres circonstances, c'est l'impossibilité de se défaire d'une idée, même chez des hommes d'une intelligence bien reconnue : serait-ce en vertu de la loi d'antagonisme qui ferait que, par suite de la surexcitation de certaines parties du système ganglionnaire, il y aurait affaiblissement partiel du système cérébral?

Souvent, au commencement de la cure, on voit survenir une

certaine *indifférence* : la tendance habituelle qu'on a à rechercher et à comprendre des sujets intéressants est en quelque sorte engourdie.

Mais plus tard l'esprit se réveille et l'on devient plus vif et plus loquace que jamais ; la mémoire semble se rafraîchir, et parfois on retrouve le souvenir de choses depuis longtemps oubliées.

Parfois même il y a *sensibilité exagérée* aux impressions des sens : aux fortes odeurs, à la lumière vive, au bruit, au langage et à la musique.

Un grand *abattement* avec expression d'un malaise de nature psychique, amené sans autre cause morale, s'observe fréquemment à nos eaux, en compagnie de la pléthore abdominale et d'autres désordres du côté de l'abdomen. On sait que la prédominance veineuse détermine la dépression de la force nerveuse et une dépression du moral. Le spleen des Anglais n'est-il pas attribué en partie à une influence endémique de même nature, à un état atmosphérique qui imprime au sang le caractère veineux ? D'un autre côté, nous voyons la goutte opérer de la même façon sur l'encéphale et sur le moral. De là vient que nous avons tant d'occasions de rencontrer des états tels que la mélancolie, la tristesse, la lypémanie. C'est avec les résultats les plus décisifs que nos eaux sont employées dans ces circonstances ; seulement, la plupart du temps l'amélioration est précédée d'une aggravation.

Ce qu'on appelle l'*anxiété précordiale* arrive également souvent à notre observation. Dans cette affection, l'on ressent périodiquement une sensation désagréable de pression et de battement avec grande anxiété, surtout le soir et après les repas. L'inspiration et l'expiration sont libres et le pouls normal. Elle est le plus ordinairement la suite d'obstruction sanguine, de dilatation des vaisseaux abdominaux. Nous voyons souvent cet état guérir par nos eaux ; mais il faut que beaucoup de ces malades se livrent à un exercice considérable en plein air.

La *mémoire*, la plus merveilleuse des facultés de l'âme, selon Kant, se détériore, comme on sait, même chez les personnes les plus saines, par suite de la privation de sommeil et des excès vénériens. Mais la perte de la mémoire dépend très fréquemment aussi d'hypérémie des lobes antérieurs, et peut survenir à la suite de tous les états morbides engendrés par les troubles circulatoires : tels sont les suppressions de sécrétions ou d'excrétions normales et d'autres affections qui peuvent déterminer un raptus de sang vers le cerveau. En rétablissant la liberté de la circulation sanguine, on détourne le trop plein qui se portait vers l'encéphale, et la faiblesse de la mémoire s'amende ; seulement il faut éviter avec soin toute méditation et tout travail intellectuel.

Mélancolie. — Toutes les fois qu'elle coexiste avec une lésion matérielle des viscères abdominaux et de leurs ganglions ; avec des affections du foie, de la rate ; chez les goutteux, les hémorrhoïdaires, etc., dans tous ces cas, nos eaux sont très salutaires, par cela même qu'elles font disparaître les engorgements matériels, les stases sanguines, causes de ces affections.

Le docteur Becher rapporte plusieurs cas de guérisons de maladies mentales. Pour ce qui me concerne, je n'en ai point observé. Il est à présumer que ce qui en est cause, c'est que les premiers effets de nos eaux sont toujours une aggravation de l'état primordial.

§ VI. — La tête.

La tête, cet organe central de tout l'organisme, siége de toute activité spirituelle et sensuelle, est le point de terminaison général de tous les nerfs des sens. Toutes ses parties sont amplement pourvues de sang. Les veines, dépourvues de valvules, ne marchent plus parallèlement aux artères. Elles sont très larges en proportion des artères, d'où la fréquence et la facilité de troubles dans la circulation veineuse, et notamment dans son retour vers les cavités droites du cœur. Il en résulte des modifications dans la nutrition de l'encéphale, comme aussi dans ses manifestations fonctionnelles plus élevées.

Au moment de boire, on observe les phénomènes suivants :

Légers vertiges aussitôt après boire, qui disparaissent avant midi.

Tête entreprise : cet état ne se passe qu'après le repas de midi.

Grand engourdissement de la tête avec embarras : cet état se dissipe au grand air, mais revient assez souvent dans la journée.

Embarras dans la partie antérieure de la tête, comme un état d'ivresse, avec sensation de pesanteur dans les globes oculaires.

Dans le décubitus, pendant le jour, tête entreprise, lourde, surtout dans la région occipitale, au point qu'il se figure ne pouvoir pas bouger de place ; au réveil, il restait une sensation de pression morne dans la région frontale. Avec cela, au commencement du décubitus, confusion d'idées ; plus tard, humeur morose.

Sourd *embarras* de la tête pendant la nuit, qui, le lendemain, au réveil, se change en un sentiment de plénitude au front, et qui se perd après le lever.

La tête entière est *entreprise* et *embarrassée*, comme à la suite de l'ivresse.

Étourdissement avec douleur sourde, compressive au front, parfois avec sifflements et bourdonnements dans les oreilles.

Embarras de la tête avec difficulté à penser et paresse de l'intelligence, qui se fatigue extraordinairement vite.

Vertiges, tournoiement de la tête comme dans un cercle. Cet état s'améliore à l'air libre.

Étourdissement vertigineux dans la tête ; tantôt pression vers le front, tantôt traction et tension vers l'occiput.

Vertiges par instants qui le forcent à s'arrêter pour ne pas tomber.

Le vertige est très commun dans les premiers temps ; il augmente généralement avec le nombre des gobelets et diminue un peu lors de la promenade ; mais il augmente de nouveau en rentrant.

On a remarqué que le vertige est surtout fréquent par le temps pluvieux, parce que les malades se promènent sous les colonnades, où ils sont trop nombreux ; et l'on sait qu'il n'y a tel que la rencontre de nombreux objets qui fixent rapidement votre attention, pour provoquer les vertiges, au même titre que le mouvement circulaire.

Mais on l'observe très souvent aussi pendant la promenad) au grand air, surtout pendant et après boire, souvent encor le soir, voire même pendant toute la journée. Il est quelquefois si intense que les malades ne peuvent arriver à marcher d'un pas assuré.

Le vertige se voit aussi accompagné de malaise, de bourdonnements d'oreilles, d'abattement général dans les membres, avec tremblement, paresse, lassitude des membres inférieurs. Quelquefois il arrive soudainement dans le courant de la journée et s'accompagne comme d'un brouillard devant les yeux.

La tête est très lourde, pleine, étourdie : cet état s'aggrave quand on se tourne ou se baisse ; il s'accompagne de contractures des paupières.

Surtout après les repas, il y a pesanteur de tête avec étourdissement : cet état s'améliore au grand air.

Plénitude et pesanteur dans la région occipitale ; amélioration à l'air libre, mais reproduction avec la même violence en rentrant à la maison.

Céphalalgie compressive, surtout vers le front, avec embarras et hébétude.

Douleur compressive, comme traumatique, dans la partie supérieure droite de la tête, se faisant sentir dans un point restreint, immédiatement sous l'os, ressentie le soir, au lit.

Vers le soir, un peu de céphalalgie au côté gauche du front ; élancement sourd, compressif, qui s'étend jusque dans l'orbite et dans l'os zygomatique.

Mal de tête excessif, compressif, engourdissant, siégeant surtout dans la région frontale.

Compression et tension à l'occiput, surtout au niveau des protubérances inférieures latérales.

Souvent, dans le cours de la journée, une traînée de douleur tensive et compressive, s'étendant du cervelet à travers le parenchyme du cerveau, jusqu'en avant vers la bosse frontale.

Céphalalgie insupportable, compressive, vers la voûte crânienne avec élancements de temps à autre, qui traversent le milieu de la masse encéphalique.

La *douleur compressive* est souvent tiraillante, déchirante; elle s'étend sur toute la voûte crânienne ou ne comprend que certaines parties isolées; elle n'est pas constante, mais cesse par intervalles et revient à différentes heures de la journée.

Céphalalgie déchirante, tantôt à droite, tantôt à gauche, dans les tempes et dans l'occiput, moins intense pendant la promenade.

Tiraillements par rayonnements à la surface de l'encéphale, comme s'ils parcouraient les méninges et les sinus.

Tiraillements dans la nuque entre l'occiput et le cou.

Douleur tensive, compressive, étendue des pariétaux aux bosses frontales, revenant à de courts intervalles.

Céphalalgie fronto-temporale, avec gonflement des veines temporales. Endolorissement intense, indéterminé, de toute la tête et des yeux, augmentant lorsqu'on se baisse. La masse encéphalique semble ballotter dans le crâne, et, dans la marche, surtout dans la marche rapide, elle semble frapper contre la voûte crânienne.

Parfois les sujets ressentent comme si quelque chose de froid leur coulait sur la tête et comme si leurs cheveux se hérissaient.

Deux malades se sont plaints de *craquements* dans leur tête, comme si quelque chose s'y brisait. Ce phénomène se reproduisait surtout le soir en se couchant; les deux sujets avaient suivi précédemment un traitement mercuriel.

Chaleur à la tête avec injection de la face et frissons de temps à autre.

Chaleur à la tête, plus forte en rentrant au logis.

Congestions, vertiges, chaleur à la face; elle est toute rouge.

Congestion excessive de sang vers la tête; il est obligé de dénouer sa cravate; avec cela pesanteur, embarras et assoupissement de la tête, grande mélancolie et faiblesse d'esprit.

Des *battements* dans la tête, isochrones au pouls, surtout vers le nœud des cheveux, souvent aussi à l'occiput, chez les sujets pléthoriques, sont presque toujours accompagnés d'une teinte rouge bleuâtre de la face, principalement accentuée lorsque les sujets se baissent fortement ou qu'ils montent une côte ou un escalier.

Sensibilité du cuir chevelu ; le peigne lui fait très mal.

Tiraillement fugace dans tout le péricrâne.

L'aponévrose épicrânienne semble être à vif; c'est comme si on tirait tous les cheveux en l'air.

Fourmillements et tension de cette aponévrose, soit au sinciput, soit à la région occipitale.

Quelques malades perdent beaucoup de cheveux.

La description particulière des nombreuses formes d'accidents du côté de la tête, telles qu'elles se présentent si souvent dans la dyscrasie veineuse, nous mènerait évidemment trop loin.

L'embarras de la tête, le malaise, le vertige, les douleurs de tête les plus diverses, les états congestifs plus ou moins accentués, l'émoussement des sens et des fonctions cérébrales, tous ces symptômes ont une base commune, les *congestions sanguines de l'encéphale* et de ses membranes, un obstacle au retour du sang dans les cavités droites du cœur, d'où un affaiblissement des parois des veines distendues du cerveau et un amoindrissement de l'excitation réciproque entre vaisseaux, sang et nerfs, ainsi que de la métamorphose organique. Les phénomènes à l'aide desquels se manifestent à l'extérieur les stases sanguines de l'encéphale, sont très variables selon leur degré. Je ne mentionnerai ici que les plus caractéristiques : les organes des sens sont généralement un peu moins impressionnables, la volition moins déterminée, la pensée plus paresseuse ; la face est bouffie, les lèvres livides, les pommettes fortement colorées, d'un rouge foncé ; la respiration est un peu gênée, parfois stertoreuse ; les veines jugulaires et les autres veines de la tête sont gonflées ; varicosités dans les vaisseaux des conjonctives ; bourdonnements d'oreilles ; sécheresse du nez ; engourdissement des membres ; muscles en général flasques et paresseux. Il est vrai que les mêmes symptômes peuvent se rencontrer dans d'autres maladies cérébrales ; mais les phénomènes concomitants, tels que les infarctions dans différents viscères abdominaux, la pneumatose, la constipation opiniâtre, la goutte, la dysménorrhée ou les hémorrhoïdes, etc.,

de même aussi que la marche chronique de l'affection et les
conditions étiologiques, telles que la répétition d'états congestifs par suite de contention d'esprit, par des boissons spiritueuses, l'abus des narcotiques, la vie sédentaire avec le corps
plié en deux, etc., tout cela sont autant d'éléments qui nous
permettront d'asseoir notre diagnostic.

Et quand on sera bien convaincu du caractère de passivité
de l'affection, on pourra s'adresser à nos sources avec la plus
entière confiance : les malades auront à se féliciter des plus
heureux résultats, non-seulement quant à l'affection générale,
mais encore quant aux accidents du côté de la tête. Je sais
combien de nos confrères envisagent les moindres atteintes de
vertiges, les moindres tendances aux congestions comme des
contre-indications formelles de nos eaux, mais c'est certainement à tort; car c'est précisément par l'écartement des principales causes qui président à cette affection si rebelle, qu'on
obtient chez nous des guérisons si rapides et si inespérées.

Que de fois certaines des céphalalgies ci-dessus indiquées ne
sont-elles pas le précurseur d'une *apoplexie imminente ;* et que
de fois ne pourrait-on pas éviter ce terrible accident, si l'on
tenait mieux compte de ces phénomènes isolés, et sans importance apparente, surtout chez les sujets prédisposés. Une cure
prophylactique à nos eaux modifierait à la fois l'état général et
l'état de pléthore locale, et poserait des bornes sûres aux congestions sanguines vers le cerveau.

L'effet salutaire de nos eaux se fait même quelquefois sentir
après les *hémorrhagies cérébrales,* contre les accidents secondaires, et cela non-seulement sur les troubles de la motilité,
mais encore sur l'état général des malades, sur l'irrégularité du
sommeil, sur l'action des organes des sens et sur l'intelligence.

Seulement, il est naturel que l'on procède avec précaution,
car le même procédé qui doit procurer la guérison peut en
même temps aussi entretenir la disposition aux récidives. D'un
autre côté, il ne faut pas que le foyer apoplectique ait une trop
grande étendue ; il faut qu'il se soit écoulé plusieurs mois depuis l'attaque, que l'inflammation réactive autour du foyer soit
éteinte et que les caillots soient bien enkystés ; enfin, il ne faut

pas que les organes de la respiration et de la déglutition soient atteints par la maladie.

Nous devons encore mentionner une espèce distincte de céphalalgie, connue sous le nom de *migraine*. La douleur est vive, parfois lancinante, superficielle ou profonde, et occupe le plus ordinairement un côté du front, de l'orbite, ou une tempe. Elle est le plus souvent intermittente ou périodique, souvent héréditaire. Les prodromes sont de l'ordre nerveux : tristesse profonde; troubles dans les fonctions de la vue, de l'odorat ou des organes digestifs; dyspepsie ou fringales, dégoût et vomissements. Sitôt que la douleur s'annonce (ordinairement du même côté), le malade recherche le repos le plus absolu, évite avec soin le moindre bruit et le moindre mouvement. Ordinairement il survient des vomissements vers la fin de l'accès, et puis un profond sommeil, ou bien encore une transpiration générale ou locale.

Cette espèce de céphalalgie présente encore d'autres phénomènes pathologiques et ne paraît pas le produit immédiat de stases sanguines dans l'encéphale, mais semble se rattacher davantage à la sphère nerveuse. Mais la présence simultanée de pléthore veineuse, de polycholie ou bien d'une goutte larvée, forme déjà la meilleure indication pour nos eaux, et nous pouvons dire en toute sécurité que nous obtenons la guérison non-seulement de l'affection fondamentale, mais nous voyons souvent disparaître avec une promptitude merveilleuse ces tortures qui avaient persisté nombre d'années. Dans les cas moins heureux, nous obtenons au moins une diminution notable de l'intensité de la douleur et de la durée des accès : cependant il arrive souvent que les malades ont besoin de renouveler leur cure. Assez généralement il se présente, pendant la cure, un accès bien plus violent que d'habitude.

Il arrive souvent aussi que les *épileptiques* cherchent du soulagement à nos thermes. Ma propre expérience ne me permet pas de rien dire de positif à cet égard. Il me semble que, pour qu'on en puisse espérer quelque résultat, il faut que ce soit chez des sujets adultes ou d'un âge mûr, chez lesquels on peut reconnaître les caractères de congestions passives et des stases sanguines dans l'encéphale ou dans d'autres parties, dont l'engorgement provoque les congestions cérébrales. C'est ce qui s'observe dans la dyscrasie veineuse générale bien exprimée; dans les troubles généraux et les engorgements abdominaux d'où proviennent des désordres dans la circulation, tels que : météorisme de l'estomac; induration du foie et de la rate; accumulations anormales de graisse; masses graisseuses sur les intestins; fibroïdes à l'utérus; irritations gastriques; surcharge habituelle de l'estomac avec des aliments et des boissons indigestes, échauffants; la suppression de dartres; la rétention d'évacuations habituelles, ou bien aussi le métachématisme d'une fièvre intermittente; l'influence professionnelle (épilepsie saturnine); à ces causes, il convient aussi de rattacher les contentions d'esprit excessives, etc. Toutes les fois qu'une épilepsie est déterminée par ces causes, ou bien lorsque ces circonstances coexistent avec la maladie, il est permis d'espérer un bon résultat de l'emploi de nos eaux; d'espérer au moins que les attaques deviendront plus faibles et plus rares.

Mais Carlsbad est franchement contre-indiqué quand les malades sont plutôt faibles, impressionnables; quand l'irritabilité est trop prononcée; elles le sont encore lorsqu'une difformité organique est supposée être la cause, ou quand ce sont des influences débilitantes qui l'ont produite.

On pourrait encore rappeler les *contractures spasmodiques d'origine cérébrale*. Elles proviennent souvent de l'influence médiate d'une irritation cérébrale sur les nerfs moteurs, d'où des contractures spasmodiques, des muscles animés par le nerf facial, l'oculo-moteur, etc. Toutes les fois que l'on trouvera les symptômes d'un obstacle au retour du sang des veines cérébrales, on peut espérer les meilleurs résultats de nos eaux.

§ VII. — L'œil.

L'œil, cet organe dont l'action s'étend si loin de nous et au moyen duquel le monde extérieur se révèle à notre être, l'œil, outre l'admirable faculté de la vision, est encore doué de celle de réfléchir fidèlement au dehors toutes nos impressions et sensations spirituelles et matérielles. Il nous procure, au moyen de l'expansion périphérique du nerf optique, le pouvoir, non-seulement de distinguer les différentes nuances du jeu des couleurs et de la lumière, mais encore il est pour nous un des points séméiotiques les plus importants pour discerner les altérations des différents procédés de la vie somatique et de la vie intellectuelle; car il vit, pour ainsi dire, dans son éclat coloré, lumineux, chez l'homme sain; il se ternit, s'affaiblit et meurt avec le mourant. Sa vascularité est peu de chose en somme et est surtout représentée par le système veineux qui y forme la *choroïde*. Au point de vue pathologique, l'œil nous offre des maladies dynamiques et des maladies matérielles, ces dernières ayant presque toutes leur origine dans quelque affection générale.

C'est toujours quelque affection générale, comme les dyscrasies veineuse, arthritique, rhumatismale, herpétique, scrofuleuse, ou bien l'affection hémorrhoïdale, ou l'âge critique, qui fournit la base ou le sol sur lequel végètent et se propagent les maladies de l'œil. Il s'ensuit que le traitement topique ou local le plus énergique est impuissant, si, à côté, on ne cherche point à remédier à l'affection fondamentale.

L'observation nous a fait reconnaître les modifications suivantes réalisées par l'action de nos eaux dans l'état des yeux :

Une *coloration jaunâtre* de la conjonctive, dont nous avons déjà parlé. Assez fréquemment, avec une légère injection de la conjonctive oculaire, nous voyons se gonfler particulièrement quelques vénules isolées et représenter même un état variqueux : en général, on remarque quelques-uns des accidents de l'inflammation, tels que photophobie intense; toute lumière, et la blanche surtout, éblouit; avec cela les yeux sont rouges; il y a de la chaleur, du larmoiement, et souvent une douleur compressive avec tiraillements qui s'étend jusqu'au crâne et à ses enveloppes.

Les paupières sont parfois un peu œdématiées et collées le matin par du mucus.

La *sécrétion lacrymale* est considérable; parfois les larmes sont irritantes. Beaucoup de malades ont seulement la sensation d'un larmoiement qui n'existe pas.

Une douleur compressive dans les yeux, comme s'ils étaient pressés de haut en bas; comme si les globes oculaires étaient trop gros, ou comme s'il n'y avait pas suffisamment d'espace dans leurs cavités pour renfermer tout leur contenu.

Les yeux sont douloureux, comme comprimés; ils se troublent comme s'ils étaient voilés.

Sensation de brûlure et de compression, surtout dans le voisinage de l'œil, étendue également au globe oculaire, comme s'il y avait du sable sur la conjonctive et comme si l'on fixait le soleil, avec augmentation de la sécrétion méibomienne.

Vive douleur compressive au-dessus des orbites, qui s'irradie au-dessous ou bien vers les tempes.

Élancements fugaces à travers le milieu de l'axe visuel, s'irradiant en haut, vers le front et les tempes.

Légères saccades dans le nerf sus-orbitaire droit et dans la paupière supérieure correspondante; en même temps, secousses dans l'angle interne de l'œil. Secousses spasmodiques dans les paupières supérieures, qui le forcent à se frotter continuellement les yeux, comme s'il y avait un corps étranger.

Chaleur rayonnante de l'œil avec sensation de brûlure et de compression dans les yeux, et de taches noires volantes.

Miroitage devant les yeux; évanouissement des objets. La couture amène de l'éblouissement. Lorsqu'elle fixe longtemps un objet, ses yeux lui semblent se recouvrir d'un voile.

Pendant un travail manuel, elle aperçoit des corps serpentés et des points grisâtres.

Peu de temps après avoir écrit, il éprouve, dans la rue, un scintillement considérable et comme des étincelles devant les yeux. Tout tremblote et tournoie autour de lui; c'est à peine s'il peut distinguer les passants.

Faiblesse des yeux, surtout lorsqu'il lit ou qu'il écrit.

Souvent les malades se plaignent d'affaiblissement graduel de la vue, qui se trouble au point que les objets éloignés paraissent toujours enveloppés de brouillard et ne peuvent être distingués qu'après de grands efforts. Les objets rapprochés et bien éclairés éblouissent souvent et occasionnent du larmoiement. Rien qu'en regardant une muraille blanche située vis-à-vis, cause de l'éblouissement. En général, il y a modification de la force visuelle ; tantôt l'on a devant les yeux comme un voile de crêpe, tantôt ce sont des plumes et tantôt des taches noires ; cela se voit surtout après la fatigue, l'ascension d'une côte, comme aussi après la lecture.

Nous voyons ici des malades atteints de troubles de l'excrétion biliaire et rétention des matériaux bilieux dans le sang. La peau, chez ces malades, n'a point la teinte ictérique, mais les *conjonctives* présentent un *dépôt de pigmentum biliaire* d'un jaune plus ou moins intense, souvent très rebelle, et résiste à tous les moyens locaux. J'ai vu des cas de ce genre s'améliorer et finir par être complétement guéris par nos eaux et l'emploi simultané de fumigations.

De même j'ai vu aussi, chez des individus goutteux, à fibre lâche, cette *coloration rouge bleuâtre de la conjonctive*, avec vaisseaux noueux, variqueux, sans autres signes d'inflammation ou d'irritation, se transformer petit à petit, après une cure, en une coloration blanche, normale.

Chez deux goutteux, qui avaient l'habitude de beaucoup fatiguer leurs yeux ; surtout la nuit, j'ai remarqué sur les paupières, des vésicules gorgées de sang, que l'on pouvait facilement en expulser par une douce pression, mais qui se remplissaient immédiatement après. Il y avait en même temps légère injection des conjonctives et une sensation désagréable comme d'un corps étranger, que l'on croyait toujours devoir écarter par le frottement. Cet état s'est amélioré après une seconde cure.

L'œdème de la paupière supérieure, succédant à l'érysipèle ou à la fièvre intermittente, se dissipe également sous l'influence de nos eaux, de même que toute autre infiltration séreuse, suite de stase sanguine.

Le docteur Hlawaczek a vu, chez un asthmatique, une *tumeur* de la grosseur d'un pois, d'une couleur gris perlé, datant de sept ans, et située au bord libre de la paupière inférieure

gauche, se dissiper, sans laisser de trace, dès la troisième semaine de la cure.

Les différentes douleurs de l'œil, *compression, pesanteur, plénitude,* etc., reposent également, pour la plupart, sur des
stases sanguines, et ne constituent souvent que les commencements d'affections plus profondes, de la même façon que les
hyperesthésies, les névralgies, les hallucinations visuelles, ne
doivent être considérées, en quelque façon, que comme phénomènes réactifs des affections du nerf optique. D'ordinaire, il
existe déjà l'état morbide, si souvent mentionné, du système
veineux, qui se transplante sur l'œil. Donc si, à l'époque où
ces symptômes se rencontrent encore isolés, on venait chercher secours à nos sources, que de fois ne poserait-on pas des
limites aux progrès ultérieurs des maladies oculaires, et à combien de malheureux ne conserverait-on pas le plus grand, le
plus précieux des biens, la vision ?

La majeure partie des maladies des yeux ne sont que des
localisations de dyscrasies générales de tout l'organisme (le
plus souvent goutteuses, rhumatismales, scrofuleuses et her-
pétiques); d'où vient pour nous le besoin d'appeler tout spécialement l'attention sur nos eaux à ce sujet.

Nous allons rapporter textuellement les principales formes
de ces maladies, telles qu'elles sont exposées dans l'opuscule
du docteur Ryba (1), cet oculiste si profond et si expérimenté
qui, à côté de son immense expérience, possède encore exactement la connaissance de nos thermes.

« Les *inflammations* de formes diverses, quand elles viennent
comme symptômes ou comme suite d'un état saburral, d'une
constipation opiniâtre, de la disposition hémorrhoïdale, de la
rétention des règles, des dyscrasies rhumatismale, arthritique,
scrofuleuse ou herpétique, du mercurialisme et de la lithiase,
sont appropriées aux eaux de Carlsbad.

» Tout état véritablement inflammatoire forme une contre-
indication positive : si, pendant le cours du traitement, il se

____

(1) *Ueber die Heilwirkung,* etc., *Sur les effets curatifs des eaux de
Carlsbad dans les maladies de l'œil.* Prague, 1841.

montre une légère irritation, il faudra procéder avec la plus
grande précaution.

» *Les inflammations chroniques de l'œil, à caractère passif.* —
Lorsque, après avoir fait disparaître toute irritation, les parties
malades conservent encore à l'extérieur les caractères de l'inflammation, mais qu'au fond elles présentent un état de relâchement et de passivité, la rougeur subsiste, mais devient
moins vive, plus foncée et d'un aspect sale. La tuméfaction
perd son caractère de tension ; la chaleur diminue ou même
se transforme en un refroidissement sensible. Il se peut que
les sécrétions muqueuse et lacrymale aient augmenté ; mais
ces liquides ne sont plus chauds et brûlants. La photophobie,
la douleur et l'excessive sensibilité ont disparu, quoique, d'un
autre côté, il puisse y avoir de la gêne résultant du gonflement,
de l'inégalité ou de l'état raboteux des surfaces contiguës et des
croûtes muqueuses qui collent ensemble les cils et les paupières.

» *Les inflammations chroniques à caractère passif des parties
extérieures de l'œil*, des paupières, des voies lacrymales, de la
conjonctive, de la cornée et de la sclérotique sont parfaitement
adaptées à Carlsbad, lorsqu'elles sont déterminées par une des
causes fondamentales dont nous avons parlé.

» Les eaux de Carlsbad sont d'une efficacité hors ligne dans
les ophthalmies auxquelles préside un trouble chronique de la
digestion, déterminé lui-même par l'inertie du tube digestif,
du foie, de la rate et des glandes mésentériques. Cette inflammation opiniâtre, résistant à tous les moyens locaux, a son
siége primitif et constant dans les follicules de Méibomius et
dans ceux de la conjonctive. Celle-ci est habituellement pâle,
tirant un peu sur le jaune sale, vergetée de vaisseaux d'un
rouge foncé. Les follicules méibomiens brillent à travers ; ceux
de la face interne des paupières sont un peu durs au toucher,
forment de légères saillies et sont toujours plus ou moins incommodes dans les mouvements de l'œil. Cette sensation désagréable empire de temps à autre ; la conjonctive devient d'un
rouge foncé sale par places, et sécrète une mucosité blanchâtre, très visqueuse. Parfois l'inflammation de quelques fol-

licules s'exaspère au point de former des points rouges et des pustules. Après une cure à Carlsbad, on a vu souvent des ophthalmies de cette nature disparaître complétement, ou, du moins, pour un temps considérable.

» L'ophthalmie, qui se développe à la suite de l'affection hémorrhoïdale ou de la menostase, attaque ordinairement les parties internes de l'œil et surtout la choroïde et l'iris. Dans ces cas, le docteur Ryba ne pense pas que Carlsbad soit indiqué, à cause de la possibilité d'une transplantation de la congestion sur la rétine ; cependant, il en croit l'usage très utile, soit avant le développement de l'ophthalmie interne, soit après sa complète disparition, dans le but de rétablir la régularité du flux hémorrhoïdal ou du flux menstruel.

» Dans la *sclérotite rhumatismale chronique et dans la kératite*, M. Ryba recommande la plus grande précaution, à cause de leur tendance fâcheuse à s'étendre à l'iris et à la membrane de Descemet.

» Il a vu l'emploi de Carlsbad avoir un excellent résultat dans un cas de périorbitite chronique, d'origine rhumatismale (goutteuse), avec un léger degré d'oxyopie et de photopsie.

» La *kératite rhumatico-scrofuleuse* laisse souvent à sa suite une assez forte infiltration de lymphe blanchâtre, à moitié coagulée, sous les lamelles de la conjonctive ou dans l'épaisseur de la cornée. Quand toute inflammation a disparu, les eaux de Carlsbad contribuent puissamment à faciliter et activer la résorption de cette lymphe.

» Quant à l'ophthalmie goutteuse, quel qu'en soit le siége (conjonctive, cornée, sclérotique, iris), le docteur Ryba croit que Carlsbad n'est d'aucune utilité.

» Cependant, le docteur Wagner rapporte un cas de guérison d'irithis arthritique, chez une jeune fille de vingt ans.

» Les *blépharites catarrhales chroniques* sont habituellement soulagées et assez souvent guéries par nos eaux.

» Parmi les *maladies scrofuleuses de l'œil*, Carlsbad ne réussit guère que dans la *blépharite glanduleuse chronique*, chez les sujets à constitution torpide, et dans le catarrhe chronique du sac lacrymal. La disposition à l'orgelet, qui a presque toujours sa source dans la dyscrasie scrofuleuse, ainsi que la disposition aux ophthalmies pustuleuses et aux furoncles de cette région, disparaît souvent sous l'influence d'une cure à nos eaux.

» Carlsbad a une action remarquable sur l'*ophthalmie dartreuse.*

» Quelque remarquable que soit son action sur le mercurialisme, il n'en a aucune sur l'*iritis* mercuriel.

» Dans la lithiase, il n'est pas rare de voir la sécrétion des larmes également altérée. Celles-ci déposent des concrétions sur les bords des paupières, entre les plis de la conjonctive et surtout dans le sac lacrymal. Il en résulte que ces différentes parties peuvent être irritées jusqu'à l'inflammation. Après avoir fait disparaître ces concrétions et la trop vive réaction inflammatoire, on est fondé à attendre de nos eaux une guérison radicale de cette anomalie de sécrétion lacrymale.

» *Épiphora, larmoiement chronique.* — Quand la trop grande sécrétion dépend, non d'une irritation inflammatoire de la glande lacrymale, de l'œil ou des parties avoisinantes, mais de troubles digestifs ou de désordres dans le système des ganglions abdominaux, ou bien dans la dyscrasie scrofuleuse ou rhumatismale (ce qui arrive assez souvent), cette infirmité si incommode peut être entièrement guérie par nos eaux. Elles sont bien moins efficaces contre l'écoulement des larmes (*stillicidium lacrymarum*), quoique pourtant il y ait encore des cas où l'affection des voies lacrymales est d'origine dartreuse ou scrofuleuse, dans lesquels leur emploi pourrait encore se faire avec succès.

» *Pannus.* — Parmi les opacités des humeurs transparentes de l'œil, c'est surtout le pannus déterminé par les dyscrasies rhumatismale, arthritique ou atrabilaire (veineuse), à la guérison duquel les eaux de Carlsbad contribueront essentiellement.

» *Opacités de la cornée.* — Les taches légères de la cornée disparaissent quelquefois pendant ou après une saison à Carlsbad. Le vrai *leucoma* et les cicatrices de la cornée n'offrent presque aucune prise à nos eaux. Le docteur Wagner a publié un cas de leucoma guéri par nos eaux ; mais M. Ryba croit que c'était un lymphoncus de la cornée.

» Contre la *cataracte*, même dès les premiers temps de sa formation, Carlsbad est sans aucun effet (selon le docteur Ryba).

» Le docteur Hlawaczek rapporte trois cas d'amélioration notable d'un état cataracteux, et pense que nos eaux ne sont pas dépourvues d'une certaine efficacité quand l'affection s'est développée sous l'influence de congestions hémorrhoïdales ou de métastases goutteuses, et que la cataracte en est encore à la première période de son évolution.

» J'ai eu également occasion de traiter chaque année un certain nombre de cataractes ; je ne saurais affirmer avoir vu diminuer l'opacité ; mais elle est restée stationnaire depuis quatre années de cures successives à nos eaux. Il y avait, comme de juste, des complications générales (congestions hémorrhoïdales, concrétions arthritiques), qui en étaient les causes premières, et le nuage du cristallin n'existait qu'au centre, la périphérie étant encore libre.

» *Glaucome*. — En tant que le glaucome est le plus souvent un produit de la goutte, Carlsbad, employé avec les précautions convenables, peut servir de moyen prophylactique contre cette terrible maladie, pourvu que l'œil soit encore libre de toute atteinte. Mais quand une fois la métamorphose glaucomateuse a commencé, nos eaux n'en sauraient enrayer les progrès, au contraire : en augmentant l'état congestif jusqu'à la plus violente céphalalgie, elles pourraient avoir pour résultat d'en hâter le complet développement.

» Dans les *névralgies des nerfs sus et sous-orbitaires*, qui ont leur source dans la pléthore abdominale, dans l'obstruction des organes du bas-ventre, du foie, ou bien dans les diathèses rhumatismale et goutteuse, on peut se promettre le meilleur résultat d'une saison à Carlsbad. On pourrait aussi attendre un résultat favorable d'une cure à nos eaux dans les cas de demi-paralysie rhumatismale des nerfs moteurs des muscles de l'œil, dans ce qu'on appelle strabisme, après qu'on aurait écarté l'état d'irritation et de congestion.

» *Amblyopie amaurotique et amaurose*, ou cataracte noire. —

Ne conviennent à Carlsbad que les cas d'amblyopie ou d'amaurose déterminés par affections des nerfs ganglionnaires ou par certaines dyscrasies sanguines, et compliqués de stases ou congestions sanguines passives. A cette catégorie appartiennent l'amaurose dite abdominale, celle qui survient et persiste à la suite des fièvres intermittentes et l'amaurose goutteuse; mais seulement dans leur toute première période. »

Diplopie. — Le docteur Hlawaczek rapporte un cas dans lequel cette infirmité, subsistant depuis assez longtemps déjà, s'est trouvée guérie dès la deuxième semaine de la cure.

Hydrophthalmos, ou *hydropisie du globe de l'œil.* — Le docteur Wagner et le docteur Anger ont observé des cas de guérison de cette maladie. M. Anger rapporte aussi un cas de guérison de *xérophthalmie* (sécheresse de l'œil).

§ VIII. — L'oreille (1).

Le sens de l'ouïe, représenté par l'oreille, s'accomplit par le moyen du nerf acoustique, épanoui dans le labyrinthe, et se trouve en rapport intime avec le crâne par les communications vasculaires surtout. Il en résulte que le moindre trouble circulatoire dans le crâne retentit dans l'oreille, et que les affections cérébrales, même légères, provoquent des phénomènes sympathiques dans cet organe. D'ailleurs, nous ne possédons encore que des données trop peu étendues sur la pathologie de l'organe auditif. — Pendant la cure, on observe de nombreuses modifications dans cet organe, et qui se manifestent bien plutôt par des dérangements fonctionnels que par des sensations douloureuses.

Augmentation de chaleur dans l'oreille, qui démange.

Chez les individus pléthoriques, à constitution apoplectique, l'observateur attentif remarque, outre une augmentation de la *coloration bleuâtre* du visage, une teinte également plus foncée de l'oreille externe, mais qui se dissipe souvent pendant la cure.

(1) Consultez Triquet , *Traité pratique des maladies de l'oreille.* Paris, 1857, 1 vol. in-8.

Les oreilles deviennent quelquefois brûlantes, probablement à cause de la forte congestion sanguine vers la tête.

Légers picotements de la trompe d'Eustache à la membrane du tympan ; ils se passent en fourrant le doigt dans l'oreille.

Serrements dans l'oreille interne gauche.

Bruits, bourdonnements, tintements dans les oreilles ; parfois aussi trémoussements devant les oreilles.

Les tintements sont souvent très forts, au point quelquefois de compromettre l'ouïe par instants ; parfois ils se terminent en un sourd bruissement.

Souvent il y a mugissement dans les oreilles, isochrone au pouls ; d'autres fois, il y a sensation de tension ou de pression légère, comme si les oreilles étaient bouchées.

L'examen au moyen du spéculum nous apprend que la congestion veineuse existe non-seulement dans l'oreille externe, mais encore dans l'oreille interne ; on remarque parfois le relâchement de la membrane du tympan, dont les vaisseaux sont gorgés de sang.

Il est probable que ce sont là les causes des différentes sensations, telles que pression, tension, etc., comme aussi des dérangements dans les perceptions des nerfs. On observe assez fréquemment sur le pavillon de l'oreille et dans le conduit auriculaire, surtout après les éruptions chroniques de la peau, un empâtement presque *œdémateux*, d'un rouge foncé presque violet, avec tension et démangeaison. J'ai eu plusieurs fois l'occasion de voir cet état s'améliorer complétement sous l'influence de nos eaux.

Chez une de mes expérimentatrices, un *pityriasis rubra* a été complétement guéri pendant le cours de l'expérience, et ne s'est plus montré depuis.

Les *anomalies de sécrétion du cérumen*, que sa quantité soit diminuée ou qu'elle soit augmentée : dans le premier cas, l'affection se présente quelquefois comme sécheresse d'oreille avec sentiment de tension et de pression sourde dans l'oreille, et même de dysécée ; dans le second cas, il arrive même quelquefois que la muqueuse de la trompe d'Eustache participe à l'affection et sécrète plus que d'habitude. Ces différents états reconnaissent pour la plupart une origine hémorrhoïdale, goutteuse, scrofuleuse ou psorique ; en agissant contre ces causes primordiales, on améliore souvent ces maladies locales.

Mais les glandes cérumineuses semblent aussi être en relation sympathique avec les affections du foie ; c'est ce que nous apprend Eberle dans sa *Physiologie de la digestion* (Würzburg, 1834). Chez un individu affecté de maladie du foie, il se faisait par l'oreille un écoulement abondant d'un liquide brunâtre, amer comme du fiel. La suppression de cet écoulement fut suivie d'ictère, qui disparut sitôt que l'écoulement par l'oreille fut rétabli. Ne pourrait-on pas rattacher à ce fait la surdité ou les bourdonnements de l'oreille droite, si communs dans les affections du foie ? Quoi qu'il en soit, nous connaissons l'action de nos thermes sur le foie et sur l'appareil biliaire tout entier.

Le *tintement*, le *bourdonnement*, le *bruissement* ou *bouillonnement*, surtout dans les cas de dérangement ou de défaut de sécrétion cérumineuse, ne sont souvent que des symptômes d'un désordre dans la circulation abdominale, accompagné d'infarctions, de goutte, de rhumatisme ou d'accidents menstruels ou hémorrhoïdaux. Ces symptômes s'améliorent ici en même temps que les accidents généraux d'où ils dépendent.

L'ouïe dure. — La congestion passive et les stases sanguines dans l'oreille interne ont souvent la dureté de l'ouïe pour conséquence. Lorsque ces congestions reconnaissent pour causes des anomalies menstruelles ou hémorrhoïdales, des affections chroniques du foie ou de la rate, ou bien la suppression des transpirations aux pieds ou ailleurs, ou d'exanthèmes cutanés ; ou bien encore lorsque le conduit auriculaire est bouché par du cérumen desséché, ou la trompe d'Eustache par des mucosités, etc. : dans ces cas, une cure à Carlsbad rend de bons services, d'autant plus signalés que la maladie est plus récente et plus variable, que les intermittences ou les rémissions seront mieux accentuées et qu'elles dépendent davantage des influences qui agissent sur l'organisme entier. A côté de l'action perturbatrice de nos thermes sur ces conditions déterminantes, elles exercent encore une action très salutaire, employées en

injections et surtout en instillations de leurs vapeurs dans la
trompe d'Eustache et dans l'oreille externe.

§ IX. — Le nez.

Les conditions du sens olfactif sont surtout de nature chimique. Par le moyen de la muqueuse de Schneider et du nerf
olfactif, qui constituent, à proprement parler, le champ de
l'olfaction, le nez se trouve en rapports très intimes avec d'autres organes. Il s'ensuit que fort souvent son intégrité, comme
aussi ses états morbides, dépendent d'autres organes. En
somme, l'organe de l'odorat n'offre pas grande importance
physiologique ni pathologique pour nos sources, dont l'action
n'y produit point de modification notable.

La *coloration bleuâtre* du nez dénote souvent la congestion
des veines de la tête : nous l'observons souvent dans la cyanose, dans l'emphysème pulmonaire, dans les maladies des
valvules du cœur, dans les affections hémorrhoïdales, les dérangements de la menstruation, dans les engorgements des
organes abdominaux, surtout ceux de la rate ; dans ces cas, la
coloration du nez devient toujours plus foncée dans le commencement de la cure, et ce n'est que plus tard que, sous l'influence de l'amélioration générale, il pâlit à son tour.

Turgescence de la veine nasale. — Beaucoup de malades se
plaignent d'une sensation de compression vers la racine du
nez.

Bon nombre de ceux qui souffrent d'engorgements notables
des organes circulatoires, surtout de tuméfaction de la rate
après les fièvres intermittentes rebelles, comme cela se voit
dans les contrées marécageuses, ont le nez plus froid que de
coutume : s'il se réchauffe pendant la cure, c'est un indice des
progrès de l'amélioration :

Beaucoup de malades se plaignent d'une sécheresse habituelle du nez avec picotement dans son intérieur.

Sensation de piqûre dans la narine droite, provoquant de fré-
quents éternuments et épistaxis, avec suppression des règles.

Fréquents éternuments. — Sensation dans les fosses nasales comme au commencement d'un rhume. J'ai connu des gens qui prenaient du tabac depuis vingt ans, et chez lesquels chaque prise, surtout pendant qu'ils buvaient, déterminait des éternuments tout à fait inaccoutumés. — Cette même sensibilité se propage souvent jusqu'aux sinus frontaux, et même les yeux y participent.

On mouche fréquemment un mucus épais.

Souvent nous observons une sécrétion muqueuse très abondante par le nez.

On s'enrhume avec une grande facilité, quelquefois soudainement, même par les temps chauds et par une température des plus agréables. Ces rhumes ont cela de particulier qu'ils peuvent cesser tout d'un coup, pendant des heures entières, et reparaître ensuite avec la même rapidité; d'autres fois ils suivent la marche ordinaire et sont même quelquefois accompagnés d'un peu de réaction générale : quelquefois ce sont de très gros rhumes avec écoulement.

Souvent il y a aussi des épistaxis.

L'épistaxis, pendant l'emploi de nos eaux, quand même il ne s'écoulerait que quelques gouttes de sang, produit un grand soulagement de tous les accidents, dont il modère la violence, surtout dans les cas de congestions locales. Il n'est pas rare de voir les vertiges chroniques opérer leur crise de cette façon et disparaître pour ne plus revenir.

Ce que l'on appelle *couperose*, sorte de gonflement du nez, de couleur rouge foncée, a également pour cause presque constante la dyscrasie veineuse invétérée, surtout chez les amateurs de liqueurs alcooliques. Cette maladie est souvent améliorée par l'usage de nos eaux, ou elles ont du moins pour résultat d'en enrayer les progrès ultérieurs.

Il est remarquable que des personnes qui, depuis des années, avaient constamment le *nez sec*, l'ont vu s'humecter pendant la cure et rester humide après. Ce n'est donc pas à une simple irritation momentanée de la muqueuse nasale qu'il faut imputer ce résultat.

J'ai vu plusieurs cas de *flux nasal abondant* périodique, d'une matière tantôt muqueuse, tantôt séreuse, provenant, non d'une maladie du sac lacrymal, mais d'infarction des organes abdominaux, s'améliorer totalement.

L'*épistaxis habituelle*, occasionnée par un obstacle au retour du sang veineux de la tête, comme cela se voit dans les cas de gonflements strumeux, ou bien lorsqu'elle remplace des écoulements périodiques, ou bien encore lorsqu'elle est symptomatique d'engorgement du foie ou de la rate ou qu'elle dépend de varicosités de la muqueuse nasale ; dans toutes ces conditions il est permis d'espérer la guérison de cette hémorrhagie en en faisant disparaître les causes.

J'ai observé plusieurs cas d'*absence d'odorat* consécutive à l'enchifrènement, sans cause appréciable dans le nez, améliorés par l'usage de nos thermes.

§ X. — Phénomènes du côté de la bouche.

On y compte également ceux des différentes parties de la face.

L'expression générale des traits du visage nous fournit souvent une enseigne sur laquelle la dyscrasie veineuse imprime en gros caractères physiognomoniques la plupart des maladies abdominales. Ici également, il survient de nombreuses modifications pendant l'usage de nos eaux, mais qu'on ne comprend bien que par leur liaison avec d'autres symptômes.

La coloration du visage éprouve souvent des changements.

Nous avons déjà parlé plus haut de la teinte jaunâtre autour des lèvres et du nez.

Sensation de chaleur au visage, sans rougeur. —Bouffées de chaleur au visage. — Chaleur et rougeur au visage, surtout le soir et après les repas, époques où la turgescence vasculaire est toujours plus prononcée.

La face est comme bouffie.

Sensation de gonflement d'une moitié de la face ; sensation de tuméfaction des os malaires.

Sur la pommette droite, au voisinage de la patte d'oie, il y a des picotements et des tremblotements , sans augmentation de chaleur ni de rougeur.

Sensation, dans certains points du visage, de la présence d'un cheveu, que l'on est tenté d'enlever en se frottant.

Sensation d'une toile d'araignée sur la pommette droite, avec besoin incessant de se frotter pour enlever ce corps étranger.

Sensation comme si la face était recouverte d'une toile d'araignée.

Tiraillements et déchirements dans la joue droite.

Tiraillements et tranchées dans l'os zygomatique, au-dessous de l'œil droit.

Picotements et fourmillements dans la pommette, au voisinage de la patte d'oie.

Aux os malaires, tantôt sourde pression, tantôt tiraillements et démangeaisons s'étendant vers la tête.

L'amélioration de la maladie biliaire et de celle du foie entraîne aussi celle de la coloration jaune du visage.

La dilatation des petites veines de la face et l'ampliation des capillaires, gorgés d'un sang plus foncé, à caractère franchement veineux, sont encore des signes qui dénotent l'existence de la dyscrasie veineuse et les engorgements abdominaux. Il arrive parfois que ces capillaires forment des réseaux assez étendus, et quelquefois même des taches de couleur foncée, bleuâtre. L'*acne rosacea* paraît avoir les plus grands rapports avec ces symptômes, tant sous le rapport de la cause originelle que sous celui du mode de développement et des symptômes. Toutes ces affections du visage peuvent compter sur un bon résultat de nos eaux, pourvu qu'elle ne soient pas trop enracinées, que les vaisseaux périphériques et leurs nerfs ne soient pas trop affaiblis, et que l'excitabilité vitale du système cutané ne soit pas trop déprimée.

Il arrive assez fréquemment que le reflexe pathologique de la dyscrasie veineuse se porte vers les parties inférieures du corps ; la *face* est plutôt *jaunâtre, pâle* et *exsangue*, la sclérotique sale ; les yeux sont entourés d'un cercle livide, etc. Dans ces cas, l'état variqueux est plus manifeste aux membres inférieurs ; mais les pieds ne sont pas froids et pâles comme dans les cas précédents. — Ici également la coloration morbide de la face se rapproche, déjà pendant la cure, de l'incarnat qui est l'attribut de l'état de santé.

Sycosis du menton. — Ces nodules rouges, perforés par un poil, qui se terminent toujours en petites pustules, à sommet aigu, isolées, répandues sur une moitié du menton, je les ai vu guérir une fois complétement, après une cure de sept semaines, chez un employé militaire affecté d'une pléthore abdominale très prononcée, avec concrétions néphrétiques, et qui avait en outre une grande prédilection pour les spiritueux. Chez un maître tailleur il y a eu amélioration, mais assez prompte récidive. J'ai toujours vu les éruptions devenir plus vives et plus confluentes pendant la cure, et comme en même temps qu'ils buvaient de l'eau, je leur administrais encore des fumigations avec la vapeur, elles ne sont jamais arrivées à former des croûtes, et continuaient à suppurer jusque vers la fin de la cure, où survenaient seulement les croûtes brunâtres.

Prosopalgie (constitutionnelle). — Douleur avec tiraillements, pression et battements, variable d'ailleurs dans sa nature, siégeant au visage, presque toujours d'un seul côté, limitée à un point circonscrit (le trou sous-orbitaire), d'où elle s'irradie dans tout le trajet de la patte d'oie. Quand cette pénible affection a sa source dans la psore, la goutte, les hémorrhoïdes, l'âge climatérique ou autres causes analogues, et qu'elle coexiste avec une prédominance veineuse, on peut espérer grande amélioration de la douleur par l'amélioration de l'affection primordiale.

Prosospasme (tic). — Contractures soudaines, périodiques des muscles de la face dans différentes directions. Je n'ai pu observer qu'un seul cas de ce genre, mais, quoiqu'il parût être une affection réflexe de dérangements abdominaux, je n'ai obtenu aucun résultat favorable.

<h2 style="text-align:center">§ XI. — La bouche.</h2>

Cette porte d'entrée de l'appareil digestif doit être considérée comme l'atelier préparatoire de la digestion, attendu

qu'elle renferme les organes de la gustation, de la mastication
et de l'insalivation, lesquels approprient les aliments à la digestion. La cavité entière, siége proprement dit de la gustation, est revêtue d'une muqueuse humide, molle, et soumise,
dans l'exercice de ses fonctions, à différents procédés anormaux. Elle offre également, pendant qu'on fait usage de nos
eaux, un certain nombre d'anomalies et de sensations, comme,
par exemple :

*Sécheresse gluante de toute la cavité buccale, avec augmentation
de la soif : c'est surtout la voûte palatine tout entière, qui est comme
desséchée.*

Chaleur et sentiment de sécheresse au voile du palais et au
pharynx ; sensation de gonflement de ces parties.

Sécheresse à la bouche et à la gorge, tantôt avec et tantôt
sans soif.

La luette, l'isthme du gosier et l'arrière-gorge semblent
parfois être comme à vif.

Élancements fugaces dans la gorge et le long de la trompe
d'Eustache.

Reniflement continuel d'abondantes mucosités.

Dès le réveil du matin, on trouve souvent toute la muqueuse
buccale enduite d'une mucosité gluante comme de la colle,
adhérente même aux dents, et produisant la sensation comme
d'une fourrure dans la bouche. Cet état disparaît quelquefois
après quelques gobelets d'eau thermale ; mais subsiste quelquefois tout le restant de la journée.

De bonne heure le matin, il arrive souvent que la bouche
est enduite à l'intérieur de mucosités abondantes et il s'en
exhale une odeur désagréable.

Sécrétion abondante, dans la bouche, de liquides d'une
saveur saline particulière ; sécrétion d'une salive claire,
aqueuse, abondante presque au point de simuler un ptya-
lisme.

En général, on observe une abondante sécrétion de salive et
beaucoup de crachement.

Le docteur Becher raconte que chez une dame, souffrant de
toutes sortes d'accidents nerveux et de rhumatismes, dès la

première semaine de la cure et sans aucun traitement mercuriel antérieur, il est survenu une *salivation* tellement violente que les dents menaçaient de tomber, et que la bouche et l'arrière-gorge présentaient une tuméfaction considérable. Ces accidents persistèrent une semaine entière : ayant été ensuite écartés au moyen de laxatifs, la malade reprit sa cure et fut délivrée de toutes ses souffrances.

Le docteur Hlawaczek a également observé un cas de sali-vation abondante qui persista plusieurs jours, mais sans mau-vaise haleine.

On sait fort bien que dans les engorgements de la veine porte, dans la goutte et dans les maladies du foie, de la rate et du pancréas, etc., il s'établit quelquefois, bien que rarement, des salivations. Ce flux n'est peut-être qu'un essai de l'orga-nisme de parer aux désordres fonctionnels des grandes glandes abdominales par l'intermédiaire des glandes salivaires de la bouche, ces dernières ayant avec les précédentes des rapports d'antagonisme et de sympathie.

Tous les individus chez lesquels existe un obstacle au retour du sang de la tête au cœur, présentent fréquemment un *bour-souflement bleuâtre, luisant, des lèvres.* Il se remarque surtout le matin, au sortir du lit. On remarque souvent aussi aux lèvres une tumeur bleuâtre, de la grosseur d'une lentille, principalement chez les amateurs de spiritueux ou bien encore chez les asthmatiques, ceux qui souffrent d'emphysème pul-monaire ou de maladies du cœur, etc. Cette coloration com-mence déjà pendant la cure à se rapprocher de plus en plus de la normale.

La *sécheresse de la cavité buccale*, telle qu'on l'observe sou-vent dans les cas d'infarctions atrabilaires des viscères supé-rieurs de l'abdomen , et notamment dans les maladies du pancréas, se perd généralement dès les premiers jours de la cure.

La fétidité de la bouche s'observe souvent chez les Helluones, et dépend quelquefois de l'allanguissement des forces diges-tives, d'un état saburral chronique de l'estomac et des intes-tins, de désordres menstruels, et se corrige toujours après la disparition de ces causes originelles sous l'influence de nos sources.

Il en est de même d'un *gonflement* périodique du voile du palais, des *amygdales* et de la *luette*, dans lequel ces parties prennent souvent une coloration rouge foncée et sont sillonnées de veinules d'un bleu foncé. La déglutition est gênée, la voix souvent rauque et enrouée. — Lorsque cette affection est en rapport avec des engorgements de la veine porte, avec des dérangements fonctionnels de la muqueuse intestinale, des hémorrhoïdes, avec des désordres menstruels, etc., elle s'améliore également à la suite de l'amélioration de l'état général.

Une cure à Carlsbad rendra des services signalés dans l'*hypertrophie chronique des amygdales*, comme aussi dans la tendance particulière à l'inflammation de ces glandes, telle qu'on l'observe si fréquemment chez les individus scrofuleux.

Le *croup folliculaire de la cavité buccale* convient également à nos eaux. On sait que dans cette affection il se développe des pustules ou petits amas de matières exsudées, du volume d'un grain de millet ou de chènevis, d'un blanc grisâtre, à rebords rouges, qui recouvrent la muqueuse depuis la bouche jusqu'à l'estomac, qui tantôt disparaissent et reviennent ensuite, et qui dépendent, en général, de quelques dérangements des fonctions digestives, de catarrhes intestinaux, ou bien de fièvres intermittentes, ou bien encore des affections que nous avons si souvent mentionnées dans ce travail.

Pendant le sommeil, on observe assez fréquemment chez nos clients un serrement involontaire des mâchoires, même le grincement des dents, qui les réveille souvent : ces phénomènes dépendent de l'état d'engorgement des veines de la tête.

Enduit visqueux, très abondant, recouvrant les dents.

Les gencives sont quelquefois tuméfiées, douloureuses au toucher, et saignent parfois à la moindre pression.

Tiraillements douloureux dans les racines des dents molaires de la mâchoire supérieure.

Douleur dans une dent creuse, s'irradiant à presque tout le côté correspondant de la face, surtout à l'os zygomatique : les os de la face sont le siége d'une douleur sourde, comme si quelque force tendait à les disjoindre ; cette douleur augmente par la pression. — Douleur dans une incisive entièrement saine ; douleur tensive comme si on séparait violemment les dents les unes des autres, chaque fois qu'on touche cette dent.

Agacement des dents comme par un acide.

L'*odontalgie* est tantôt un fourmillement, tantôt elle est tiraillante et térébrante ; le plus souvent elle envahit toute une mâchoire ou tout un côté de la bouche, en attaquant les racines en premier lieu. Elle est accompagnée d'une sensation d'allongement des dents : quelquefois il y a rougeur et gonflement des gencives, et chaleur à la bouche ; souvent il y a gonflement fluxionnaire de la joue, ce qui dénote une congestion sanguine dans les racines et dans les alvéoles. Je n'ai pas besoin de faire remarquer davantage que la douleur dentaire offre ici les formes les plus variées, selon qu'elle existe, par exemple, chez un rhumatisant ou chez un goutteux. Il arrive souvent aussi que les congestions (déterminées par l'emploi de nos eaux) réveillent d'anciennes affections.

La langue exerce une certaine tutelle sur les organes digestifs avec lesquels, d'ailleurs, elle est en connexion intime par sa muqueuse. Elle acquiert par là une haute importance phénoménologique et nous fournit même des données importantes sur l'état des organes digestifs.

Enduit blanchâtre de la langue, avec mauvaise haleine.

Enduit épais, blanc, jaunâtre vers la base, parfois plus épais d'un côté que de l'autre de la langue.

Langue parfois jaune, goût salin.

Dans la troisième ou quatrième semaine de la cure, la langue tout entière se recouvre d'une épaisse couche de mucosité, que le grattage n'enlève que difficilement et incomplétement. C'est pour nous un indice du prochain dégagement des mucosités et impuretés contenues dans l'estomac.

On voit très souvent, pendant la cure, une couche saburrale épaisse se détacher de la langue ; celle-ci, par les progrès de l'amélioration générale, se nettoie de jour en jour, et les désordres matériels dans les organes digestifs s'amendent par degrés sous l'influence simultanée d'abondantes selles muqueuses. J'ai eu plusieurs fois l'occasion de constater l'amélioration, à nos eaux, de la difficulté de mouvement de la langue avec phénomènes de paralysie dans d'autres organes, par suite d'un foyer apoplectique (avec enkystement du caillot). La langue a récupéré la facilité de ses mouvements et la parole est devenue plus distincte.

Goût fade, muqueux ; tout à une saveur saline.

Saveur saline dans la bouche, qui provoque de fréquents efforts d'expuition de mucosités visqueuses.

Goût argileux, bouche empâtée, avec salivation abondante.

Goût désagréable, amer ; langue jaune.

Le goût est muqueux dans le principe ; plus tard, il devient salin et parfois amer.

Il y a quelquefois un *goût amer* dès le matin au réveil, et pourtant la saveur des aliments est exactement perçue. D'autres fois, le mucus expué de la gorge est amer ; quelquefois il y a des rapports amers.

Sensation de grattement dans le gosier, qui se trouve soulagé par les efforts de déglutition.

On remarque souvent, dans le gosier, une sensation de sécheresse, de rugosité, et quelquefois de chatouillement ; fréquents besoins d'expectorer, qui ramènent un peu de mucus. Quelquefois même une sensation, analogue au pyrosis, remonte jusqu'au pharynx.

Torticolis avec douleur dans les mouvements du cou ; douleurs déchirantes s'irradiant de la nuque jusqu'au maxillaire supérieur, d'une part, et à l'occiput, de l'autre. Elles se trouvent soulagées par la chaleur. Excessive sensibilité aux courants d'air.

Beaucoup de malades se plaignent de tension dans les muscles cutanés, et surtout dans le sterno-cléido-mastoïdien et à son attache mastoïdienne. Ces douleurs se font principalement sentir dans les mouvements de la tête.

Nous voyons nombre de malades avec des congestions veineuses abdominales bien prononcées, et qui se plaignent de *douleurs analogues dans la nuque.* Ces douleurs offrent souvent des rémissions, se transportent d'un point dans un autre, absolument comme si elles étaient de nature rhumatismale. Une saison à Carlsbad les délivre presque toujours de cette incommodité.

Il en est de même du *gonflement des amygdales, amydalite chronique, hypertrophie, induration des amygdales,* survenant d'habitude à la suite de nombreuses récidives d'inflammations aiguës et négligées. Ces organes sont hypertrophiés, bosselés, déformés, durs au toucher, plus ou moins douloureux dans les mouvements de déglutition. On y remarque souvent des follicules entrebâillés. Les malades ont la sensation d'un corps étranger dans le gosier, éprouvent de fréquents besoins de déglutition et salivent plus que dans l'état normal. Leur voix se trouve plus vite fatiguée. L'hypertrophie des amygdales se rencontre le plus ordinairement chez des individus scrofuleux. Nous l'avons vue s'abcéder pendant l'usage de nos eaux ; d'autres fois nous l'avons vue fondre et disparaître.

Il en est de même de l'*hypertrophie chronique du corps thyroïde.* Le goître lymphatique s'améliore chez nous d'une manière extraordinaire, chose qui s'explique aisément par l'action puissante de nos sources sur les hypertrophies glandulaires en général. Ceci n'est pas une simple conjecture ; c'est établi par une série d'observations, et lorsqu'on n'atteint pas le but désiré d'une résolution de la glande, on obtient du moins une amélioration extraordinaire des phénomènes accessoires, tels que la gêne de la respiration, la modification de la voix et de la déglutition ; la gêne de la circulation même diminue, d'où résulte la cessation des congestions sanguines de la tête.

§ XII. — L'estomac et le canal intestinal.

L'estomac, ce point central de toutes les opérations organiques de la vie, est le représentant des forces épigastriques, qui nous sont manifestées par l'acte de la digestion stomacale. Les congestions veineuses de la muqueuse gastrique ou de la tunique musculeuse entraînent les dérangements les plus considérables de ses propres fonctions et même des principales phases de toute la nutrition. Mais il faut reconnaître aussi que beaucoup d'affections des organes avoisinants, la rate, le pancréas, et surtout le foie, et même des maladies d'organes éloignés, se communiquent à l'estomac. Des obstacles au cours du sang dans le cœur et dans la veine cave inférieure peuvent entraîner des stases sanguines dans le tube digestif. Dans les deux cas, ce sont principalement l'estomac et le gros intestin qui deviennent le siége des engorgements veineux.

Nous allons passer ici en revue les différentes altérations, telles que nos sources les produisent chez le plus grand nombre, et nous commençons par :

L'appétit, qui, certes, nous donne la mesure exacte de l'état normal des organes digestifs : nous trouvons que l'appétit présente les oscillations périodiques les plus diverses, dépendant de la manière dont l'estomac est affecté aux différentes époques de la cure.

Dans les premiers jours, l'appétit et la soif sont vivement stimulés.

Il se développe une appétence extraordinairement prononcée, même à des heures tout à fait inusitées, parfois accompagnée de hoquet.

L'appétit extraordinaire est surtout remarquablement excité immédiatement après boire. Nous avons ici des malades qui, dès le troisième jour, avalent déjà trois fois la quantité d'aliments qu'ils avaient l'habitude de prendre. On ne doit pourtant pas considérer ces symptômes comme purement médicamenteux; il en faut mettre une bonne partie sur le compte de notre excellent air de montagnes, sur l'activation de tous les agents de l'organisme, sur le grand exercice musculaire et sur la grande activité de la respiration dans la montée des côtes.

Douleur rongeante sous l'épigastre, qui souvent diminue en mangeant. J'ai connu plusieurs malades qui étaient obligés d'avoir quelque aliment à côté d'eux pendant la nuit; car cette douleur les réveillait de leur sommeil, et, s'ils n'avaient rien à manger, elle les portait presque à la syncope.

Le *désir de manger du pain noir* est assez général, pour qu'on ne puisse pas le considérer comme une particularité propre à certains individus, ni même qu'on en cherche la raison dans ce qu'il est défendu. Il en est de même des substances *acides*, que les malades désirent vivement.

Mais à une époque plus avancée, l'appétit diminue considérablement et devient très capricieux : il se réveille soudainement, à des heures indues, et puis, tout d'un coup, il cesse complétement, même aux heures où l'on avait l'habitude de prendre ses repas.

On se met souvent à table avec grand appétit, et après quelques morceaux, on en a assez, et même on éprouve après cela du dégoût pour les aliments. Beaucoup de malades se sentent incommodés après leurs repas.

En général, on rencontre ici fréquemment ce fait, que la satiété succède avec une rapidité inusitée aux fringales. Cette particularité semble dépendre d'une congestion subite des viscères hypochondriaques, survenue pendant la cure.

Après le repas se développent plusieurs états morbides, tels sont, par exemple, un grand abattement, somnolence, débilitation. A côté de ces symptômes généraux, on observe une certaine *pression*, comme un poids sur l'estomac, après les repas, dénotant que cet organe est réellement attaqué. Cette pression se dissipe en général après un peu d'exercice. Il arrive souvent qu'elle déborde les hypochondres et détermine parfois, outre le gonflement, la plénitude de l'abdomen, un certain degré d'anxiété.

Les *fumeurs* perdent tout d'un coup leur goût pour le *tabac*; bon nombre d'entre eux n'en veulent plus.

Souvent la soif est augmentée. J'ai même rencontré la soif au milieu d'une abondante salivation.

Elle est souvent remarquable dès le matin, au lever des malades. C'est un besoin réel, un véritable désir qui pousse un grand nombre d'entre eux vers les sources et leur fait prendre l'eau avec avidité. C'est un fait que j'ai principalement observé dans les maladies des organes digestifs.

Plus tard surtout, vers l'époque des crises, ils les prennent, au contraire, avec répugnance et même avec un profond dégoût.

Éructations, souvent dès les premiers gobelets; les malades ne rendent que de l'air, et cela après quelques gargouillements dans l'estomac. Et il se répand sur toute la surface du corps une sensation désagréable de chaleur, comme cela se remarque d'ailleurs souvent après l'ingestion de toute autre boisson gazeuse.

Mais les *éructations* se continuent fréquemment aussi dans le courant de la journée. Elles sont quelquefois inodores; mais souvent elles ont le goût des aliments pris ou sont même fort *amères*.

Il y a quelquefois aussi des éructations incomplètes, donnant lieu à un certain serrement de la poitrine; parfois elles sont douloureuses.

Renvois, pendant toute la matinée, d'un liquide aqueux, parfois d'un liquide à saveur saline.

Sensation de grattement et de rancidité à l'estomac, comme dans le pyrosis.

Pyrosis assez fréquent, avec beaucoup d'eau dans la bouche. Souvent, après les moindres écarts de régime, il survient un pyrosis très prononcé, avec régurgitation d'un liquide presque caustique et un goût acide très persistant à la bouche, qui se modère quelquefois en buvant un peu d'eau fraîche.

Hoquet très fréquent avec bâillements, surtout aussitôt après boire et après le déjeuner.

Après le repas survient assez souvent un hoquet bruyant, à éclats retentissants, suivi d'éructations la plupart du temps insipides et sans régurgitation.

(Ces hoquets, ces bâillements et ces éructations ne témoigneraient-ils pas d'une irritation du diaphragme, consécutive à celle de l'estomac et des intestins?)

Dégoût pour les viandes avec envie pour le pain noir. — Il existe souvent, mais en général vers la fin de la cure, les malades éprouvent du dégoût pour nos eaux; rien que d'y penser réveille chez eux ce sentiment, qui d'ailleurs disparaît dès le lendemain.

Sentiment de délicatesse de l'estomac, sans malaise déterminé, Nausées dès les premiers gobelets.

Chez quelques malades, il y a même *imminence de syncope*, et cela arrive le plus souvent à la source, pendant qu'ils prennent l'eau. Il y a chez eux salivation considérable, malaise dans la tête, frissons le long du dos, quelquefois jusqu'à la syncope, avec perte de connaissance (ce qui témoigne de l'atteinte du nerf vague et des nerfs de l'estomac). Nous observons ici surtout le *malaise avec dégoût* et *nausées* en cas d'anciennes stases, en voie de résolution et au moment où elles cessent, comme, par exemple, avant une garde-robe : aussitôt tous ces symptômes se dissipent, avant que nous n'ayons pu arriver pour porter secours.

Il n'est pas rare de voir même des *vomissements* d'une matière, soit insipide, muqueuse, soit amère et acide, rendue sans efforts.

Donc, si nous voyons quelquefois du *malaise* et des *vomissements* de matières muqueuses ou bilieuses, nous ne pouvons considérer ces symptômes comme un pur effet médicamenteux, mais plutôt comme une première réaction de l'estomac contre son contenu anormal, et dont il cherche à se débarrasser. De là vient que ces phénomènes se montrent habituellement au commencement ou au milieu de la cure, rarement vers la fin, mais surtout alors que nos ordonnances diététiques ont été transgressées la veille et qu'il a été pris quelque aliment gras ou difficile à digérer.

L'estomac est souvent le siége d'un *sentiment de vacuité* suivi de fringales.

Sentiment de vacuité, et simultanément, pression dans l'abdomen.

Parfois *plénitude* dans la région épigastrique, mais qui se dissipe vite pendant la marche ; lassitude inaccoutumée après.

Quelquefois *plénitude et tension* dans l'estomac, se propageant vers la poitrine et dans le dos, même après les plus légers repas.

Les régions hypochondrique et épigastrique sont tendues et ballonnées.

Douleur tensive dans la région précordiale et ballonnement

douloureux de l'épigastre, devenant plus sensible sous la pression; quelquefois même un peu d'oppression.

Douleur rongeante correspondante à la fossette du cœur, et qui souvent diminue en mangeant un peu.

La sensation d'une *chaleur* bienfaisante s'irradie de l'estomac dans tout l'abdomen; ce phénomène n'existe pas seulement aussitôt après boire, comme, d'ailleurs, après l'ingestion de toute boisson gazeuse chaude dans l'estomac vide; il se produit souvent aussi par accès, dans le courant de la journée, dégénère quelquefois et par instants en une sensation de chaleur, même de brûlure légère, tout en conservant la température normale de la peau et sans changement du pouls.

Douleur compressive et pesanteur à l'estomac après les repas.

Sentiment de *compression* et de *constriction* à l'estomac, à son orifice cardiaque et à l'œsophage, commençant d'habitude peu de temps après le repas de midi, et qui est souvent accompagné d'éructations.

Après le repas du soir, il y a pression à l'estomac.

Dans les inspirations profondes, il y a eu un sentiment de constriction dans la périphérie du diaphragme, qui s'est terminé par de légers élancements comme des coups d'aiguille.

Pression et brûlement d'estomac arrivant par intervalles, s'étendant parfois jusqu'au pharynx, accompagné d'abondante salivation.

Dans l'estomac et dans l'épigastre, on observe souvent des *roulements*, des *borborygmes* avec éructations de gaz. Les *gaz intestinaux* se développent facilement chez nous et bien plus qu'ailleurs. Leur développement est accompagné de tension et de ballonnement considérable du ventre, mais qui cesse après leur émission.

Les symptômes gastriques que nous venons d'énumérer sont ceux que nous observons le plus fréquemment ici. Pour la plupart, ils surviennent rapidement et à des temps indéterminés, et cèdent avec la même rapidité; mais il en est encore toute une légion d'autres, plus isolés ou moins généraux : nous savons que l'estomac, sous le rapport de sa vitalité, présente tant de différences, et, au point de vue de sa sensibilité, tant

d'anomalies et de caprices, que les différents états pathologiques de cet organe se manifestent, tant chez les individus que
dans les différentes dispositions du même individu, sous les
formes les plus variables.

De même que l'estomac, le *canal intestinal*, cet organe de la
digestion et de la défécation, se trouve affecté de différentes
façons par nos eaux. Les symptômes intestinaux ne présentent
ici également qu'une valeur secondaire, attendu qu'ils ne fournissent que des indices vagues sur l'affection de telle ou de
telle autre partie. Il est pourtant un certain nombre de phénomènes tellement caractéristiques, tellement essentiels, que,
mis à côté les uns des autres, ils donnent des bases plus solides pour le diagnostic de nos eaux.

On remarque souvent un *glouglou* dans l'abdomen, comme
s'il contenait de l'eau, et un *roulement dans tout le ventre*.

Le ventre est tendu et ballonné.

*Sensation d'un cercle tendu autour de l'abdomen, surtout mar-
qué dans les inspirations profondes.*

*Violente douleur compressive et tension des deux côtés, au ni-
veau des attaches costales du diaphragme.*

Tension et serrement douloureux dans l'épigastre et dans
tout l'abdomen, provoquant de l'anxiété; tension et ballonnement du ventre, généralement liés à une sensation de plénitude
avec coliques, et qui s'exaspère d'habitude après dîner.

*Serrement compressif, quelquefois instantané, d'autres fois, plus
durable, dans les hypochondres, s'élançant quelquefois de là vers
la région ombilicale.*

Quelques malades ressentent comme si leur ventre était
gonflé; il devient même parfois douloureux à la pression, et ils
ne sauraient endurer aucune constriction de cette partie.

Secousses comme électriques dans tout l'abdomen, jusque
vers l'anus.

*Raflements et serrements dans tout l'abdomen, et parfois sourdes
secousses à droite et à gauche, sous les hypochondres.*

Colique sourde à droite de l'ombilic, seulement sensible
quand on marche lentement, qui se passe quand on s'arrête
ou même quand on force la marche, comme, par exemple, pour

monter les côtes, mais qui redevient souvent plus sensible quand on marche dans la plaine.

Gargouillements dans le ventre et pulsations surtout sensibles pendant le décubitus, mais qui ne sont pourtant pas appréciables par le toucher.

Gargouillements, tranchées, raflements dans tout le ventre, disparaissant souvent très vite en prenant une tasse de café.

Coliques de bas-ventre se terminant par une selle, laquelle est suivie de borborygmes et de gonflement.

Les tranchées et le ténesme persistent quelquefois toute la matinée. Les tranchées deviennent quelquefois très incommodes, et forcent les malades à se comprimer le ventre et à se tenir penchés en avant.

Tranchées douloureuses, se présentant quelquefois comme de simples serrements, comme au commencement d'une diarrhée, mais qui souvent aussi sont accompagnées d'une pression douloureuse au coccyx.

Sentiment de *constriction* des intestins, aux deux côtés de l'ombilic; souvent aussi, pendant la garde-robe, une constriction avec pincement suivant le trajet du gros intestin, avec démangeaison simultanée dans le rectum.

Resserrement momentané dans la région sus-ombilicale, disparaissant dans la position assise ou penchée en avant.

Douleurs lancinantes, élancements sourds, compressifs, rémittents, autour de la région ombilicale.

Endolorissement général des intestins, augmenté par une forte pression. Courbature.

Douleurs abdominales de la nature des coliques; léger ballonnement du ventre et émission de vents.

Éructations gazeuses et hoquet avec borborygmes.

Il se forme des *vents* en grand nombre et tout à fait inusités, avec gargouillements dans tout le ventre : ils diminuent généralement après des selles copieuses, liquides, mais souvent ils ne tardent pas à se reproduire. Parfois l'émission des gaz (presque toujours fétides, répandant une odeur d'hydrogène sulfuré) est accompagnée d'une partie du contenu liquide des intestins.

Les phénomènes qui ont trait à la partie inférieure du canal intestinal et à la défécation, sont les suivants :

Un sentiment de plénitude, excessivement incommode, dans le bassin et dans la région pubienne.

Épreintes et tranchées, avec déchirements s'étendant des deux hypochondres vers le pubis.

Tension et *élancements* dans l'anus, s'étendant vers le dos et les lombes avec la sensation d'un piquet dans le rectum.

Sueur périnéale avec forte démangeaison et une sensation de pesanteur à l'anus.

Fréquentes démangeaisons à l'anus : les malades se grattent à s'écorcher cette partie.

Beaucoup de malades éprouvent une douleur comme une secousse électrique dans le rectum et l'anus; quelquefois elle s'étend jusque dans la verge. Elle s'accompagne aussi d'un besoin d'aller à la selle, mais sans résultat.

Une sensation réitérée et par saccades de tranchées, de déchirements dans l'anus et de brûlement comme s'il était à vif.

Il se développe, à l'anus, une varice de la grosseur d'une noisette. Elle donne une sensation de brûlure pendant la garde-robe et empêche la marche.

Tension et sensation de plénitude des vaisseaux hémorrhoïdaux ; provocation douce et indolore du flux hémorrhoïdal, qui laisse toutefois après lui un sentiment tout spécial de brûlure autour de l'anus et dans la région sacrée.

Sentiment de brûlure dans le rectum avec pression constante. Cet intestin est souvent renversé au dehors par les efforts. Il présente des varices qui occasionnent également une douleur brûlante ou des élancements. Elles saignent assez souvent en petite quantité, mais souvent aussi elles coulent goutte à goutte, ou même par petits jets, même *en dehors du moment des selles*, pendant la marche par exemple.

Le sang rendu par l'anus est quelquefois noirâtre, coagulé; mais parfois aussi il est tout à fait rouge, et alors il est fourni par jets saccadés.

On observe assez souvent la sécrétion fort abondante, par le rectum, d'un mucus blanchâtre, qui est quelquefois âcre et irrite les parties voisines. Cette sécrétion s'accompagne de contracture spasmodique du sphincter ; elle est assez souvent accompagnée de petites stries sanguinolentes.

Sous le rapport des évacuations alvines, nous observons les anomalies les plus diverses.

Il y a bon nombre de cas où les évacuations restent normales pendant toute la durée de la cure.

La selle que M.... avait habituellement le soir manque dès les premiers jours ; même celle du matin devient très difficile.

Un phénomène assez fréquent est que les évacuations alvines, dès les premiers jours de la cure et même aussi pendant toute sa durée, deviennent plus difficiles que d'habitude, et ne sont rendues qu'après de grands efforts, par fraction et sous forme de boulettes indurées. Quelquefois il y a diarrhée ; alors il y a plus de ténesme, de la flatulence et assez souvent la tête est légèrement entreprise.

Constipation de plusieurs jours malgré beaucoup de remue-ménage dans les intestins et un violent ténesme : la continuation du besoin d'évacuation amène à la fin quelques fragments durs et desséchés ; mais, en revanche, l'émission des urines est très abondante ; nous voyons souvent des alternatives d'un jour de constipation, et le lendemain une évacuation demi-liquide.

Épreintes par intervalles dans l'anus, comme s'il y avait une grande quantité de matières à évacuer ; et chaque fois il ne rend qu'un peu de mucosité diffluente.

Mais les selles *demi-liquides* sont plus fréquentes, de même que les selles en dévoiement. Quelquefois, croyant rendre un vent, ils laissent échapper rapidement et involontairement un peu de matière demi-liquide.

Sensation désagréable au-dessous de l'ombilic, comme après un refroidissement, accompagnée de besoin d'aller à la garde-robe et qu'il faut satisfaire aussitôt, parce que les sphincters ne montrent plus aucune force de résistance.

Souvent des coliques réveillent les malades au milieu de la nuit et les forcent d'aller à la garde-robe, et quelques-uns sont ainsi réveillés plusieurs fois dans la même nuit,

Souvent l'évacuation est précédée de borborygmes considérables avec pression sur la vessie et vers le sacrum. Après des douleurs hypogastriques, rappelant jusqu'à un certain point celles de l'accouchement, survient avec facilité ou avec efforts une selle diarrhéique, suivie souvent de tranchées et d'une sensation de courbature dans les intestins.

Souvent il arrive que la masse de matières évacuées n'est nullement en rapport avec la quantité des aliments, attendu qu'elle provient de la résolution d'engorgements abdominaux. Il arrive souvent des évacuations tellement copieuses de matières indurées, que les malades s'étonnent que leurs intestins en aient pu contenir une telle quantité.

Il est à remarquer qu'à la suite d'évacuations aussi copieuses, on n'observe point de prostration à proprement parler. Seulement, un petit nombre de malades s'en ressentent légèrement et ont un peu moins d'appétit que d'habitude. Cela se voit principalement vers la fin de la cure; la majorité, au contraire, se sent mieux à l'aise et a meilleur appétit.

On observe souvent des *diarrhées muqueuses* : quelques malades rendent de grandes masses ou stries de mucosités, avec ou sans matière stercorale, ce qui les soulage considérablement. Très souvent la scybale est enveloppée d'une masse de mucus et de stries sanguinolentes.

Évacuation de mucus sanguinolent, avec démangeaisons et ardeurs dans l'anus s'étendant jusqu'au rectum.

Les selles sont quelquefois séreuses, le plus souvent muqueuses, demi-liquides; quelquefois ce sont des masses de mucosités comme vitreuses ou gélatiniformes, avec une odeur pénétrante d'œufs pourris.

La consistance des évacuations est généralement très variable; tantôt elles sont sous la forme de petites boulettes, attachées les unes aux autres comme la fiente des moutons; d'autres fois ce sont des masses compactes; d'autres fois elles sont liquides et en dissolution comme du mucus diffluent, parsemé de stries sanguinolentes; souvent elles sont brillantes, comme mélangées de blanc d'œuf; souvent ce sont des fragments salins, tout verts, formés de bile concrète ou de concrétions biliaires; souvent encore comme une salive écumeuse, filante; souvent aussi comme de la glaise ou de la poix, ressemblant à des masses infarctées.

C'est ordinairement dans le cours de la deuxième semaine que les selles deviennent un peu plus foncées, noirâtres; puis elles verdissent et prennent enfin la couleur brune naturelle : il arrive souvent aussi que, vers la fin de la cure, elles reprennent la couleur noirâtre ou vert-foncé qu'elles avaient dans la première semaine.

Le fait de la constipation, ou, du moins, de selles insuffisantes, qui s'observe ici, pendant la cure, chez tant de malades qui n'y étaient nullement prédisposés, s'explique d'une part par la stimulation d'autres éliminations (sueur, urine), avec lesquelles les sécrétions intestinales offrent, ici comme partout, les plus grands rapports de substitution; cela s'explique encore par ce que nos eaux provoquent, chez beaucoup d'individus, et d'une façon que nous ne saurions déterminer, des hypérémies passives dans la muqueuse intestinale, qui diminuent la contractilité et l'expansibilité, et, par conséquent, la vitalité de l'intestin. En effet, on est souvent étonné de trouver chez ces individus l'abdomen affaissé, malgré le peu d'évacuations; la région ombilicale aplatie et résistante, pouvant supporter quelquefois une pression considérable.

En tout cas, ces symptômes nous fournissent la preuve évidente que nos eaux ne sont pas simplement *purgatives*, ainsi que beaucoup de médecins le croient malheureusement, encore; car alors il faudrait bien qu'en augmentant les doses, il y eût de fréquentes évacuations, ce qui n'est pas. Au contraire, la constipation devient souvent plus tenace et plus opiniâtre que jamais, à tel point que l'administration des sels ou des drastiques même n'amène pas toujours le résultat désiré. Au reste, les garde-robes se normalisent d'habitude spontanément quelques jours après la cure, et même, il n'est pas rare de voir les selles en bouillie, si caractéristiques, ne survenir quequelque temps après.

Un autre phénomène remarquable que nous observons souvent, c'est qu'après de copieuses évacuations, et douze à seize garde-robes, en vingt-quatre heures, d'un liquide âcre, il survient tout d'un coup une masse stercorale brunâtre, tout à fait compacte, comme il n'est possible d'en rendre qu'après plusieurs jours de constipation : nouvelle preuve que nos thermes n'agissent pas comme les purgatifs ordinaires, qui, par une irritation du canal intestinal, y appellent une accumulation de liquides, et par là, une augmentation des mouvements péristaltiques ; mais que ces évacuations diarrhéiques proviennent bien plutôt des systèmes sanguin et lymphatique, ces médiateurs généraux de tous les échanges dans l'organisme.

Dans les cas où nous observons ici une augmentation ou un changement des garde-robes, il faut plutôt l'imputer à la réaction de l'organisme contre nos eaux, ou tout au plus comme phénomènes critiques, qui peuvent se manifester de différentes façons, soit par l'expulsion de matières longtemps recuites, ou d'une grande quantité d'un liquide séreux, dont la sécrétion se fait par exsudation à travers les capillaires les plus déliés de la muqueuse intestinale, ou bien, enfin, les malades rendent ces masses si caractéristiques, bilieuses, glaireuses, infarctées ou même noires sanguinolentes, dont l'expulsion rétablit subitement l'équilibre des forces fondamentales de l'organisme, et débarrasse non-seulement les premières et les deuxièmes voies de l'appareil digestif, mais encore la masse du sang elle-même de ses stases anormales et de ses vices de composition.

Nous pouvons d'autant moins refuser à ces phénomènes la qualité de crises, que chez certains malades, ils ne surviennent que plusieurs mois après la cure et sont alors suivis des mêmes excellents résultats.

§ XIII. — De l'estomac.

En supposant l'existence des phénomènes énumérés plus haut, nos sources seront surtout efficaces dans les cas ci-après de maladies du canal digestif.

Inappétence chronique. — C'est, il est vrai, presque toujours un symptôme d'autres maladies, dans lesquelles l'estomac n'est compris que par voie de sympathie. Mais il se peut aussi que ce symptôme résulte d'une affection idiopathique de l'estomac, dans les cas, par exemple, où, à la suite de fortes contentions d'esprit, d'une vie sédentaire, de l'abus des stimulants, des soi-disant élixirs de longue vie, il survient des anomalies dans les sécrétions salivaire, gastrique, intestinale, biliaire et pancréatique, et où, par suite de l'insuffisance ou de l'altération de ces liquides si essentiels de l'assimilation, il se produit de l'atonie de la tunique musculaire gastro-intestinale. L'inappétence, dans ces conditions, trouve à Carlsbad un remède assuré.

L'*appétit vorace* (fringale) dépend souvent d'un trouble fonctionnel des nerfs de l'estomac par l'abondance du suc gastrique ou des fluides de l'estomac en général ; quand ils sont trop abondants, nos sources les neutralisent.

La sensation de la *prompte satiété* par l'ingestion d'une quantité d'aliments relativement minime, s'observe dans les cas de resserrement de l'estomac (par exemple, dans l'ulcère de cet organe), avec enduit muqueux très épais sur la tunique intérieure des intestins, et digestion très languissante ; cela s'observe encore dans beaucoup de cardialgies, dans les cas de compression de l'estomac par des tumeurs abdominales, par l'ascite, la tympanite. Dans les cas où les causes premières de ces différentes affections peuvent être combattues par nos sources, elles débarrasseront naturellement aussi de cette sensation si incommode et qui exerce parfois une fâcheuse influence sur toutes les fonctions végétatives.

L'*absence de soif* ou la *soif trop vive* semblent également dépendre d'une lésion fonctionnelle des nerfs gastriques. La grande soif est souvent aussi une conséquence d'abondantes évacuations. Du reste, ces deux symptômes sont fréquemment les compagnons d'obstructions atrabilaires, de congestions dans le système de la veine porte, de maladies du foie et de la rate, et, par conséquent, ils incombent sous certains rapports à nos thermes.

Les *éructations fréquentes, opiniâtres*, même après les repas les plus simples et les plus sobres, dépendent le plus souvent de troubles digestifs et de maladies du système ganglionnaire. Elles ne sont pas le partage exclusif des viveurs et des gourmands, mais elles se rencontrent souvent aussi chez les hystériques et les hypochondriaques, dans la goutte atonique, et, d'une manière générale, dans les cas de stases sanguines abdominales. Cette incommodité s'aggrave ordinairement d'une façon excessive pendant la cure à Carlsbad. Un de mes clients, qui n'avait point d'autre anomalie dans les organes digestifs et chez lequel on ne pouvait trouver d'explication satisfaisante de ce fâcheux symptôme, ne pouvait supporter, les premiers jours du traitement, que un à deux gobelets au plus, et cela par tiers de gobelet, de vingt en vingt minutes. Par la suite, il a pu porter la dose à six gobelets, et a été complétement débarrassé de son infirmité.

Les *aigreurs d'estomac*, de même que le *pyrosis*, si souvent habituels chez les gros mangeurs et les ivrognes, sont les compagnons de différentes affections chroniques de l'estomac : ils sont surtout intenses après de forts vomissements. Ils sont des symptômes constants de la faiblesse d'estomac, laquelle résulte soit de l'abus de substances qui passent facilement à la fermentation acide, soit de la répercussion intempestive d'exanthèmes chroniques, soit de désordres menstruels, de goutte, de lithiase et de beaucoup d'autres causes, pouvant déterminer une congestion vers la rate. Comme nos thermes réussissent le plus ordinairement à faire disparaître ces causes premières, elles débarrassent également des aigreurs.

Le *hoquet* paraît dépendre d'une irritation du nerf vague, en suite de laquelle le diaphragme est animé de contractions rapides, spasmodiques. Lorsque ce sont des aigreurs d'estomac, de la flatulence, de la pléthore abdominale, la rapide suppression d'un exanthème, d'une sueur locale, ou bien lorsque des troubles menstruels ou hémorrhoïdaux, ou des calculs rénaux ou biliaires semblent provoquer et entretenir le hoquet, on peut compter sur les merveilleux effets de Carlsbad. Presque toutes les saisons nous amènent de ces affections, portées à un degré surprenant, et malgré cela, les malades se retirent soulagés.

Le *dégoût* et le *malaise* semblent surtout provenir de l'estomac et de ses nerfs (vagues), quoiqu'ils puissent être occasionnés par des maladies d'autres organes. Ils se montrent surtout quand l'estomac est distendu par des produits de sécrétions, des gaz ou des aliments, et ils se répètent dans les affections gastriques les plus diverses. Si ces affections conviennent aux eaux de Carlsbad, les symptômes dont nous parlons y trouveront également leur bénéfice.

Vomissements habituels dépendent souvent d'hypérémie, d'indurations, d'ulcérations sur différents points de l'estomac. Nous les rencontrons souvent chez les ivrognes, les débauchés, dans les engorgements considérables des viscères abdominaux, dans les maladies chroniques du foie, de la rate et du pancréas, dans la goutte atonique, etc., et enfin aussi en cas de sécrétion d'une bile âcre et d'une foule d'autres impuretés gastriques. Carlsbad est toujours précieux dans ces circonstances.

La sensation morbide de la *plénitude* se rencontre dans les cas d'ampliation de l'estomac par des produits de sécrétion ou des gaz, et dans les cas de langueur de la digestion. La sensation anormale de *chaleur* et de *brûlure* dans l'estomac accompagne fréquemment l'hypérémie de cet organe; elle précède souvent aussi les hémorrhagies, mais est souvent aussi déterminée par des stases sanguines et autres affections de l'intestin, et par la goutte larvée. Ces deux symptômes, quand ils procèdent des causes ci-indiquées, trouvent ici leur remède certain.

La *pulsation épigastrique*, affection des plus incommodes, qui existe le plus souvent dans la partie supérieure de l'abdomen, entre l'ombilic et l'appendice xiphoïde, et qui s'accompagne presque toujours de dérangements de la digestion, de pyrosis, d'éructations, de flatuosités, d'irrégularités dans les garde-robes, et qui est liée à des gonflements et indurations d'organes importants de l'abdomen ou des ganglions mésentériques, à la suppression d'hémorrhagies habituelles. Les causes occasionnelles sont : une vie sédentaire, l'accumulation de masses stercorales, surtout dans le côlon transverse; bref, toutes les influences qui donnent lieu à une répartition inégale du sang dans les différents viscères, et, par suite, à une inégalité de

stimulation des différentes branches nerveuses du plexus cé-
liaque. (Dans le cas qui nous occupe, il n'y a ni anxiété, ni
suffocation comme dans l'anévrysme de l'aorte abdominale,
dans lequel les efforts physiques et les émotions morales ne
produisent point d'aggravation.) Cette affection s'aggrave considérablement pendant la durée de la cure à Carlsbad, et souvent l'amélioration ne se fait sentir qu'au bout de deux mois,
amélioration considérable et même assez souvent définitive.

La *douleur compressive dans la fossette du cœur*, résultant des
causes les plus diverses, trouve assez souvent chez nous, et
selon la nature de sa cause, une amélioration bien décidée.

Je m'attends au reproche de m'être trop appesanti peut-être
sur ces phénomènes gastriques, d'autant plus qu'ils ne forment
point des unités morbides essentielles et qu'ils sont même faciles à combattre à l'aide d'autres moyens ; mais ils sont si
souvent les premiers et légers indices d'affections latentes et
bien plus importantes, que je n'ai point hésité à les compter
parmi les formes morbides appropriées à Carlsbad, d'autant
plus qu'il manque souvent les autres symptômes, et je recommande nos eaux dans l'unique but de prévenir des accidents
plus graves.

L'affection appelée *estomac faible* (*dyspepsie*) est cet état dans
lequel bien des malades ne peuvent supporter une foule de
substances légères, qui reviennent encore au bout d'une demi-
journée ou d'une journée entière, occasionnent des éructations, des aigreurs, de la lourdeur d'estomac ; ou bien, quand
la digestion se fait, elle est accompagnée d'une foule d'incommodités, telles que sensation de plénitude de l'estomac, soif,
sécheresse de la bouche, frissons, lassitudes, chaleurs, la tête
entreprise, les mains et les pieds froids, le sang à la figure. Ces
deux formes dépendent souvent d'engorgements sanguins de
l'estomac, soit de la tunique muqueuse, soit de toute sa substance, d'où une atonie de ses fibres musculaires, troubles de
son innervation et composition vicieuse des sucs gastriques, si
importants dans l'acte digestif. Cet état se rencontre le plus
ordinairement à l'âge mûr, dans les classes aisées, à la suite
d'abus d'aliments lourds, irritants, de boissons alcooliques et

des purgatifs ; quelquefois aussi à la suite d'une attitude constamment courbée, de la constriction du ventre ou des travaux de tête par trop actifs et prolongés.

La faiblesse d'estomac s'observe aussi, soit pendant la convalescence de certaines maladies, comme à la suite des catarrhes répétés de l'estomac, etc., ou bien elle est un précurseur d'autres affections sur le point d'éclater, soit dans le canal digestif, soit dans les organes voisins : le foie, la rate, le pancréas, ou bien encore du développement des infarctions.

Carlsbad est sans rival dans ces circonstances.

Le *catarrhe chronique de l'estomac.* — Souvent la portion pylorique, mais souvent aussi toute la muqueuse de l'estomac est le siége de cette affection. Ce n'est que dans le cas d'affection partielle de cette membrane qu'il est possible de digérer plus ou moins les aliments. Le plus ou moins de violence de la douleur, tantôt compressive ou constrictive, tantôt brûlante ou lancinante, dépend également de l'étendue de la lésion. Il s'ensuit un vomissement soit de mucosité claire, filante, le plus souvent insipide, soit d'un liquide légèrement acide. Ces vomissements ont lieu, soit le matin à jeun, ou dans le courant de la journée, après avoir mangé ; mais il est rare que les aliments soient rejetés en même temps. Langue plate, sale, couverte d'un enduit muqueux, goût fade, muqueux, savonneux ; sécheresse désagréable, visqueuse, mais plus souvent augmentation de la sécrétion salivaire ; haleine excessivement désagréable, et le plus souvent constipation : tels sont les symptomes ordinaires de cette affection gastrique. Dans les cas où les malades sont encore d'un embonpoint convenable, et que, chez eux, prédominent le relâchement et la torpeur abdominale ; ou bien quand cet état se combine avec les stases veineuses et les maladies du foie (comme chez les viveurs et les ivrognes, ou chez ceux qui mènent une existence oisive ou raffinée), plutôt qu'avec les maladies des poumons ou du cœur, Carlsbad a une action merveilleuse. Chose des plus remarquables, j'ai observé chez plusieurs de ces malades le développement d'une fièvre intermittente.

L'*ulcère perforant de l'estomac* est une maladie fort insidieuse, en ce que souvent elle ne présente aucun symptôme gastrique remarquable, de telle façon qu'elle se montre parfois sous les formes bénignes d'un simple catarrhe. Quelquefois cependant on observe : un teint chlorotique ou tirant sur le jaunâtre, humeur triste, parfois céphalalgie frontale et temporale, soif, douleurs opiniâtres, sourdes, compressives, tensives et constrictives ou brûlantes, dans l'épigastre, s'étendant quelquefois jusque vers les vertèbres dorsales. Ces douleurs sont de temps en temps limitées à un petit espace, et sont aussi sensibles à la pression après l'accès. Celui-ci se termine d'habitude par le vomissement d'une mucosité visqueuse ou aqueuse, insipide ou légèrement acide, parfois ponctuée ou striée de sang. Les accès sont facilement produits par les émotions, par une nourriture irritante ou les boissons alcooliques. La langue est généralement nette, l'appétit peu marqué et la soif souvent très vive. Parfois désir tout particulier de manger du pain et des pommes de terre. Le pyrosis et la constipation habituelle accompagnent toujours cette maladie.

Les eaux de Carlsbad ont souvent, très souvent montré leur efficacité contre cette affection. L'opinion de Henle, qui veut que ces ulcères soient produits par un suc gastrique trop âcre, d'où leur juxtaposition aux parois antérieure et postérieure de l'estomac ; cette opinion, dis-je, semble gagner une nouvelle confirmation dans les nombreux résultats curatifs obtenus à nos sources.

L'*hémorrhagie de l'estomac* (*hématémèse, méléna*) provient soit de la perforation par un ulcère, d'un vaisseau gastrique, ou bien d'une rupture des capillaires par suite de stase sanguine considérable.

Après des accès temporaires de pression, de tension, de renvois, d'une sensation de chaleur et de brûlure dans la région gastrique, accompagnés quelquefois de phénomènes cardialgiques, d'une grande anxiété précordiale et de douleurs pongitives dans l'hypochondre gauche, le malade rend tout d'un coup, par le vomissement, un sang noir, comme carbonisé, ou une matière ressemblant à du marc de café, très âcre et acide et d'une odeur repoussante. La quantité de matière vomie est variable, depuis quelques onces jusqu'à une livre. Quand le sang se rassemble dans l'estomac, celui-ci se trouve dilaté. La percussion fournit un son creux, dans une étendue circonscrite, et qui donne la forme de l'estomac. Il arrive souvent que, du sang épanché dans l'estomac, une partie arrive en même temps, ou peu après, dans le canal intestinal et y produit une tumeur molle, pâteuse, des coliques suivies de l'évacuation d'un sang poisseux par l'anus. D'ordinaire, après ces accès, qui reviennent souvent quatre à cinq fois par an, les malades se trouvent bien faibles, et pourtant soulagés jusqu'à un certain point. Quand ils ont encore assez de forces, qu'ils sont d'une constitution atrabilaire assez prononcée et qu'ils possèdent quelques obstructions dans le système veineux par maladie de la veine porte, du foie ou de la rate, par suppression du fluide menstruel ou d'autres écoulements sanguins devenus habituels, quand l'une ou l'autre de ces affections peut être démontrée comme cause, et qu'en outre les sujets aient fait abus d'épices, de spiritueux ou de drastiques, les eaux de Carlsbad rendront tout ce qu'on peut attendre de plus favorable : comme de juste, elles ne conviennent pas dans les cas où existe déjà l'anémie ou même la crase hydrémique.

L'existence d'une *cardialgie nerveuse (gastralgie)* se démontre par voie négative, et par ce fait, que souvent l'autopsie n'arrive pas à retrouver la moindre trace d'altération organique de cette maladie.

Les douleurs sont concentrées à l'épigastre ; elles sont compressives, déchirantes, constrictives, souvent aussi térébrantes, brûlantes, avec battements, qui disparaissent aussi rapidement qu'elles arrivent.

Quoiqu'il arrive souvent que la pression augmente les douleurs, il n'en est pas moins vrai qu'une compression profonde les soulage, de même aussi que l'expulsion des gaz. Les accès reviennent, ou plusieurs fois dans la journée, ou mettent des intervalles de vingt-quatre heures : tantôt ils arrivent le matin à jeun ; d'autres fois, après les repas, surtout après avoir pris des aliments acides ou flatulents. La nuit est habituellement sans douleur. Quand ces douleurs sont très intenses, il survient

un affaiblissement général, qui peut aller jusqu'aux vertiges
et à la syncope. Le pyrosis, le resserrement de poitrine et l'oppression coexistent le plus souvent comme phénomènes con-
sensuels et les bâillements, le hoquet et les palpitations comme
phénomènes réflexes. On observe parfois aussi beaucoup de
flatuosités, et, malgré une langue très nette, des vomissements
d'un liquide séreux, insipide. La constipation est très habituelle
dans cette affection. En tant que la gastralgie se rattache à des
troubles digestifs, à une élaboration vicieuse des sucs employés
à la digestion, à des maladies des organes abdominaux, à la
goutte, aux troubles de la menstruation, Carlsbad exerce une
action des plus favorables et délivre pour toujours les malades
de cette affection.

L'*induration de l'estomac* repose sur une hypertrophie des
tuniques muqueuse et musculaire ; elle est ou générale ou partielle, et, dans ce cas, elle affecte généralement la région pylorique, et se reconnaît au toucher. Lorsqu'elle envahit toute la
muqueuse, elle réalise un développement considérable des pa-
pilles et des villosités ; si elle attaque la tunique musculaire,
la lésion s'étend toujours à la tunique fibreuse. Il est très rare
que le siége de la douleur indique avec précision le point malade. Elle survient d'ordinaire à la suite de catarrhes chroniques de l'estomac, de maladies du foie et de la veine porte,
consécutives à l'abus des spiritueux ou des excès de table. Les
symptômes sont les mêmes que dans les maladies gastriques
ci-dessus indiquées. Quelques observateurs donnent comme
signe caractéristique l'apparition du vomissement, qui survient
aussitôt après les repas, qui se fait avec de violents efforts et est
douloureux. Quelques malades ne rejettent aucune partie des
aliments ingérés ; d'autres vomissent tout, aliments et boissons. La langue est souvent parfaitement nette. Lorsqu'il n'y a
que simple hypertrophie, sans dégénérescence cancéreuse, nos
eaux peuvent rendre encore de signalés services.

Les *affections abdominales* les plus diverses : la sensation d'une
pression continue, de serrement, de pesanteur, de plénitude et
de météorisme dans tout l'abdomen, de même aussi que les
paroxysmes de douleur les plus variables, tels que tranchées,

élancements, pincements, battements, sensations d'un travail dans le ventre ou de constriction par une corde, tous ces phénomènes sont fréquemment des symptômes de la dyscrasie veineuse, de stases sanguines dans les intestins, qui déterminent une altération fonctionnelle des plexus abdominaux, du pneumogastrique et du grand sympathique. Ces malades ont le teint pâle ou jaunâtre, sont moroses et grognons, ont l'œil abattu et la mine souffreteuse. Le sommeil est agité, entrecoupé de rêves pénibles, anxieux ; la langue est tantôt rouge et nette, tantôt chargée ; le goût acide ou amer ; les garde-robes sont généralement rares, dures, et alternent avec des selles séreuses. L'urine est parfois trouble, brune avec dépôt muqueux. Un très grand nombre de ces anomalies si variables, désignées sous le nom d'hypochondrie, semblent avoir leur origine dans une lésion de la sensibilité des ganglions nerveux, consécutive aux phlébostases intestinales. La plupart de ces malades se sont livrés à de fortes contentions d'esprit immédiatement après les repas, ou ont largement sacrifié à Bacchus et aux plaisirs de la table, ou ont souffert depuis longtemps d'hémorrhoïdes irrégulières ou de dérangements menstruels. Toutes ces affections trouvent à nos sources un soulagement remarquable et souvent une guérison radicale.

Le *catarrhe chronique du canal intestinal* a fréquemment les mêmes causes originelles que le catarrhe de l'estomac, dont il n'est souvent qu'une extension.

Une sensation désagréable, incommode de tension, de constriction dans l'abdomen, avec flatulence et météorisme et des coliques sourdes, tels sont les signes qui révèlent cette affection. En même temps, il y a inappétence, enduit saburral très tenace, dégoût, vomissements chroniques, parfois pulsations abdominales ; le plus souvent les selles sont rares ou même il y a constipation réelle et quelquefois alternatives de dévoiement. Les évacuations sont presque toujours chargées d'un mucus dégénéré de différentes façons : il est ou liquide ou en masse, vitreux ou gélatineux.

Quand cette maladie affecte spécialement la muqueuse duodénale, où elle arrive de l'estomac, par voie de continuité, elle pénètre souvent dans le conduit cholédoque, le rétrécit ou l'obstrue, et alors il survient fréquemment de l'ictère. Dans de cas encore, nos eaux sont d'une efficacité remarquable.

Les espèces les plus diverses de *coliques chroniques*, à accès périodiques de pincements, de tranchées, d'élancements, de tension, de constriction, dans lesquelles l'abdomen se contracte momentanément et puis se ballonne de nouveau, s'améliorent chez nous dès les premières semaines, qu'elles soient détermi- nées par la diminution des évacuations alvines, par une accu- mulation anormale de mucosités ou de gaz, ou par une ano- malie qualitative ou quantitative de la sécrétion biliaire, ou par des dérangements des flux hémorrhoïdal ou menstruel, ou par des concrétions biliaires, urinaires ou intestinales; ou enfin par l'intoxication saturnine ou par une névralgie du plexus so- laire. Toujours, dans ces cas, les eaux de Carlsbad rendront les plus signalés services.

Ici nous devons mentionner aussi le *rhumatisme intestinal*. Le malade éprouve de temps à autre une sensation vague, très douloureuse, répandue ordinairement sur tout l'abdomen; rarement limitée à quelque point spécial de cette cavité. Quel- quefois la pression augmente la douleur. Les éructations et les coliques sont les compagnes habituelles de cette affection, qui diminue en mangeant et qui s'aggrave toujours sous l'influence d'une atmosphère froide et humide ou surchargée d'élec- tricité.

Nos eaux se sont montrées souvent très efficaces dans cette affection d'habitude si rebelle.

Constipation. — Avant tout, nous devons faire observer que la prédominance veineuse dans l'abdomen, que les maladies du foie et de la veine porte, la mauvaise qualité ou l'insuffi- sance de la bile, l'atonie et le relâchement du canal intestinal, que les irritations hétérogènes des intestins par les produits goutteux ou autres, que toutes ces circonstances peuvent oc- casionner aussi bien la constipation que le dévoiement.

Parlons d'abord de l'état dans lequel les résidus de la diges- tion séjournent deux, trois, parfois huit jours dans le canal intestinal, sans y être retenus par un obstacle matériel, et où elles occasionnent du mal de tête, de la chaleur au visage, une diminution d'appétit, de l'oppression, de la plénitude et de la pesanteur dans le bas-ventre, et plus souvent encore dans la région lombaire, de l'humeur chagrine et des inquiétudes (vapeurs). Les conditions pathologiques de cette affection résident, soit dans la muqueuse intestinale, affaiblie, torpide, comme à la suite des catarrhes intestinaux, de l'abus des médicaments, ou même à la suite du séjour prolongé de la matière fécale; ou bien la cause réside dans la torpeur et le défaut d'énergie de la tunique musculaire, comme cela se voit dans les cas de ralentissement du cours du sang de la veine porte (hémorrhoïdes) ou dans la dyscrasie sanguine (sang ictérique) et dans l'intoxication saturnine; cela s'observe encore dans les cas de développement trop abondant de gaz et de matière grasse, et dans ceux de dérangement ou de suppression de l'influx cérébral, comme dans les apoplexies. Une vie sédentaire et inactive, une nourriture indigeste, avec peu de boissons, en sont d'habitude les causes prochaines. En améliorant ou en éloignant ces conditions fondamentales, nos eaux peuvent aussi faire cesser la constipation; seulement il est nécessaire, assez souvent, dans ces circonstances, d'y renouveler la cure deux à trois fois.

Diarrhée chronique. — La prédominance veineuse (peut-être par irritation des nerfs de la muqueuse digestive) peut occasionner une augmentation de la sécrétion intestinale. Nous en voyons la preuve chez les femmes très abondamment réglées, avant l'époque : lorsque l'état de turgescence des veines du bassin s'étend graduellement à celles de l'intestin, il survient d'habitude des garde-robes énormes, lesquelles même alternent d'habitude avec les règles.

C'est sur des conditions analogues de causalité que repose, chez beaucoup d'individus, une telle impressionnabilité de la muqueuse intestinale, que tout refroidissement, tout écart de régime, tout changement quelconque, toute affection morale, même les efforts physiques inaccoutumés, provoquent d'abondantes évacuations liquides, souvent accompagnées de coliques et de ténesme.

En même temps, on trouve assez généralement chez ces personnes un appétit variable, de la pression, de la tension dans l'abdomen, et la sensation d'un cercle qui l'étreint autour de la région ombilicale, de la flatulence et beaucoup d'autres incommodités : peau sèche, débilitation générale.

La diarrhée chronique est souvent accompagnée d'autres symptômes de la pléthore abdominale ; ce sont surtout les hémorrhoïdes, les vices de la sécrétion biliaire, la goutte anomale, etc. Elle se montre quelquefois aussi comme résidu d'autres affections ; c'est ce qu'on voit souvent dans la convalescence du typhus, du choléra, etc. J'ai vu guérir ici, complétement et définitivement, en une seule saison, de ces diarrhées datant de plusieurs années, qui avaient résisté aux moyens les mieux combinés, qui avaient presque passé à un état lientérique, dans lesquels les aliments passaient à moitié digérés. La diarrhée s'aggrave presque toujours considérablement pendant la cure, et cela au grand découragement des malades et malgré les plus grandes précautions dans l'administration de nos eaux, en ne donnant que le tiers d'un gobelet : malgré cela, la guérison définitive et durable ne se fait pas attendre. Il est naturel que nos eaux sont contre-indiquées en cas d'accidents fébriles, d'un état colliquatif ou d'ulcérations folliculeuses.

Le *choléra*, cette épidémie si meurtrière, sur l'origine et le traitement de laquelle existe encore de nos jours la plus grande divergence d'opinions et la plus mystérieuse obscurité, le choléra nous fournit, sur le vivant aussi bien que sur le cadavre, la preuve la plus éclatante de la *vénosité anormale*. C'est pour cela que je me vois obligé de me ranger à l'opinion de ceux qui admettent qu'une affection spéciale du *pneumogastrique*, dans sa totalité, est le premier moment de la pathogénie de l'intoxication cholérique. Par là, la fonction respiratoire et l'absorption d'une suffisante quantité d'oxygène par le sang veineux se trouvent entravées, au point qu'en peu de moments, la vénosité est portée à son plus haut degré, par suite de la diminution graduelle de l'oxygénation et de l'augmentation de l'hypercarbonisation de la masse du sang. Tous les symptômes

de cette épidémie, depuis les préliminaires, anxiété, courbature, jusqu'aux exsudations exosmotiques, à la teinte plombée
de la peau, et, finalement, à la paralysie complète des centres
nerveux, s'expliquent avec la plus grande facilité dans notre
théorie; mais ce n'est pas ici le lieu. Les nécropsies fournissent
également la preuve constante de l'engorgement des veines
cérébro-rachidiennes et des méninges, et de l'existence de
stases veineuses dans tous les organes parenchymateux. Quoique j'aie eu, en 1836, en ma qualité de médecin directeur de
vingt hôpitaux communaux, affectés au traitement des cholé-
riques, quoique j'aie eu, dis-je, suffisamment l'occasion, sur
plusieurs centaines de malades confiés à mes soins, d'étudier
cette cruelle épidémie, qui déjoue toutes nos ressources et
contre laquelle je combattais inutilement avec tout notre ar-
senal thérapeutique, je n'en déplore pas moins que la situation
des lieux ne m'ait pas permis de recourir à nos eaux, si salutaires. Si l'on réfléchit bien à leur mode d'action physiologique, on est obligé d'admettre qu'avec elles on est le mieux
en état de combattre et de diminuer la constitution délétère du
sang; mais, pour cela, il vaudrait mieux qu'elles fussent prises
aussi chaudes qu'elles sortent du sein de la terre. Quoi qu'il
en soit, je pense que, vu l'insuffisance des autres moyens thérapeutiques, on pourrait essayer celui-ci, et, comme de juste,
en se guidant sur nos points de vue physiologiques, en ne donnant que les eaux naturelles et non les eaux artificielles, selon
les circonstances, on pourrait s'attendre à un résultat par l'administration, dans l'espace de deux heures, de demi à un
gobelet.

Déjà plus haut j'ai développé les rapports de nos thermes
avec la maladie hémorrhoïdale; ici je ne rappellerai que les
lésions particulières de cette affection, comme étant la forme
la plus habituelle de cette dyscrasie.

A elle appartiennent :

*L'émission de mucosités visqueuses avec stries sanguinolentes et
l'émission de sang par l'anus.* — Chez les hommes aussi bien
que chez les femmes dont les règles sont très abondantes, on
observe de ces évacuations, soit régulièrement périodiques,

soit irrégulières. Elles arrivent d'ordinaire pendant ou après les garde-robes et sont ou non accompagnées d'épreintes ou de ténesme. Parfois elles sont précédées de l'issue de tumeurs hémorrhoïdales ou d'un bourrelet circulaire autour de l'orifice anal. Le sang ainsi rendu est d'ordinaire d'une couleur noirâtre et d'une odeur caractéristique, fort désagréable. Il est rendu en plus ou moins grande quantité.

Nous avons déjà indiqué plus haut que ces phénomènes sont de simples manifestations extérieures de la dyscrasie veineuse. Or, comme nos thermes ont la propriété de rendre au sang sa constitution normale, il s'ensuit qu'elles guérissent également ces symptômes locaux.

Nous en dirons autant de la *démangeaison insupportable* et des *éruptions dartreuses au périnée et autour des organes génitaux*, accompagnées de transpirations locales, visqueuses. Ces états se voient très fréquemment, surtout chez les hémorrhoïdaires, les goutteux, les femmes à l'âge de retour, et les individus qui mènent une vie constamment sédentaire.

Henle pose cette question, à savoir : les démangeaisons et les douleurs des hémorrhoïdes ne dépendraient-elles pas de la stase du sang veineux? On les désigne généralement comme des symptômes d'une inflammation superficielle et concomitante de la muqueuse du rectum. A ce sujet, Henle fait observer qu'il ne lui paraît pas invraisemblable, prenant en considération les rapports existant entre les hémorrhoïdes et la goutte, que les douleurs hémorrhoïdales sont primaires, analogues aux douleurs névralgiques, et que les gonflements temporaires des tumeurs hémorrhoïdales sont de nature lymphatique.

En faveur de cette opinion, nous pouvons rappeler cette circonstance, qu'il n'y a souvent aucun rapport entre l'intensité des douleurs et le volume des tumeurs.

La *fistule anale*, provenant de l'ulcération d'une tumeur hémorrhoïdale, est souvent améliorée d'une façon toute extraordinaire à la suite d'une cure à Carlsbad ; mais, pendant la cure, il y a exacerbation considérable des douleurs.

La *chute du rectum*, surtout alors qu'il n'y a que procidence de la muqueuse, s'améliore également à nos eaux, lorsqu'elle dépend des efforts considérables dans les cas de constipation opiniâtre, ou bien encore lorsqu'elle est survenue à la suite de longues diarrhées et est liée à des accidents hémorrhoïdaux. Le résultat sera d'autant meilleur que l'affection sera moins avancée, quand la procidence ne consiste qu'en l'issue d'un petit repli muqueux, ne sortant d'habitude que pendant les garde-robes. Mais l'usage de nos eaux produira encore du soulagement dans les cas même invétérés.

La *pneumatose* (*tympanite*). — C'est le développement anormal et l'accumulation de gaz dans l'estomac et les intestins. Les symptômes varient selon la quantité plus ou moins considérable de gaz développés, selon qu'ils séjournent plutôt dans l'estomac ou dans les intestins. Dans le premier cas, c'est la région épigastrique qui est surtout développée comme un tambour, avec sensations très désagréables et douleurs réelles. Ces accidents sont généralement soulagés par l'expulsion de gaz par la bouche, sous forme d'éructations bruyantes. Si c'est au contraire dans les intestins que les gaz se développent, les symptômes ci-dessus se concentrent surtout vers l'hypogastre et la région ombilicale. Dans ce cas encore, l'expulsion des gaz produit un grand soulagement; ils ont presque toujours une odeur d'acide sulfhydrique. La percussion rend un son tympanique. Le refoulement des organes thoraciques détermine fréquemment de l'oppression, de l'anxiété précordiale, des palpitations, des pulsations intermittentes du cœur, et, quand la maladie arrive à un haut degré, il survient des vertiges et des syncopes. La digestion est également en souffrance : il y a presque toujours soif violente et constipation opiniâtre. Toutes les fois que cette affection est liée aux états morbides si souvent mentionnés, elle trouvera également du soulagement à nos sources. J'ai souvent observé, dans les cas de ce genre, l'émission de selles demi-liquides, noires, fétides, qui ont beaucoup soulagé. Dans quelques cas aussi on voit reparaître un flux hémorrhoïdal ou menstruel précédemment supprimé, et dont le retour est suivi de la dissipation de tous les autres accidents.

Nous avons déjà fait mention de l'influence de nos eaux sur

la dyscrasie hydrémique en général. Je ne dirai ici qu'un mot de l'*ascite* et de l'*hydrothorax.*

Carlsbad ne convient que dans les cas développés sous l'influence de quelque obstacle à la circulation veineuse. Ainsi, principalement ceux où, par gonflement du foie, de la rate, du pancréas, des reins, des ovaires ou de l'utérus, il y a compression des vaisseaux abdominaux et surtout de la veine porte et de la veine cave inférieure ; ou bien les cas où l'épanchement est en rapport prochain ou éloigné avec la goutte ou la suppression d'hémorrhagies naturelles ou habituelles, ou d'exanthèmes chroniques.

Les autres critériums pour l'indication des eaux de Carlsbad pourraient encore être les suivants :

Coloration ictérique de la peau ; sensation de pression, de tension, de pesanteur dans le ventre ; rarement de la douleur réelle ; son mat a la percussion ; fluctuation ; les forces digestive et assimilatrice ne doivent pas être encore trop abaissées ; la masse d'eau épanchée ne doit s'être formée que lentement.

Malgré le sentiment de pression à l'estomac, les malades peuvent encore manger et boire modérément, sans vomissement consécutif. Il y a constipation ; urine rare, d'un rouge foncé ou brune, avec sédiment muqueux, mais sans pellicule grasse ; l'infiltration des membres inférieurs et du scrotum est encore peu prononcée. Malgré l'affaiblissement, il faut que la progression soit encore possible. Un amaigrissement considérable ou un âge avancé ne conviennent pas à nos eaux.

Elles sont contre-indiquées dans l'ascite, quand l'obstacle au cours du sang réside dans le cœur ou dans les poumons, ou bien lorsqu'il y a de la fièvre ou des altérations organiques incurables.

Quelquefois les signes de la guérison se montrent déjà pendant la cure. C'est ainsi, par exemple, qu'il survient des urines et des sueurs copieuses ; d'autres fois on voit se rétablir les menstrues ou les hémorrhoïdes précédemment supprimées, et l'épanchement diminue ; mais il arrive plus souvent encore qu'il augmente à tel point, pendant la cure, qu'on est obligé de faire la ponction. Cela n'a pas empêché la guérison consé-

cutive. Assez fréquemment il arrive que les évacuations critiques par les reins, le **canal** intestinal et la peau ne surviennent
que quelques semaines après la cure.

A cette même catégorie appartient aussi le *développement
hypertrophique des glandes mésentériques*. Elles forment, soit
des tumeurs saillantes à la surface de l'abdomen, rondes, dures,
mobiles, de grosseur variable, ou bien on ne les sent que dans
la profondeur : elles sont généralement indolores et une forte
pression n'y développe qu'une douleur sourde. Cet engorgement glandulaire est habituellement accompagné de différents
désordres digestifs. Il n'est déterminé, en quelque sorte, que
par le dépôt d'une lymphe viciée, et est intimement lié à une
prédominance anormale du système veineux. A ce point de
vue, les eaux de Carlsbad seront d'une efficacité éprouvée,
pourvu que les fonctions de la vie nutritive ne soient pas trop
affaissées et que l'amaigrissement ne soit pas trop considérable.

§ XIV. — Le foie.

Le foie, de même que la plupart des organes abdominaux,
ne fournit à nos sens que des symptômes restreints et incom-
plets, tant parce qu'il n'est pas directement accessible, qu'à
cause de l'obscurité qui règne encore sur ses fonctions. Il s'ensuit que l'ensemble des phénomènes et des modifications déterminés par nos eaux dans le foie et dans d'autres organes
abdominaux ne nous permet pas de constater les effets de ce
médicament avec autant de clarté et de précision que dans
d'autres parties de l'organisme.

Pourtant ces modifications sont de nature à dénoter (momentanément pour le moins) une augmentation de stase hypérémique. Quoique ce fait ne repose point sur des signes directs,
tels, par exemple, qu'une plus grande étendue de la matité
fournie par la percussion, il ne nous est pas moins permis de
l'établir avec certitude sur le signe d'une grande augmentation
de sensibilité dans la région hépatique.

C'est ainsi que nous observons :

Une *pression* intermittente avec *tension* dans l'hypochondre droit, qui gêne souvent considérablement la respiration , toujours accompagnée de météorisme de l'estomac.

Sensation de *pesanteur* dans l'hypochondre droit, qui s'aggrave singulièrement quand le corps se retourne brusquement.

La partie supérieure droite de l'abdomen est tuméfiée et très sensible à la pression.

Douleur *pongitive*, par instants, dans la région du foie, dans l'épigastre, et s'irradiant de là vers les deux flancs. Cette douleur s'irradie quelquefois dans l'abdomen, sous forme de pincements ou de déchirements, avec élancements. Elle s'exaspère sous l'influence de la marche rapide, des inspirations profondes, même du décubitus sur le côté gauche.

Souvent le dos est le siége, sur les côtés de la colonne vertébrale, d'une sensation de *douleur sourde*, *lancinante*, périodique, correspondante à la face postérieure du foie et s'étendant jusqu'au scapulum droit.

Il paraît aussi que nos thermes ne sont pas sans influence sur la sécrétion biliaire. Nous la voyons augmenter à l'excès et donner lieu à de très fortes évacuations bilieuses, des selles liquides, de couleur noirâtre ou vert foncé, à des coliques violentes avec épreintes.

Mais il paraît aussi qu'à la suite d'une stase hypérémique du foie, déterminée par nos eaux, il y a quelquefois *diminution de la sécrétion biliaire.* La bile est en partie retenue dans le sang et ses principes, du moins la matière colorante, se déposent dans la peau et les muqueuses. Ce fait nous explique ces symptômes si souvent observés à nos eaux, à savoir, la coloration jaunâtre des conjonctives et au pourtour de la bouche et du nez, de même aussi que la couleur jaune intense que prennent les taches hépatiques ; les démangeaisons insupportables, que certains malades éprouvent par instants ; le goût amer et la constipation opiniâtre. Peut-être même la morosité, l'irascibilité de certains malades n'est-elle pas étrangère à cet état, comme aussi les douleurs sympathiques, principalement celles qui existent pour l'omoplate droite.

Les maladies du foie ont toujours été considérées comme la base principale, et par beaucoup de médecins, d'une manière trop exclusive sans doute, comme la base unique de l'indication de nos eaux. A cela il y a pourtant des exceptions.

Nous allons ici rapporter une à une, et de la manière dont elles sont indiquées pour nos thermes, ces métamorphoses pathologiques du foie, en nous servant de l'explication de C.-H. Schulz, avec laquelle s'accordent fort bien les vues de plusieurs des plus modernes pathologistes sur la pathogénésie de cet organe.

Déjà la structure du foie, ses cellules propres, infundibuliformes, disposées par séries entre les vaisseaux les plus déliés et les canalicules biliaires renfermant un noyau arrondi et une quantité variable de petits globules et vésicules, parfois des gouttelettes de graisse et quelquefois aussi une substance jaunâtre; ces différences corrélatives à la durée de la digestion, tout cela démontre qu'on a affaire à un organe purificateur par excellence du sang, à un organe qui non-seulement débarrasse ce liquide des corps étrangers puisés dans l'atmosphère, mais qui préside encore à l'élimination des résidus de sa propre fonctionnalité. Cette purification se relie intimement et nécessairement à la régénération et au rajeunissement du sang; elle constitue une des phases de la vie sanguine et est absolument indépendante de la corruption ou contamination de ce liquide par cause extérieure. Ce ne sont pas les gaz, ce sont les résidus solides, vésicules vides de la matière colorante, les globules anciens, ayant parcouru leurs différentes périodes, qui se trouvent élaborés et éliminés par le foie.

Dans l'explication que nous avons donnée de la vénosité, nous avons déjà mentionné d'une manière générale, que cette fonction de décomposition complète des anciens corpuscules sanguins par le foie, peut être dérangée par les influences les plus diverses et que par là la fonction de décomposition organique dévolue à cet organe est ainsi complétement entravée. Si nous rappelons maintenant les autres circonstances, c'est-à-dire l'excessive vascularité du foie, surtout en vaisseaux veineux, l'extrême lenteur de la progression du sang dans la veine porte, qui, fourni par un réseau capillaire, sans propulsion mécanique, même sans le secours des valvules, doit une seconde fois vaincre l'obstacle du frottement dans un nouveau réseau capillaire ; si nous considérons en outre les données fournies par l'analyse chimique du sang de la veine porté, la prédominance des principes aqueux et son peu de plasticité, et si nous prenons en considération la pesanteur spécifique plus grande de ces globules vieillis et dépourvus de nucléoles ; toutes ces considérations nous feront voir clairement que ces globules se séparent facilement du torrent circulatoire, se précipitent, se déposent et s'accumulent d'une manière anormale dans les racines les plus déclives de la veine porte. Il résulte de là un ralentissement encore plus grand dans la circulation de cette veine, et peu à peu se réalise cet état qu'on désigne sous le nom de *stase* ou *pléthore abdominale.*

Une des conséquences de cette accumulation de globules impropres à la vie dans la veine porte, est qu'ils y deviennent tellement nombreux qu'il n'y a plus possibilité de les éliminer en totalité. Il en résulte que les corpuscules mûrs pour l'élimination et qui ne peuvent être dissous dans la veine porte, et être ainsi employés à la confection de la bile et éliminés par cette voie, passent, à travers les veines sus-hépatiques, dans la circulation générale et dans le sang artériel. Ainsi se forme la VÉNOSITÉ MORBIDE du sang, la DYSCRASIE VEINEUSE.

Cette *dyscrasie veineuse* a surtout cela de particulier, prenant en considération les manifestations locales qui se produisent dans le foie, de se prononcer par des hypérémies veineuses chroniques, des catarrhes partiels ou généraux des muqueuses, des varicosités de certaines portions du système veineux, par des stases veineuses dans le tissu cellulaire des organes et qui amènent graduellement des hypertrophies, des transformations graisseuses, des changements de texture, même la dégénérescence lardacée et sarcomateuse.

C'est pourtant toujours le *système de la Veine Porte* qui est l'organe le plus profondément affecté. Les premiers indices de ce procédé morbide sont toujours des symptômes d'une affection de la veine porte. Parmi ces signes il faut ranger le sentiment de pression, de gonflement ; on peut même quelquefois toucher le tronc de la veine porte ; il y a tuméfaction de l'ab-

domen entre le foie et la rate, l'ombilic et l'appendice xiphoïde,
et toute la série de phénomènes qui procèdent d'une altération
de ces organes et de leurs fonctions sécrétoires, altérations qui
se manifestent souvent déjà par une teinte particulière de la
peau. Le système nerveux prend toujours sa part à la formation d'un produit pathologique dans le système de la veine
porte. Cette part se manifeste par les dérangements du sommeil, par la sensation douloureuse dans les plexus cœliaque
et mésentérique supérieur, précédant les accès, et par les modifications du psyche qui sont tout à fait caractéristiques.

La prédominance veineuse dans le foie se manifeste ainsi :

1° L'*hypérémie* résulte de la lenteur de la circulation dans la
veine porte, qui ne possède pas une force de propulsion suffisante, vu l'augmentation de la masse à mouvoir, par suite de
l'accumulation de principes excrémentitiels dans le sang de la
veine porte. Ce sang ne contient qu'une petite proportion de
principes récrémentitiels ; son plasma est très aqueux ; il en
résulte que la force propulsive dans les racines de la veine
porte diminue de plus en plus. Si à cela vient se joindre une
diminution de sécrétion biliaire, l'engorgement en sera plus
considérable dans la veine porte et l'hypérémie augmentera
dans la même proportion.

Dans cet état, l'autopsie montre le foie hypertrophié, d'une
couleur foncée. Il saigne abondamment quand on l'incise.
Quand la maladie a duré un certain laps de temps, son tissu
prend facilement l'aspect d'une *tranche de noix muscade*. Il
n'y a jamais, dans cette maladie, exsudation dans le parenchyme du foie ; son gonflement est dû exclusivement à l'hypérémie veineuse. Les autres symptômes, pendant la vie, sont
principalement relatifs à sa configuration, le bord libre de l'organe pouvant se sentir facilement à deux et trois pouces au-
dessous du rebord des fausses côtes. Un autre caractère, qui
est d'une assez grande valeur diagnostique, c'est la rapidité
avec laquelle ce développement s'opère, qui ne s'observe,
d'ailleurs, que dans les cas de cancer. — Du reste, le gonflement hypérémique est tout à fait lisse au toucher, et généralement assez peu douloureux. L'ictère général survient assez

irrégulièrement dans cette maladie, tandis que la coloration du visage est digne d'être prise en considération. Elle foncé graduellement, en partie par suite de l'oxydation insuffisante du sang, et en partie par suite de la prédominance veineuse. Il se forme surtout un reflet ictérique bien manifeste sur les sclérotiques. Les phénomènes de dyspepsie ne manquent jamais, car il y a toujours gorgement de toutes les veines qui constituent la veine porte et par conséquent de celles qui proviennent des muqueuses gastrique et intestinale. Il y a également constipation, bouche amère, malaise, salivation.

Cette hypérémie doit être distinguée de l'hypérémie active qui précède l'inflammation du foie, et dans laquelle existe constamment de la douleur, de la dyspnée, de l'incitation à la toux, des vomissements bilieux et une fièvre violente. Il faut de même aussi distinguer ces hypérémies veineuses de celles qui président aux altérations organiques profondes, telles que des dégénérescences.

2° Comme *hypertrophie*. Celle-ci se développe sans aucun doute à la suite d'hypérémies. L'augmentation de volume du foie est modérée et l'organe a conservé sa forme normale; il n'y a eu qu'augmentation de volume; son tissu est ferme, gorgé de sang; ses acini, sur la tranche ou sur sa cassure, paraissent plus ou moins hypertrophiés; sa coloration est normale, d'un rouge brun. Il montre avec cela une texture grossièrement granuleuse et se distingue en cela du foie granuleux. L'hypertrophie pure du foie n'a généralement d'autres caractères que ceux résultant de l'augmentation de volume : quelquefois il y a, en outre, quelques dérangements digestifs, de l'irascibilité, et l'ictère survient facilement ;

3° De toutes les maladies du foie, celle qui succède le plus souvent à la vénosité, c'est le *foie gras*. Ce gonflement, déterminé par infiltration graisseuse, se développe au milieu des symptômes les plus insignifiants. Son diagnostic n'est possible que quand, à travers les parois flasques de l'abdomen, on peut circonscrire exactement le rebord inférieur de l'organe. Il ne doit pas être dur au toucher, et pourtant le bord tranchant est un peu plus arrondi, plus épais, qu'à l'état normal. La

pression ne donne point de douleur. Les désordres fonctionnels de l'organe sont peu marqués et souvent ils manquent
tout à fait. Dans des cas portés à un très haut degré, les malades ne se plaignent que d'un sentiment de pesanteur dans le
côté droit, qui se manifeste surtout quand ils changent de position. Les évacuations ont tout à fait la teinte ictérique; mais
c'est dans la peau que se manifeste surtout un caractère séméiotique important : elle est pâle et sécrète une sueur grasse,
d'une odeur caractéristique, ou bien elle est demi-transparente
comme de la cire, surtout au dos des mains et au visage, et à
un degré moindre au tronc. Elle est lâche et comme fanée au
toucher; à un haut degré elle est quelquefois lisse comme du
satin.

Parmi les conditions qui déterminent principalement le dépôt de graisse dans le foie, nous devons placer en tête, en vue
de l'emploi de nos thermes, la vie sédentaire, indolente, les
excès, l'ingestion d'une grande quantité de matières grasses et
des spiritueux. Sous ces influences, la digestion s'exécute mal
et les troubles digestifs amènent constamment dans le sang une
forte proportion de lymphe mal élaborée. De là des efforts pour
mieux élaborer ces principes, et c'est surtout le foie qui, en
raison du grand nombre de ses vaisseaux lymphatiques, prend
une large part à cette élaboration. C'est ainsi que ces principes
crus, introduits dans le torrent circulatoire, se déposent dans
le foie. Celui-ci se gorge de sang ; il s'y dépose une trop grande
quantité de matières pour qu'il les puisse élaborer convenablement. De là l'origine de la dilatation des cellules hépatiques
et le *gonflement pathologique*. Quoique la proportion de principe
colorant n'y ait subi aucune diminution, le sang de la veine
porte, non-seulement n'a *point* acquis de tout autres propriétés,
dans ces conditions, mais l'état d'un commencement de coa-
gulation et de formation de granules dans son plasma, par la
dissolution à l'aide de l'alcool du principe colorant, empêche
l'élaboration organique ultérieure de ce principe qui devient
ainsi moins propre aux sécrétions qu'à l'état ordinaire, tel
qu'il existe dans le plasma aqueux du sang porte normal. Les
granules dont nous venons de parler se transforment en majeure

partie en cellules et en granulations adipeuses, qui envahissent les cellules hépatiques et les distendent. Il se dépose aussi, à l'extérieur des cellules hépatiques, des gouttelettes de graisse en nombre considérable et de différentes dimensions. D'après une autre théorie, ce serait aussi la graisse amenée au foie en trop grande quantité pour la fabrication de la bile (surtout dans les cas où les matières grasses n'ont pas été suffisamment consumées dans l'acte respiratoire) qui serait une condition essentielle de la formation du foie gras.

Je n'ai pas besoin de rappeler que non-seulement les eaux de Carlsbad ne conviennent pas dans les cas de foie gras engendrés par la tuberculose ou la diathèse cancéreuse, mais qu'en général elles sont absolument contre-indiquées dans ces affections.

4° La dyscrasie veineuse dans la veine porte favorise aussi la *transformation lardacée* du foie. L'origine de cette maladie réside dans l'accumulation excessive d'anciens globules sanguins, usés par suite de l'évolution complète de toutes leurs périodes. Il en résulte une infiltration du tissu hépatique par une substance albumineuse ferme, grisâtre, lardacée, avec augmentation du volume de l'organe, peu prononcée quelquefois, mais aussi pouvant devenir excessive, et avec une grande augmentation de son poids.

Les symptômes du foie lardacé sont surtout ceux de l'augmentation de volume. Cet organe occupe parfois toute la paroi antérieure du ventre ; mais ce volume ne s'accroît que lentement et par degrés. Sa surface est lisse et sa dureté considérable au toucher (distinction capitale du foie gras), et c'est pour ce motif que les bords de l'organe paraissent même plus tranchants qu'ils ne le sont en réalité. Le foie lardacé est généralement très sensible à la pression. Les symptômes d'une sécrétion imparfaite de la bile, d'un défaut de stimulation de l'intestin par ce liquide, d'engorgement du système de la veine porte et une légère teinte ictérique de la peau ne se montrent que lentement. Cette affection se rencontre fréquemment dans les *affections scrofuleuses*, notamment celles des os et des articulations. Elle peut même s'acquérir dès le jeune âge, à la suite

du rachitisme. Enfin la combinaison de la syphilis et du mercurialisme paraissent également pouvoir donner naissance à
cette altération.

Mais celle qui convient le mieux à nos eaux est cette maladie
du foie qui survient à la suite de longues fièvres intermittentes,
qui est presque toujours accompagnée d'une lésion analogue
de la rate ; car il est impossible que la fréquente répétition de
l'hypérémie du foie dans les accès fébriles ne détermine pas à
la longue une infiltration dans le parenchyme. Dans les cas
favorables (quand il n'y a pas encore d'épanchement péritonéal,
point d'état anémique général ou d'hydrémie ou défaut de
fibrine, ni marasme hypinotique), l'infiltration lardacée se
résorbe assez facilement sous l'influence de nos thermes, et
sans laisser de suites fâcheuses. Mais dans les cas invétérés et
compliqués de l'état cachectique ci-dessus mentionné, avec
anémie et atonie générale, nous n'obtenons point la résorption
de l'infiltration en question, et nous ne pouvons empêcher sa
transformation en tissu aréolaire.

5° La *cirrhose du foie* appartient aussi jusqu'à un certain
point à cette catégorie. La cirrhose comprend cet état morbide
dans lequel, par suite de stase sanguine, il s'est déposé dans le
parenchyme du foie seul, ou simultanément aussi à sa surface, un blastème qui a subi sa métamorphose dans le tissu
cellulaire naissant. Comme cause fondamentale, il faut qu'il y
ait au préalable inflammation chronique de ce même tissu cellulaire, qui, comme continuation de la capsule de Glisson,
parcourt tout le parenchyme du foie et forme des gaînes aux
ramifications de la veine porte, ainsi qu'aux autres vaisseaux
et aux canaux biliaires. Quant à cette inflammation, elle n'est
pas possible sans qu'il y ait en même temps stase ou engorgement des veines capillaires. Dans ces cas encore, il y a beaucoup à attendre de nos sources en les employant avec précaution, surtout lorsqu'en même temps la prédominance veineuse
est encore prononcée dans le foie, lorsqu'il n'y a pas encore
atrophie marquée de l'organe avec une surface granuleuse,
verruqueuse et comme glanduleuse de l'organe. (C'est pour cette
raison que nous n'adoptons pas la dénomination de *foie gra-*

nalé, cette altération se produisant sous des influences diverses, et qui ne saurait être employée avec fruit à désigner une dégénérescence bien déterminée.) Carlsbad ne saurait, au contraire, produire aucun effet dans les cas d'atrophie du foie et développement d'une substance granuleuse à la place de son tissu. C'est pourquoi nous n'envisagerons les symptômes de cette maladie qu'en tant qu'ils offrent prise aux eaux de Carlsbad et qu'ils servent à établir son diagnostic.

Les symptômes se partagent en deux groupes, à savoir : ceux qui procèdent directement du foie, et ceux qui sont fournis par l'affection sympathique des organes voisins. Ce sont toujours ces derniers qui prédominent, et le malade leur accorde toujours la première place. C'est surtout dans cette maladie que nous trouvons l'image complète de la *dyspepsie* la mieux marquée, avec ses caractères les plus divers. Perte de l'appétit, langue couverte d'un enduit muqueux, pyrosis, pression et ballonnement de la région épigastrique à la suite des repas. Quelques vomissements par-ci, par-là ; selles irrégulières, parfois constipation ; excréments de couleur variable, tantôt d'un jaune clair, tantôt foncée. Avec cela, le malade est toujours mal à l'aise, inapte aux affaires, quelle qu'ait été son activité antérieure, et inquiet de sa santé comme un hypochondriaque. A ces symptômes que souvent l'on prend pour une simple faiblesse d'estomac, vient bientôt se joindre un reflet jaunâtre de la conjonctive, et bientôt aussi une coloration terreuse, sale de la peau. Puis, par suite de la compression d'une grande partie de la portion sécrétante du foie, la sécrétion biliaire est nécessairement affectée ; et s'il ne se forme pas aussitôt un ictère intense, il n'en subsiste pas moins une coloration jaunâtre, caractéristique, dans la peau et les sclérotiques. La couleur de l'ictère proprement dit, quand il existe, est toujours d'une nuance plus claire. Il n'y a jamais non plus, dans la cirrhose du foie, décoloration complète des matières stercorales, parce qu'il arrive toujours au duodénum une partie de la bile sécrétée ; tandis que, dans presque tous les cas, l'urine est d'un jaune orangé, rougeâtre, fortement acide, et contient une quantité anormale d'urate d'ammoniaque, qui se dépose spontanément par le refroidissement. Enfin, il existe, dans cette maladie, une sensation anormale dans la région du foie, qui est plus tendue, sensible à la pression, et le foie lui-même est reconnaissable à la percussion et à la palpation, et déborde le rebord costal.

L'engorgement des veines gastro-entériques et la stase veineuse dans la muqueuse intestinale, amènent encore d'autres conséquences lors du passage à la deuxième période de la maladie. Selon Budd, il faudrait là dedans chercher la cause de cette constitution roide et rugueuse de la peau, de la soif sans fièvre et de l'état trouble et saturé des urines, et même en partie de l'émaciation qui commence à cette époque, et de l'épuisement des forces ; car, il est certain qu'à l'état de santé, il passe toujours une certaine proportion de principes nutritifs solubles à travers ces veines, dans le torrent circulatoire. De plus, cette affection, par suite de la stase veineuse dans le système de la veine porte et par l'extension de cette stase à la portion veineuse de la grande circulation, provoque la formation de tumeurs hémorrhoïdales et la dilatation des veines cutanées abdominales; et il se forme des cordons de veines dilatées sur les deux côtés du ventre et de la poitrine, mais surtout à droite, vers la région hypochondriaque. D'un autre côté encore, lorsque la stase est très prononcée dans les radicules de la veine porte, elle se manifeste d'ordinaire aussi dans la rate, si intimement reliée au foie, et en détermine le gonflement : à telle enseigne que Smith, O'Ferral et Oppolzer indiquent l'hypertrophie de la rate comme un symptôme constant de la cirrhose du foie. D'après Graves, il paraît que les matières stercorales moulées se composent, dans cette maladie, de couches variables, successivement argileuses, dans une étendue de deux à trois pouces, et puis de couleur normale, et ainsi de suite, ce qu'il faut imputer à l'intermittence de la sécrétion billaire. Nous le répétons, il n'y a à espérer du soulagement à Carlsbad que dans la *première période* de la cirrhose, ou tout au plus dans le passage de la première à la seconde, la matière exsudée n'ayant pas encore subi de transformation incurable, et puis aussi la circulation veineuse dans l'intérieur du foie, bien qu'en-

travée par l'obstruction d'un nombre considérable de veines,
est encore susceptible de régularisation, aussi bien que la stase
sanguine dans le tronc et les radicules de la veine porte provenant de l'estomac, de la rate, des intestins et du péritoine.
De là vient que les annales de Carlsbad ont eu à enregistrer
des guérisons de cette maladie, auxquelles on peut ajouter le
cas rapporté par le professeur Oppolzer, dans le *Prager Vier-
teljahrschrift*, 2ᵉ année, tome II. Mais quand la stase veineuse,
consécutive à l'imperméabilité des vaisseaux du foie et de toutes
les radicules de la veine porte et de toutes les petites veines du
péritoine, est arrivée à un degré énorme; quand une exsudation séreuse considérable a déjà réalisé un commencement
d'ascite et que la cirrhose a revêtu les caractères de la deuxième
période (celle de la dégénérescence), nos eaux sont absolument
inutiles, de même que tout autre moyen qu'on pourrait tenter.

La cirrhose du foie se développe fréquemment à un âge
avancé; elle est constituée par une dégénérescence à marche
insidieuse, provenant presque toujours d'autres affections. Son
premier effet paraît être d'entraver la circulation du sang dans
les veines hépatiques : il en est de même de la sécrétion de
la bile, d'où une dilatation des canaux biliaires (*foie à tranche
de muscade à un faible degré*). Le sang de la veine porte ne peut
plus pénétrer en quantité suffisante dans le tissu de l'organe.

C'est de la même façon, quoique plus rarement, que la cirrhose se produit par suite d'un obstacle dans la circulation
pulmonaire, et en général, à la suite d'obstructions répétées
dans les veines hépatiques. La dysentérie, des accès répétés de
fièvre intermittente, la syphilis même, peuvent compter parmi
les causes de ces maladies du foie; mais il n'y a rien qui y
prédispose davantage que l'abus des alcooliques. Le séjour
dans les pays chauds paraît favoriser son développement. Mais,
comme circonstance étiologique, il est incontestable que les
alcooliques jouent le premier rôle. Leur influence nuisible sur
le foie s'explique le plus sûrement lorsqu'on admet que l'irritation qu'ils déterminent sur la muqueuse digestive se transmet
par voie de continuité aux canaux biliaires et au parenchyme
du foie, d'où une gêne de la circulation locale et obstacle au

retrait du sang veineux, et, par conséquent, une prédominance veineuse. Le siége véritable de cette altération, qui occupe précisément le tissu cellulaire au voisinage des ramifications de la veine porte, est un nouvel argument en faveur de cette opinion : de même aussi, dans le foie gras, nous voyons les premiers dépôts adipeux occuper également les interstices de ces veines. Sans doute, il y a encore d'autres influences que les alcooliques qui peuvent produire cette affection. Ainsi, il y a des substances dont l'absorption peut occasionner la prédominance veineuse aussi bien que les alcooliques ; il en est de même encore de la vie sédentaire, de l'influence des émotions morales, etc., comme nous l'avons déjà plusieurs fois indiqué dans ce travail.

§ XV. — De la bile.

Carlsbad nous offre un des moyens les plus prompts et les plus sûrs pour la guérison des *maladies de la bile*. La *sécrétion biliaire* est un résultat de la régénération du sang. Le foie puise à peu près exclusivement dans le sang de la veine porte les matériaux pour la fabrication de la bile. C'est pourquoi aussi les principes élémentaires de la bile, tels qu'ils existent dans la masse du sang, doivent être prédominants dans celui de la veine porte.

Si donc la fonction régénératrice du sang éprouve un obstacle, une entrave réelle dans le système de la veine porte, tels que nous les voyons dans la prédominance veineuse de ce sang, on conçoit que les principes bilieux s'accumulent aussi dans le sang de la circulation générale. Il s'ensuit donc que l'*ictère* (jaunisse) a toujours quelque rapport avec le trouble de la fonction régénératrice du sang dans le système porte. La jaunisse se forme toujours à la suite d'une dyscrasie veineuse, en ce que cette dernière coïncide avec un trouble de la fonction régénératrice du sang dans le système porte. Les phénomènes caractéristiques de la jaunisse se tirent encore de ce fait que, comme le sang de la circulation générale acquiert les propriétés du sang porte, il en découle la condition de dissoudre, dans le plasma de ce dernier, le principe colorant des vieux globules qu'il contient en plus forte proportion, d'autant plus que le sang porte est plus aqueux et qu'il est par là seul en état de dissoudre la matière colorante de ces globules sans noyaux. Par suite d'obstacles à la régénération du sang, il se fait que les matières grasses (qui devaient, aussi bien que les principes colorants, être repris par le foie et employés à la formation de la bile), passées dans la circulation générale, sont également retenues et accumulées dans le sang. Ces faits expliquent facilement la coloration ictérique de la peau et de tous les tissus, en ce que le plasma, qui pénètre dans tous les organes pour les nourrir, vient les baigner avec les matières colorantes qu'il tient en dissolution, et qui auraient dû être éliminées par le foie. La forte proportion de graisse contenue dans le sang ictérique vient former les dépôts graisseux, l'obésité, même les infiltrations graisseuses des viscères parenchymateux, la transformation graisseuse du foie, etc., et même les excrétions de matières grasses observées dans l'ictère. Enfin, nous voyons surtout, en suite d'un ralentissement circulatoire, que les excrétions naturelles dévient de la normale : l'exhalation cutanée est entravée aussi bien que la sécrétion rénale; la peau est généralement sèche, souvent parcheminée; dans l'urine, il y a prédominance des principes salins sur les principes aqueux. Elle est fortement saturée, foncée de couleur et peu abondante. La sécrétion intestinale est également paresseuse. Tous ces phénomènes s'expliquent toujours par ce fait, que le sang est invariablement affecté de dyscrasie veineuse; même l'ictère résultant d'un catarrhe de la muqueuse duodénale et de celle qui tapisse les canaux biliaires et qui obstrue ces derniers, est, en définitive, le résultat d'une obstruction des veines du canal intestinal et de l'abondante sécrétion de mucosités épaisses et visqueuses dans ce canal et dans les canaux biliaires, d'où un obstacle temporaire à la sécrétion biliaire, avec toutes ses conséquences, à savoir : léger gonflement du foie, urine bilieuse, décoloration des excréments, etc. Cette dernière forme est, par conséquent, toujours accompagnée d'une foule de phénomènes dyspeptiques, que l'on a bien plutôt attribués au catarrhe de la muqueuse gastro-duodénale, qu'au défaut de bile dans le tube digestif : défaut d'appétit ; goût amer ; éructations ; malaise et vomissements ; langue plus ou moins chargée ; constipation ; ou bien, assez souvent, diarrhée avec évacuation de masses jaune noirâtres ou d'un gris cendré ; une grande lassitude et un abattement inusité, physique et moral, sont constamment les compagnons de cette forme d'ictère, qui, dans beaucoup de cas aussi, est accompagné d'un peu de fièvre, et qui, pour cette raison, pourrait d'autant plus facilement être attribué à une maladie du parenchyme du foie, que la distension de l'organe par la bile favoriserait cette erreur, et que la pression sur le foie, aussi bien que sur le duodénum, est ordinairement douloureuse.

La prédominance de la vénosité produit aussi la *formation de calculs biliaires* et l'*heptalgie*. Dans les deux cas il se forme de l'ictère avec les excréments dépourvus de principes bilieux. Il est fort douteux, comme l'admettent quelques pathologistes, que, dans ces cas, le foie fonctionne comme à l'état normal et sécrète la bile, qui ne serait pas éliminée par les canaux biliaires, mais serait absorbée et engendrerait ainsi l'ictère. Ce liquide ne traverse point, sur le vivant, par voie d'endosmose, les parois des canaux biliaires ni la vésicule du fiel : les causes qui déterminent, dans ce cas, l'obstruction des canaux biliaires, n'agissent nullement sur un espace aussi restreint ni d'une manière aussi locale ; elles ont bien plutôt leur source dans la vénosité. Quand ce sont des calculs qui obstruent les voies biliaires, ces concrétions montrent déjà, rien que par leur présence, que les fonctions du foie sont en souffrance et qu'il fournit des produits morbides. Dans ces cas, nos eaux constituent le moyen le plus souverain ; elles ne favorisent pas seulement l'expulsion de ces calculs, mais encore il est probable que, par l'amélioration de la vénosité, elles font disparaître, au moins pour un temps assez long, la disposition à cette lithiase.

De même on admettra difficilement que, dans l'*heptalgie*, l'occlusion spasmodique des conduits biliaires se borne à ces canaux et ne s'étende pas également à tous les vaisseaux biliaires et gêne ainsi la sécrétion de la bile dans le foie. L'ictère peut également provenir d'un état paralytique des conduits excréteurs de la bile et des vaisseaux biliaires, donnant lieu à une gêne de la sécrétion de ce liquide. Cet effet paraît être produit par des affections morales subites ou continues. Cette manière de voir explique également aussi pourquoi nos thermes agissent aussi décidément, aussi sûrement sur ces maladies biliaires; c'est parce qu'elles agissent sur la première origine du mal; en normalisant la dyscrasie veineuse. Elle explique en outre pourquoi, dans les maladies profondément enracinées, comme l'atrophie rouge du foie, avec texture granuleuse, nos eaux, impuissantes comme tout autre moyen, font néanmoins encore disparaître, avec une étonnante facilité, la teinte mélanée (*melas icterus*) engendrée par cette affection.

Nous devons encore mentionner ici une maladie importante du foie, bien appropriée à Carlsbad, et qui provient d'une accélération anormale du cours du sang dans la veine porte, laquelle accélération provoque des désordres fonctionnels aussi bien que le ralentissement. Par suite de cette accélération, la sécrétion biliaire est plutôt activée. L'excitation du foie provoque à son tour un mouvement circulatoire plus rapide dans la veine porte, jusque dans ses dernières ramifications capillaires, d'où une *augmentation de sécrétion biliaire, polycholie.* Cet état, s'il persiste ou se répète souvent, amène à la longue un relâchement ou même une dilatation de ces vaisseaux, ce qui est établi par l'anatomie pathologique. Ce relâchement ou cette dilatation ont bientôt pour conséquence un état tout opposé, une viciation de la bile. Toutefois nous ne mentionnerons ici que cet état dans lequel la *polycholie* se renouvelle à la vérité assez souvent et dure depuis longtemps, mais où la quantité de bile n'a pas diminué et surtout n'a pas été supprimée, et où les excréments sont toujours imprégnés de bile.

L'accélération morbide de la circulation porte peut procéder directement du foie, sous l'influence d'une cause irritante, agissant directement sur le foie et activant sa sécrétion : telles sont, par exemple, la colère, les contrariétés; causes qui, comme on sait, produisent souvent, avec la rapidité de l'éclair,

une énorme émission de bile, et qui, lorsqu'elles durent et se
répètent souvent, produisent aussitôt des engorgements dans
le système porte. L'accélération anormale de la circulation
dans ce système peut aussi être amenée par des désordres
fonctionnels d'autres organes, et notamment ceux qui sont en
rapport intime de fonctionnalité avec la sécrétion biliaire, à
savoir, les organes digestifs et la peau. Pour les uns ce sera
une suractivité extrême de la fonction digestive; pour la peau,
un changement brusque de l'activité fonctionnelle de cette
enveloppe.

Les troubles fonctionnels de la peau n'ont pas, toutefois,
nécessairement une influence aussi sensible sur le foie, cette
membrane ayant des connexions physiologiques tout aussi
directes avec les reins et les poumons. Il en est de même des
désordres fonctionnels du poumon, qui peuvent également
produire des engorgements dans la veine porte. Si la respiration est incomplète, il en est de même de la transformation du
sang veineux en sang artériel, et il en résulte qu'une plus
forte proportion de globules de matière colorante se rencontre
dans le système porte.

Les critériums diagnostiques de la *polycholie* sont les suivants : l'examen du foie le montre gorgé de bile ; l'épigastre
est rempli par un corps dur, lisse, donnant à la percussion un
son mat, que l'on peut suivre jusque sous les côtes droites, et
qui descend davantage pendant l'inspiration. Dans le cours de
la maladie, il se peut que la tumeur arrive jusqu'à l'hypochondre droit, à deux travers de doigt au-dessous du rebord
costal. A mesure que le gonflement diminue, le foie se retire
d'abord de l'hypochondre droit, et disparaît finalement aussi
de l'épigastre. La tumeur est peu sensible à la pression. On
peut encore distinguer, dans ces cas, une tumeur formée par
la vésicule du fiel. L'*ictère* peut également survenir un peu
plus tôt ou un peu plus tard ; il persiste aussi longtemps que
la cause qui y a donné lieu. Les selles sont presque toujours
imprégnées de bile. Un symptôme important dans le cours de
cette affection, est que, malgré la continuation ou malgré
même l'aggravation des autres symptômes, le gonflement du

foie diminue graduellement et finit par se dissiper entièrement. Il en est de même d'un amaigrissement très rapide, qui forme un symptôme important (cet amaigrissement nous fournit la preuve que l'augmentation de sécrétion biliaire entraîne une diminution de la graisse). La pneumotose intestinale est également digne de remarque, en ce qu'elle est plus prononcée dans cette affection que dans aucune autre espèce de jaunisse.

Ce sont là les maladies de foie dans lesquelles je trouve indiqué et je recommande l'emploi des eaux de Carlsbad. La raison pour laquelle j'ai cru devoir traiter ce sujet avec plus d'extension que les autres, c'est le nombre considérable d'affections de ce genre qui, chaque année, viennent ici chercher leur guérison, et qui nous fournissent ainsi de nombreux sujets d'observation. C'est même ce grand nombre d'observations et les heureux résultats obtenus qui démontrent, clair comme le jour, l'action spécifique de nos thermes sur la *dyscrasie veineuse*, qui est l'une des principales causes déterminantes de la plupart des maladies de l'organisme humain. De là vient que les anciens médecins considéraient, et cela par expérience, la veine porte comme l'arbre veineux généalogique des souffrances de l'humanité, et qu'ils se servaient du proverbe si ingénieux en la désignant non sans raison de « *vena portarum est porta malorum.* »

§ XVI. — Maladies de la rate et du pancréas.

Si déjà, à propos du foie, nous disions que l'action de nos thermes n'était qu'imparfaitement appréciée à cause de l'obscurité qui régnait encore sur les fonctions de cet organe, nous le dirons à plus forte raison à propos de la rate et du pancréas, parce qu'ils jouissent d'une sensibilité bien moins grande et que leurs atteintes se révèlent souvent sous le masque d'un trouble de la digestion. Mais, malgré cela, l'observateur attentif ne peut manquer de remarquer, soit les aggravations qui surviennent pendant l'usage de nos eaux, dans les maladies de la rate et du pancréas, soit les accidents assez nombreux développés dans ces organes pendant la cure, chez des individus venus pour d'autres maladies.

Une sensation, revenant par instants, de *tension* et de *pesanteur* dans l'hypochondre gauche ; souvent pesant comme un fardeau, surtout dans les changements de position ; plus marquée également dans l'ascension des côtes, et l'obligeant même assez souvent à s'arrêter dans sa promenade.

Douleur sourde, térébrante dans l'hypochondre gauche, s'irradiant de la région splénique, occasionnant parfois un sentiment de constriction le long de l'œsophage, et qui se termine assez fréquemment par une légère régurgitation d'eau, mais qui s'étend quelquefois aussi jusque vers l'omoplate gauche et s'y fait sentir plus longtemps sous forme d'une pression et d'une distension.

Élancements répétés par saccades, comme après une course forcée, étendus de la partie inférieure gauche du thorax, à travers tout l'hypochondre jusqu'à la hanche.

Douleur brûlante dans la rate qui le fait se tenir courbé.

Sensation de pression et parfois élancements profonds entre l'ombilic et l'appendice xiphoïde, un peu à droite et profondément vers la colonne vertébrale. Elle est surtout marquée après le repas ; elle l'est également pendant la toux et l'éternument : les profondes inspirations sont gênées, de même que le décubitus dorsal, qui est très difficile.

Nous avons déjà rapporté plus haut des cas dans lesquels sont survenus de la salivation, du pyrosis, un sentiment de brûlure dans le pharynx et l'émission de matières salivaires par l'anus, symptômes qui ont probablement aussi quelques rapports avec l'affection du pancréas pour nos eaux.

1° *Maladies de la rate.*

Avant de passer aux différents états pathologiques de la rate, nous croyons devoir, pour plus de ponctualité, faire précéder quelques remarques physiologiques. Le tissu microscopique de la rate, avec ses aréoles, se trouve, d'une part, en communication directe avec l'excavation veineuse, au moyen des porosités de la couche limitant les corpuscules spléniques isolés et agminés (ce sont ces formes irrégulières, cylindriques des veines de la rate, constituées par des excavations et des saillies); d'un autre côté, le même tissu est en rapports intimes avec les origines des vaisseaux lymphatiques.

Quelles que soient les obscurités qui règnent encore sur la physiologie de la rate, il n'en est pas moins très probable qu'elle exerce une action importante sur la sanguification, et que c'est dans cet organe et dans le système lymphatique, son allié, que se passe la préparation des éléments organiques du sang. Il paraît même que la fonction de la rate ne consiste pas seulement dans la formation des noyaux, mais encore dans la formation et un commencement de coloration des vésicules. C'est dans la rate que les vésicules blanches du chyle sont soumises à une sorte de respiration placentaire, par le moyen du sang artériel (comme les branchies dans l'eau). Sans cette respiration, les vésicules incolores du chyle et de la lymphe ne se colorent point ; mais pour que cette coloration des vésicules puisse s'opérer, le chyle a besoin de séjourner longtemps dans la rate, comme aussi dans le système lymphatique, et ce séjour doit s'accomplir sans que son mouvement soit arrêté. Pour cela, il faut que cette respiration soit activée par l'exercice en plein air et par la libre circulation du sang artériel (respiratoire) à travers les glandes lymphatiques, de même aussi que par la circulation sans entrave du sang de la veine porte. Lorsque cette circulation se trouve entravée par des obstructions dans le système porte, il arrive qu'une forte quantité de lymphe non élaborée s'accumule dans la rate et s'y dépose. Si maintenant cet état, cet engorgement de la rate par du blastème (qui doit fournir les éléments pour l'élaboration et la transformation ultérieure par le système lymphatique, du plasma et des vésicules sanguines) devient *permanent*, par suite de la persistance de la vénosité provenant d'engorgement du système porte, comme dans les affections du foie, il se dépose dans la rate une plus grande quantité de matières qu'elle n'en saurait élaborer : de là une dilatation des cellules de cet organe, de ses vaisseaux sanguins et lymphatiques, et une hypertrophie consécutive. La prédominance de la vénosité contribue ainsi très fréquemment à la pathogénésie de la rate, et, par conséquent, les eaux de Carlsbad sont parfaitement appropriées à la plupart des maladies de cet organe. Tels sont les *changements de forme et de volume* jusqu'aux degrés les plus extrêmes ; d'un autre côté, ce sont l'*hypérémie* et l'*hypertrophie* de cet organe, assez difficiles à distinguer ; la *dégénérescence lardacée* (Speckmilz), la *splénalgie*, avec ou sans augmentation de volume, habituellement précédée de névralgie de l'utérus, de l'ovaire, des nerfs intercostaux gauches. Enfin, les maladies de l'enveloppe de la rate, épaississement et transformation fibró-cartilagineuse.

Le diagnostic des affections de la rate est fourni par les signes physiques de l'augmentation de volume. La percussion plessimétrique nous donne les dimensions, la forme, la consistance ainsi que la situation de l'organe. Le malade doit se coucher sur le côté droit ; on détermine les diamètres longitudinaux, transversaux et obliques, et on trace les contours au moyen d'un crayon noir, pour venir en aide à la mémoire. Qu'on n'oublie pas qu'à l'état normal la rate mesure deux pouces et demi à trois pouces de longueur et deux un quart à trois de largeur. D'un autre côté, ce sont les symptômes à établir par le diagnostic. Parmi ceux-là, il faut compter : une douleur sourde, compressive, limitée dans la région splénique, arrivant souvent par élancements, augmentant par la pression, la percussion ou une inspiration profonde. Chaleur locale et sensation d'un mouvement constrictif, arrivant par intervalles dans la région de la rate. De plus, la plupart des cas de maladies de la rate sont accompagnés d'accès de fièvres périodiques, intermittents ; de désordres fonctionnels d'autres organes ; de palpitations du cœur, qui est refoulé en haut ; de dyspnée par suite de compression pulmonaire ; de l'œdème des membres inférieurs par compression de la veine cave inférieure ou de quelques troncs principaux de la veine porte ; de la dyspepsie, du dévoiement par dérangement des fonctions de l'estomac et des intestins.

Le teint est *splénique* (pâle, ombré de grisâtre) ; la nutrition

est dérangée; affaiblissement; infiltration des muscles; peau
ridée, grisâtre. Il y a enfin l'ensemble de tous ces phénomènes
comme expression de la cachexie splénique.

Les fièvres d'accès sont la cause la plus commune des altérations de la rate. Dans ces cas, j'ai presque invariablement
observé les meilleurs effets de nos eaux, même dans les formes
les plus extrêmes. Je citerai entre autres le cas d'un homme de
vingt-huit ans, de **B**..., qui prétendait avoir, depuis l'âge de
huit ans, une tuméfaction considérable de la rate, sans la cachexie paludéenne ni aucune autre cause connue. L'organe oc-
cupait toute la moitié gauche de l'abdomen et s'étendait jusque
auprès de la crête iliaque. Elle avait la résistance d'une planche.
Il y avait infiltration considérable des jambes; les forces digestives étaient anéanties et l'aspect du malade, presque anhé-
mique, portait toute l'empreinte de la cachexie splénique. Les
traitements les plus héroïques, à l'iode et au brome, étaient
restés sans effet; on avait même proposé l'extirpation, lorsque
enfin le professeur Oppolzer adressa le malade à Carlsbad.
Ayant répété la cure trois années consécutives, il ne restait plus
à la fin la moindre trace de son affection. Le malade reprit la
mine la plus florissante; ses facultés intellectuelles même se
fortifièrent sous l'influence de sa complète guérison.

2° *Pancréas.*

Les maladies du pancréas, bien que rares, s'offrent très souvent à notre observation. Il est à présumer qu'une vénosité
morbide, dans le système de la veine porte, exerce également
une influence déterminée sur l'état de cet organe, malheureusement trop peu accessible à notre investigation : cette vénosité, du moins, nous la trouvons très souvent en compagnie
des maladies du pancréas. Le défaut de moyens propres à établir un diagnostic certain nous force encore ici d'entrer dans
la voie de l'anatomie pathologique que nous avons si souvent
parcourue avec succès, et qui nous expose de la manière la
plus satisfaisante, et par des faits, les relations de ces maladies
avec d'autres affections, et leurs rapports réciproques.

C'est ainsi qu'il se pourrait fort bien que beaucoup de maladies du pancréas dussent leur origine à l'existence d'un calcul *biliaire* ou *salivaire*, enchatonné près du point de jonction des conduits cholédoque et de Wirsung, et qui générait le libre écoulement du produit de sécrétion. Ces cas seraient parfaitement appropriés à nos eaux. Il en serait de même de la *transformation graisseuse du pancréas*, qu'on ne trouve d'habitude que chez les gens âgés, et qui ne se rencontre pas seulement dans la polypiose, mais encore dans le marasme. Nous citerons encore les cas dans lesquels la glande ou le tissu cellulaire interstitiel ont pris un *développement hypertrophique ;* par contre, nos eaux n'auront pas grand effet dans les cas où l'organe est arrivé à une consistance cartilagineuse.

Les signes directs de cette maladie sont ceux fournis par l'examen de la région pancréatique à l'aide de l'inspection, la palpation, la percussion, mais qui ne sont possibles que dans les cas de tuméfactions considérables. La situation de la tumeur est très variable, ordinairement au-dessus de l'ombilic ; tantôt plus haut, tantôt plus bas, plus à droite ou plus à gauche. La direction de la tumeur est habituellement transversale ; elle est dure, tendue, généralement lisse, tantôt mobile, tantôt fixe et quelquefois pulsatile. La douleur existe souvent, mais pas toujours. Elle siége habituellement entre l'ombilic et la région du cœur, mais profondément, comme derrière l'estomac, au voisinage de la colonne vertébrale. Les mouvements, le soulèvement du corps provoquent dans le même point la sensation d'un poids, d'un fardeau ; mais, en résumé, la nature des sensations douloureuses est excessivement variable selon les sujets. Il est rare que la pression augmente la douleur. — Parmi les signes indirects on pourrait compter les variations de l'appétit, qui est souvent diminué, quelquefois une faim extrême, quelquefois encore l'alternance de ces deux états. La soif est rare ; le pyrosis existe souvent ; sensation de brûlure dans le pharynx, l'œsophage, même dans l'estomac, souvent associée à des vomissements de grandes quantités d'une mucosité acide ou acide amère, quelquefois caustique, qui vient remplir la bouche inopinément ou après une légère éructation, ou qui est expulsée par une légère vomiturition. Ce n'est qu'en cas de complication de maladie de l'estomac et du foie que les efforts de vomissement sont plus considérables et les matières rejetées plus abondantes et plus épaisses. La constipation est plus fréquente que les selles normales ou la diarrhée. Il n'est pourtant pas rare de voir survenir une diarrhée colliquative dans le courant de cette affection. Dans quelques cas on constate des évacuations de matières comme salivaires par l'anus. On observe aussi quelquefois une teinte ictérique de la peau, sans que le foie présente d'altération. De plus, on constate un état d'agitation, d'inquiétude qui souvent tourmente encore les malades dans des cas très anciens. On observe aussi des insomnies d'une durée inusitée; parfois même des syncopes répétées. Un des symptômes les plus remarquables de ces affections du pancréas, c'est l'amaigrissement, qui pourtant n'existe pas dans tous les cas. C'est quelquefois l'unique signe d'une maladie de cet organe.

§ XVII. — Les organes urinaires.

Si nous examinons attentivement la texture si compliquée des organes urinaires et l'importance des fonctions qu'ils remplissent à l'état physiologique, ainsi que l'antagonisme frappant de ces fonctions avec celles de la peau et des intestins ; si, d'un autre côté, nous observons l'action congestive sur ces organes, des passions *in Venere et Baccho*, et qui sont la cause la plus fréquente des maladies de l'appareil urinaire ; si enfin nous voyons la combinaison presque constante de ces maladies avec la dyscrasie veineuse, nous pourrons bien admettre qu'ici encore l'hypérémie veineuse est fréquemment l'origine de ces affections, et nous ne serons plus étonnés de voir tant de bons résultats, dans ces affections, dus à l'usage de nos eaux.

Voici les symptômes que l'on observe pendant la cure.

Une sensation de *pression* et de *pesanteur* dans la région des reins, tantôt à droite, tantôt à gauche, parfois même sensible au repos, mais le plus ordinairement pendant l'exercice au grand air, et surtout quand on reste longtemps assis.

Douleur obtuse, *compressive* dans la région rénale gauche ; térébration obtuse tout le long du flanc.

Grande *sensibilité* à la pression, au-dessus des dernières côtes gauches, à côté de la colonne vertébrale.

Tension et *tiraillements* dans la région rénale, avec sensations comme si quelque chose était poussé avec efforts depuis les fausses côtes jusque dans le bassin, dans la direction de l'uretère vers la vessie.

Douleur sourde, *compressive*, entremêlée de quelques élancements obtus, le long des uretères, s'étendant jusqu'en avant vers la fosse naviculaire et se terminant au gland.

Tiraillements et *contractures spasmodiques* s'étendant du coccyx vers la vessie, le long de l'intestin.

Envies d'uriner très fréquentes, avec émission abondante d'une urine aqueuse.

Pression extraordinaire au niveau du col de la vessie, avec forte envie d'uriner, comme si l'on avait pris de jeune bière.

Le besoin d'uriner se manifeste souvent d'une façon si momentanée qu'on ne peut l'imputer à la quantité d'urine, attendu que celle-ci est souvent médiocre et la vessie en pourrait contenir bien davantage. Cette particularité paraît dépendre d'une influence spécifique de nos eaux sur le muscle de la vessie.

Douleur compressive dans le périnée ; le jet de l'urine est faible, avec légère ardeur dans le canal.

Quelquefois *la quantité d'urine diminue* pendant la cure et il y a une douleur obtuse au périnée. Dans ce cas, on voit assez souvent des gouttes de fluide prostatique à l'orifice uréthral pendant les garde-robes.

En urinant, et encore assez longtemps après, beaucoup de malades éprouvent une sensation de brûlure dans la partie de l'urèthre qui correspond au gland.

Après avoir uriné, beaucoup de personnes ressentent comme le besoin d'expulser du canal de l'urine qui y serait restée.

Envies très fréquentes d'uriner pendant toute là journée ; même pendant la nuit on est souvent réveillé pour satisfaire ce besoin ; l'urine est claire comme de l'eau.

La couleur de l'urine, pendant et immédiatement après boire, est tout à fait pâle, claire et comme de l'eau, tandis que l'urine rendue dans la journée est souvent d'un jaune paille ou d'un rouge foncé, semblable à la bière mal fermentée ; parfois jumenteuse et brune comme chez ceux qui ont pris de la rhubarbe.

J'ai quelquefois observé l'émission de sang par l'urèthre : sans y penser et sans efforts il en sortait quelques gouttes, même parfois en petits jets, produisant ordinairement une très légère sensation de brûlure. Je l'ai vu trois fois chez des hémorrhoïdaires et deux fois peu de temps après la guérison de blennorrhagies.

Le sédiment de l'urine est blanchâtre, briqueté ou rouge foncé ; parfois filant, gélatineux, comme du frai de grenouilles ; quelquefois il est épais, muqueux et contient même des globules du sang ; d'autres fois il contient un excès de principes alcalins (surtout après l'usage prolongé de nos eaux). Quelquefois aussi il est calcaire, mais il prend rarement un aspect cristallin. Dans certains cas, dès les premiers jours de la cure, on aperçoit déjà des graviers et de petites sablures au fond du vase.

L'urine perd bientôt de sa réaction acide, souvent même dès les premiers jours ; elle commence par devenir neutre, et après un usage prolongé des eaux, elle prend des propriétés alcalines, et répand alors une odeur d'un caractère d'alcalinité pénétrante.

Passant maintenant aux états morbides qui conviennent à nos eaux, nous mentionnerons en particulier :

Les *hypérémies* et les *stases veineuses*, soit de la muqueuse du *bassinet*, soit de la *substance même du rein*. Ce sont elles qui forment d'ordinaire le commencement de la plupart des désorganisations du rein ; mais cet état est difficile à reconnaître, car on ne rencontre que rarement les symptômes suivants : douleurs sourdes, tensives, tiraillantes et compressives, revenant par intervalles dans le flanc et la région rénale. Ces douleurs s'irradient le long de l'uretère et du membre inférieur du côté correspondant, et y déterminent des tiraillemens, une

sensation de froid et de la difficulté pour les mouvements.
L'urine est abondante, dans ce cas, mais n'est émise que lentement, après que le besoin s'en est fait plusieurs fois sentir, et elle dépose quelquefois un sédiment muqueux. D'ailleurs cette maladie est le plus ordinairement une conséquence de l'hypertrophie du foie, d'une forte hypertrophie de l'ovaire, ou elle se développe à l'occasion d'autres tumeurs ou gonflements dans l'abdomen, qui peuvent exercer quelque influence sur les reins ; ou bien encore elle est quelquefois en rapport avec la goutte ou les hémorrhoïdes ou d'autres obstructions veineuses.

La *maladie rénale de Bright.* — La cause primitive, essentielle de cette affection est une inflammation diffuse des reins, une hypérémie s'étendant à toute la substance de ces organes, mais surtout à la substance corticale, avec exsudation simultanée d'un plasma contenant plus ou moins de fibrine. Ce plasma imprègne les éléments des différents tissus des reins, la substance interstitielle, l'épithélium, etc., pénètre en majeure partie dans l'intérieur des conduits de Ferrein, dans lesquels il se coagule en partie, sans s'organiser positivement, et une autre partie s'écoule, non coagulée, avec les urines. Pour peu qu'elle se prolonge quelque temps, cette exsudation anormale entraîne à sa suite un vice de nutrition de l'épithélium des canaux de Ferrein. Ces canaux commencent par changer de forme ; ils se métamorphosent en majeure partie en graisse et finissent par périr entièrement, ce qui annihile, comme de juste, la sécrétion urinaire dans ces canaux. Si les malades ne meurent point durant cette période de l'affection, si, au contraire, il survient une rémission des accidents ou même une cessation complète de l'hypérémie, il s'opère dans le rein malade un mouvement nutritif en vertu duquel les conduits devenus impropres à la sécrétion urinaire, ainsi qu'une partie de leurs vaisseaux sanguins, se résorbent graduellement et finissent par disparaître entièrement sous l'influence de conditions favorables. Cette dernière circonstance représente la guérison de la maladie, qui, pourtant, est toujours liée alors à une atrophie plus ou moins considérable du rein.

De ce que cette maladie se développe sous l'influence de l'abus des spiritueux et des diurétiques, et qu'elle se montre souvent aussi en compagnie des maladies du cœur et de la cirrhose du foie, toutes ces circonstances témoignent que la dyscrasie veineuse n'y est pas non plus étrangère.

La forme chronique de la maladie de Bright offre beaucoup d'obscurités à son début; beaucoup de mois se passent sans que le malade en soit averti par aucun symptôme, jusqu'à ce que enfin l'affaiblissement progressif, une certaine anxiété ou une pâleur croissante éveillent son attention. L'observateur attentif peut néanmoins discerner le mal dès son origine, à l'aide de symptômes futiles en apparence. C'est ainsi que, pendant longtemps, l'urine est ou très abondante ou en petite quantité; parfois elle est d'un rouge cerise avec un peu de sang, d'autres fois l'émission en est très difficile; ou bien il y a des douleurs rongeantes dans les flancs ou dans les hanches, et qui s'étendent parfois dans les aines, les cuisses, ou vers le scrotum. L'unique symptôme constant est que, dans la première période, on se réveille une ou plusieurs fois chaque nuit pour satisfaire le besoin d'uriner. Plus tard surviennent les autres symptômes caractéristiques : la coagulabilité de l'urine par la chaleur et les acides, à cause de l'albumine qu'elle contient, et enfin l'hydropisie, qui, toutefois, n'est pas d'habitude en raison directe avec la destruction des reins ni avec la diminution de la sécrétion urinaire. Dans la première période, il est certain que les eaux de Carlsbad sont indiquées, et seraient fort bien en état d'obvier à la destruction ultérieure des reins, en faisant cesser l'hypérémie. Malheureusement on ne pense à recourir à l'examen des urines que quand le mal a fait de trop grands progrès, et alors Carlsbad rend les mêmes services que les autres moyens, c'est-à-dire aucun.

Le *diabète*. — La plus grande obscurité règne encore, comme chacun sait, sur l'essence de cette maladie. L'opinion la plus acceptable est celle de Derer, qui la fait dériver plutôt d'une anomalie des fonctions digestives (en vertu de laquelle la fécule des matières alimentaires serait transformée en sucre) qu'à un dérangement des fonctions des reins, lesquels n'auraient ici d'autre part que celle d'éliminer, dans la limite de leurs forces, ce sucre, produit pathologique. On a bien publié quelques cas de guérison de diabète par le moyen de nos eaux ; mais, quant à moi, je n'ai pas eu le même bonheur, quoique j'aie vu disparaître un grand nombre de symptômes morbides du côté des voies digestives et de l'état général des malades. C'est ainsi que j'ai vu se modérer cette soif excessive, cette faim atroce et cette constipation opiniâtre ; quant à la sensation douloureuse et brûlante du côté de l'estomac, elle s'est montrée plus rebelle. La peau sèche et parcheminée commence à transpirer ; l'humeur devient plus gaie, et les forces semblent se relever ; il n'est même pas rare de voir diminuer la quantité des urines, ainsi que leur poids spécifique et la quantité de sucre et de matière gommeuse ou dextrinée qu'elle contient. Par malheur, cette amélioration n'est que passagère ; bref, on ne doit attendre un effet curatif de nos sources que dans les cas où la maladie est encore à sa première période.

L'*énurèse*, ou *pissement goutte à goutte*, alors même que la vessie est complétement vidée, convient à nos eaux, mais seulement dans les cas où la cause de cette infirmité réside dans la compression de la vessie par une tumeur ou une hypertrophie de quelque organe voisin. J'ai plusieurs fois traité cette infirmité avec succès chez les dames pléthoriques avec hypertrophie de la matrice.

Il en est de même de l'affection inverse, l'*ischurie* ou *rétention d'urine*. Elle convient à Carlsbad lorsqu'elle résulte d'une cause extérieure, d'une compression de l'urèthre par les parties voisines, un sarcocèle, l'hypertrophie de la prostate, ou bien encore quand elle tient à un épaississement des parois ou du col de la vessie.

L'*hématurie*, ou *pissement de sang*, n'est souvent qu'une conséquence d'autres maladies de l'organisme ; mais ce n'est que dans les cas où tous les autres accidents parlent en faveur de Carlsbad, où il y a pléthore abdominale bien prononcée avec suppression d'hémorrhoïdes ou des règles, il n'y a point d'irritation actuelle des organes urinaires, que l'on peut attendre de bons résultats de nos sources.

Le catarrhe vésical. — Cette affection, qui s'observe particulièrement chez les gens âgés, chez lesquels toutes les muqueuses
ont de la tendance à s'épaissir, se développe souvent à la sour-
dine, sans malaise et même sans douleur en urinant, de façon
qu'on ne le remarque généralement que lorsqu'il existe depuis
quelque temps déjà, et que le malade se plaint de pression et
de douleur dans la vessie. L'émission de l'urine ne se fait que
lentement et avec des douleurs plus ou moins vives. Elle contient quantité de mucus tantôt filant, tantôt floconneux et qui
se dépose au fond du vase ; dans certains cas rares, l'urine contient même un peu d'albumine. Ce n'est qu'à une époque
avancée de la maladie que se montrent la dysurie spasmodique
et la strangurie. Les causes de cette affection sont souvent des
métastases goutteuses ; des anomalies hémorrhoïdales ou menstruelles ; une vie sédentaire, et enfin, toutes les circonstances
qui occasionnent et renouvellent fréquemment des irritations
hypérémiques dans la muqueuse vésicale ; tels sont : l'usage
trop fréquent des diurétiques, les excès vénériens, etc. — Aussi
longtemps que cette maladie n'est pas trop invétérée ni enracinée, qu'il n'y a ni destruction organique, ni, en général, une
trop vive sensibilité, ni affection spasmodique, nos eaux rendent de grands services.

La *prostate* également est souvent hypertrophiée, et manifeste alors les signes caractéristiques suivants : douleur sourde,
continue, incommode dans la glande, et souvent des douleurs
lancinantes qui s'irradient de la glande dans l'urèthre, et jusque
dans les uretères. Fréquents besoins d'uriner, qui ne peuvent
être satisfaits qu'avec difficulté. Enfin, à l'exploration par
l'anus, on constate la saillie formée par la prostate hypertrophiée. Les eaux de Carlsbad agissent quelquefois d'une manière extrêmement favorable contre cette maladie.

Enfin, nous arrivons à la *diathèse calculeuse*, qui se manifeste tantôt seulement sous forme de graviers ou de sable, et
d'autres fois sous forme de pierres ou calculs urinaires. Les
symptômes offrent la plus grande variabilité. Souvent, les accidents ne présentent aucune violence ; il y a des malades qui
ne ressentent d'autre douleur ou incommodité qu'un peu de

chaleur en urinant : l'urine émise est naturelle, seulement un peu foncée de couleur et d'une pesanteur spécifique plus grande et elle dépose un peu par le refroidissement. Quelquefois la douleur et l'irritation augmentent périodiquement ; alors, la quantité de gravelle augmente aussi et se combine avec un sédiment pulvérulent et muqueux.

D'autres fois, et surtout quand les sécrétions occupent les *reins*, les phénomènes sont bien plus intenses. Le malade est pris d'une violente douleur lancinante, déchirante dans le flanc, mais qui cesse aussi subitement qu'elle était venue, et qui suit habituellement le trajet des uretères. Cette douleur s'apaise quelquefois dans certaines positions du corps et augmente dans d'autres positions. En même temps qu'apparaissent les douleurs, il y a souvent suppression des urines, qui recommencent à s'écouler dès que la douleur cesse. Ces accidents alternent souvent, jusqu'après l'émission d'une certaine quantité de gravelle.

Lors de la descente de ces concrétions, des reins dans la vessie, on constate souvent les phénomènes suivants : les douleurs néphrétiques deviennent intolérables ; les efforts de propulsion de ces corps étrangers sont d'une violence telle, que les malades éprouvent la sensation de la déchirure des uretères ; de plus, il y a de violents efforts pour uriner. Rétraction des testicules, crampes dans les membres inférieurs, malaises et vomissements, excitation fébrile, anxiété, insomnie, jactitations continuelles. Tout cela dure de trente-six à quarante-huit heures, et cesse tout d'un coup aussitôt que se montre le produit pathologique. Plus ce dernier est volumineux et irrégulier et plus les douleurs et autres accidents sont indicibles.

Dans les cas de *calculs vésicaux*, le malade éprouve une sensation désagréable à l'extrémité du gland qui arrive souvent à être une douleur réelle, surtout après un effort violent ou un brusque changement de position, et immédiatement aussi après l'émission des dernières gouttes d'urine. A la longue, la douleur devient plus durable, les épreintes urinaires plus fréquentes, et la quantité d'urine diminue et quelquefois elle ne s'écoule plus que goutte à goutte. Dans certains cas, le jet de l'urine est brusquement interrompu, quoique la vessie soit encore à moitié pleine et que l'envie d'uriner subsiste. Chez d'autres malades, la douleur ne se fait sentir qu'au moment où il ne reste que quelques gouttes d'urine dans la vessie, parce qu'alors cette poche n'est plus protégée par le liquide et ressent bien plus vivement la pression de la pierre.

A tous ces symptômes, déjà très désagréables, viennent se joindre le plus souvent encore ceux d'un trouble digestif, rapports amers, dyspepsie, flatulence et un développement considérable d'acides dans l'estomac.

Si nous considérons avec attention les influences sous lesquelles se développe le plus ordinairement cette affection : l'âge mûr ou de décroissance, le régime succulent, animal ou fortement azoté; l'habitude de boire peu ou d'user de vins capiteux; une vie sédentaire avec peu d'exercice musculaire, comme cela se rencontre chez les savants et les gens casaniers; si nous considérons toutes ces circonstances, nous verrons que ce sont les mêmes qui contribuent à développer la dyscrasie veineuse. Enfin l'on observe chez les calculeux l'existence simultanée de différentes affections du système porte, d'un dérangement de la digestion, d'accidents hémorrhoïdaux, de même aussi que des productions pathologiques pareilles à celles de la goutte, avec la seule différence que, dans cette dernière, les concrétions se déposent autour des articulations, et dans l'autre elles se déposent dans les voies urinaires, et qu'il n'est même pas rare que les unes se substituent aux autres. Il n'y a donc pas le moindre doute que ce ne soit le sang, affecté de dyscrasie veineuse, qui est la base fondamentale de la formation des calculs urinaires, et que nos eaux doivent jouir d'une grande efficacité dans cette affection, ce qui s'observe en effet journellement.

Et pourtant il est nécessaire de s'assurer au préalable de la composition chimique des concrétions urinaires, l'expérience de chaque jour apprenant que l'usage de nos eaux rend les urines évidemment alcalines. Il s'ensuit qu'en cas d'alcalinité des concrétions, nos eaux, non-seulement ne peuvent être utiles, mais encore pourraient nuire; mais dans les cas où il y a prédominance d'acides lithiques, ce qui se rencontre le plus ordinairement, alors on peut s'attendre aux résultats désirés : l'effet de nos eaux ne se bornera pas à neutraliser l'excédant d'acides dans les premières voies et dans tout l'appareil digestif, mais encore à écarter là cause de la diathèse calculeuse, à savoir les engorgements veineux de l'abdomen et du bassin, et réduire ainsi à néant la disposition à la lithiase ; ces résultats ne s'obtiennent souvent, il est vrai, qu'après un usage répété de nos eaux.

Que l'on ne s'imagine pas, pour cela, qu'en exposant le principe chimique ci-dessus je considère l'action de nos eaux comme purement chimique : je crois, au contraire, que leur effet dynamique y a une part bien plus considérable. On n'a qu'à se demander, sans prévention, d'où vient que dès les premiers jours les malades rendent autant de graviers, même de petits calculs? S'il n'y avait en cela que des influences chimiques, comment se fait-il que plus tard, tout en augmentant la dose, il se passe souvent des semaines sans qu'il y ait de nouvelles émissions de ces corps étrangers? Enfin, combien n'y a-t-il pas de malades qui ne rendent leurs concrétions que des mois après la cure! Il y a donc suffisamment de preuves pour démontrer que nos thermes agissent dynamiquement, spécifiquement sur l'organe, plutôt que chimiquement sur le produit.

§ XVIII. — Système génital.

La structure spéciale, délicate des organes dévolus à la génération, leurs fonctions et les usages qu'ils sont appelés à remplir, et qui tous, plus ou moins, ne peuvent s'accomplir que par le moyen d'orgasmes ou de congestions sanguines considérables; enfin les modifications naturelles, périodiques de ces fonctions, plus les périodes d'accroissement et de décroissance organiques, toutes ces circonstances donnent lieu facilement et tout naturellement à des hypérémies morbides et des stases sanguines atoniques, dont un grand nombre trouvent leur guérison à nos eaux.

Mais aussi les organes génitaux présentent-ils fréquemment,

à nos eaux, des particularités d'une haute importance symptomatologique ; il faut reconnaître que, par un sentiment de pudeur, ils n'arrivent pas souvent aux oreilles des médecins et qu'en raison de leur fugacité ils ne réalisent pas si facilement des désordres fonctionnels. Un assez grand nombre de cas rapprochent beaucoup les phénomènes produits par nos eaux de ceux qu'on observe au moment de la puberté et au moment de l'âge climatérique.

Les symptômes, chez l'homme, sont :

Douleur compressive dans les testicules ; tiraillements et tension depuis l'aine jusqu'aux testicules, à travers les cordons spermatiques.

Les *testicules se gonflent* quelquefois, sans douleur ni trace d'inflammation, de telle sorte qu'on est obligé de porter un suspensoir.

Contractures spasmodiques momentanées dans le pénis.

Fourmillements et démangeaisons à la peau de la verge et du scrotum, et qui dégénèrent en sensation de brûlure quand on se gratte. Il paraît aussi que les follicules sébacés du prépuce sécrètent en plus grande abondance. De même aussi il y a transpiration plus abondante dans les parties velues.

Éructions sans motif présent ; *pollutions* nocturnes répétées.

On observe souvent des pertes séminales nocturnes tout à fait involontaires, chez des personnes très chastes d'ailleurs, ou chez des individus d'un âge déjà fort avancé, sans érection et sans éprouver de sensation voluptueuse ; elles ne laissent après elles que de l'abattement et une débilité extraordinaire.

Dans les premiers temps de la cure on éprouve une irritation voluptueuse dans les organes génitaux, avec des idées fort lubriques ; des érections fréquentes et souvent d'abondantes pollutions. Il y a même des érections pendant les garde-robes et assez souvent des pertes de fluide prostatique. Les désirs vénériens semblent se modérer considérablement par la suite, et, même pendant les érections, il n'y a point de désir particulier de sacrifier à Vénus.

Diminution des appétits vénériens ; pas d'érection ni de pollution.

Dans les *organes génitaux de la femme* on observe :

Endolorissement des seins ; élancements fréquents, tension et tiraillements dans les seins.

Par moments, sentiment de pression profondément dans le bas-ventre ; sensation de pesanteur et de plénitude dans le bassin, comme aux approches des règles.

Tiraillement vers la région sacrée ; serrements vers les parties génitales.

Élancements se portant de la région sacrée, à travers le bassin, vers la symphyse pubienne et la région inguinale.

Élancements circonscrits, profonds et se rapportant exactement aux ovaires. Ils partent tantôt de l'aine droite, tantôt de la gauche.

Beaucoup de démangeaisons et augmentation de la sueur au niveau des organes génitaux.

Les parties génitales externes présentent souvent du gonflement et sont même parfois œdématiées.

Tiraillement, pression ou tension douloureuse dans le bas-ventre, au niveau des organes génitaux : aux approches des époques menstruelles, on observe fréquemment des frissons, des étirements, des bâillements et une sensation de poids comme une pierre dans le ventre.

Les *règles* offrent les plus grandes variations durant la cure.

Très souvent les approches de l'époque sont marquées par de nombreuses incommodités, telles que : météorisme du ventre ; grande pesanteur dans les jambes ; frissons nocturnes et chaleur ; humeur sombre et découragement ; parfois céphalalgie, somnolence et vives douleurs dans le sacrum.

Menstruation difficile avec tiraillements dans les flancs et douleurs dans la partie antérieure des cuisses. Quelquefois les règles *avancent* avec coliques spasmodiques, tranchées et habituellement aussi céphalalgie.

La menstruation est le plus souvent peu abondante et prolongée, mais quelquefois aussi *elle coule plus fort et dure plus longtemps que d'habitude ; le sang est alors plus foncé et offre une odeur pénétrante ; les pieds ont de la tendance à s'infiltrer autour des malléoles, et l'expérimentatrice B. B.... rendait encore, trois jours après l'époque, des caillots d'un sang visqueux, noir, et plus tard survint une forte leucorrhée, tout à fait inaccoutumée.*

Les dames de l'âge climatérique, qui n'ont plus *vu* depuis des mois et même des années, perdent souvent, après des douleurs lombo-sacrées analogues à celles de l'enfantement, et après une sensation douloureuse et rémittente de pression dans le bassin, des caillots d'un sang foncé, très fétide, dont l'écoulement se continue souvent assez longtemps et qui a pour résultat de déprimer considérablement leurs forces.

Après l'époque, on observe assez souvent de l'érosion et une sensation de brûlure dans les parties génitales, avec abondante leucorrhée.

Les flueurs blanches sont généralement très fréquentes à Carlsbad. Même chez des personnes qui n'en avaient eu que rarement ou jamais auparavant, il survient un écoulement de mucosité transparente, qui occasionne souvent des ardeurs et des démangeaisons dans le vagin.

Passant maintenant aux maladies des organes génitaux qui se guérissent ici, nous citerons d'abord :

Le *sarcocèle du testicule*, qui résulte presque constamment d'une stase veineuse. Il se présente sous forme d'une tumeur d'égale dureté partout, produisant une sensation de tension, légèrement appréciable au toucher, mais n'étant nullement de nature inflammatoire. Il peut occuper une partie ou la totalité d'un testicule, de l'épididyme et du canal déférent. Il succède souvent à l'inflammation du testicule incomplétement résolue.

Cette affection se guérit complétement par l'usage interne et externe de nos eaux, en une ou deux saisons.

La *cirsocèle* ou *varicocèle* est une tumeur formée par la dilatation variqueuse des veines du cordon, s'étendant aux veines testiculaires et même à celles du scrotum. Celui-ci, au début de l'affection, est relâché, surtout à gauche, et descend très bas ; le malade y éprouve un sentiment de pesanteur et de tiraillement ; il transpire facilement, et les cordons spermatiques sont allongés. Peu à peu ces phénomènes augmentent ; les veines se relâchent et se gonflent ; la sensation de pesanteur augmentée dans le scrotum et le gonflement et la dilatation de la veine spermatique donnent sous le doigt la sensation d'un faisceau de cordons élastiques, spiroïdes, entrelacés en tous sens. — J'ai observé à différentes reprises les plus beaux résultats de nos eaux dans cette affection ; seulement les douleurs augmentent pendant la cure et la guérison n'arrive souvent qu'au bout de plusieurs semaines.

L'*œdème du scrotum*, compagnon de l'ascite, résultant de la compression des veines et des lymphatiques, se dissipe dans les cas où l'ascite dépend des causes qui se guérissent à Carlsbad. Pour activer la résolution, il est avantageux, surtout dans les cas d'infiltration telle qu'elle entrave la marche, de pratiquer des scarifications pour évacuer le liquide.

Les *chatouillements* et *démangéaisons* périodiques aux organes génitaux, surtout au scrotum, non suivis de sensation de brûlure et avec légère exfoliation de l'épiderme, ne se rencontrent pas seulement chez les calculeux, mais encore chez les goutteux et les hémorrhoïdaires, et trouve le plus souvent sa guérison chez nous.

Il y a une espèce de *priapisme*, c'est-à-dire une érection douloureuse revenant par intervalles, surtout la nuit en se couchant et sans nul désir vénérien, de la douleur en place de la volupté. Cet état s'améliore à Carlsbad, à condition qu'il soit lié à une affection calculeuse, goutteuse ou hémorrhoïdale. Je connais deux cas qui ont guéri complétement ici.

L'*utérus*, destiné à d'aussi importantes fonctions physiologiques, d'une structure vasculaire au plus haut degré, est exposé nécessairement à une foule de maladies et présente les altérations les plus diverses, appropriées à nos eaux. Avant tout, nous citerons les *stases veineuses*, qui sont le plus souvent partielles et le plus souvent limitées au segment inférieur de la matrice et au vagin. Les signes caractéristiques de cette affection sont les suivants : sentiment de plénitude dans le bassin ; pression sur la vessie et sur le rectum ; envies fréquentes d'uriner et parfois douleur en urinant ; constipation ; tendance aux douleurs dans la région sacrée ; quelquefois douleur dans tout le trajet de l'un ou de l'autre nerf ischiatique.

P.   14

Si c'est un segment supérieur de l'organe utérin qui est principalement affecté, la pression profonde, au-dessus de l'arcade pubienne, détermine souvent une douleur sensible ; l'utérus est le plus souvent gonflé, plus gros et plus lourd ; le col est également tuméfié et d'une couleur rouge foncé, violette (même rouge brun) ; mais il est rarement plus sensible qu'à l'état sain. Le vagin est relâché, d'un rouge foncé, sans augmentation de chaleur, et sécrète un liquide muqueux, blanchâtre, tirant quelquefois sur le jaune. Les parties externes, les grandes lèvres et les nymphes sont très relâchées, même œdématiées. Si la maladie date de loin, on rencontre des dilatations variqueuses aux veines des grandes et des petites lèvres et du vagin, et dans ce cas aussi grande diminution ou même absence totale de désirs vénériens. Cette affection survient d'habitude après le commencement de l'âge climatérique vers quarante à cinquante ans, chez des personnes qui ont souffert antérieurement de congestions spasmodiques des organes génitaux ou d'affections morales dépressives pendant la menstruation et de fréquentes suppressions des règles. Il paraît, d'un autre côté, que la vie sédentaire, l'abus des drastiques ou des spiritueux ou des hypérémies d'organes voisins, peuvent également produire l'affection qui nous occupe. — Carlsbad peut contribuer puissamment à faire disparaître cet état ; seulement il ne faut pas qu'il y ait eu préalablement hémorrhagie considérable (ainsi que cela arrive souvent dans cette maladie).

Un état analogue d'hypérémie et de stase veineuse peut également survenir dans les *ovaires*, qui, de même que les testicules, peuvent être pris à la longue de dilatations variqueuses et offrir un état analogue au varicocèle. Il est rare qu'on puisse reconnaître les premiers commencements de cette affection ; ce n'est en général qu'à l'époque où l'affection est arrivée à un degré déjà considérable que l'on peut constater, un peu au-dessus des pubis, à côté de la ligne blanche, une tumeur qui se rapproche de plus en plus de cette ligne, qui est plus ou moins arrondie, plus ou moins mobile et qui se développe assez rapidement, de façon à déborder de plusieurs travers de doigt le détroit supérieur du bassin et à pouvoir être facilement reconnue par la palpation et la plessimétrie pour une tumeur solide, intra-abdominale. Dans la plupart des cas, la menstruation offre depuis longtemps des irrégularités ; elle est peu abondante, douloureuse et finit par cesser entièrement. Les causes principales de cette maladie sont la non-satisfaction des appétits vénériens et puis toutes les causes que nous avons signalées pour l'hyperémie utérine. Carlsbad exerce un effet merveilleux sur cette forme morbide ; seulement il faut qu'il n'y ait aucune complication inflammatoire ni de désorganisation cirrheuse ou cancéreuse. On retire même encore de grands avantages de nos eaux dans les cas de kyste et de transformation cartilagineuse des ovaires : la marche est rendue plus facile et l'aspect cachectique général s'améliore ; les fonctions digestives même et l'appétit se relèvent et les fonctions intestinales (diarrhées alternant avec constipation) se normalisent. Bref, l'état général des malades s'améliore, quoique la tuméfaction reste stationnaire.

Le foyer génital de la femme, avec ses évacuations sanguines physiologiques, semble être en connexion intime avec la vie du sang veineux. Ne doit-on pas envisager les menstrues en elles-mêmes comme un acte d'équilibration de la pléthore veineuse de l'utérus ? car, quoique le sang des règles ne provienne pas directement des veines, il n'en est pas moins vrai que son peu de coagulabilité et sa couleur foncée indiquent sa constitution veineuse. De même aussi toutes les incommodités qui accompagnent l'époque menstruelle, telles que le sentiment de pesanteur, de tension, de chaleur à l'épigastre ; de légères démangeaisons aux parties ; la débilitation générale ; même l'état de la matrice avant l'époque, sa turgescence, le gonflement et la dilatation de ses veines, toutes ces circonstances sont analogues aux symptômes de la vénosité morbide : ceci posé, on comprendra aisément qu'un aussi grand nombre d'affections qui se rattachent aux désordres menstruels, conviennent si bien à nos eaux.

Déjà, au moment de la *première évolution menstruelle*, quand la jeune fille est d'une constitution molle, à fibre lâche, et d'une nature lente et torpide ; quand elle a une disposition aux

scrofules, aux catarrhes, aux dérangements de la circulation
du système porte, aux stases veineuses dans les organes abdominaux et pelviens : dans ces circonstances, dis-je, nos eaux
amélioreront cette disposition constitutionnelle et *régularise-
ront* les époques.

Lorsque, après le développement complet de la puberté, les
époques menstruelles, déjà douloureuses et difficiles, sont précédées de douleurs dorsales, lombaires et hypogastriques, analogues à celles de l'accouchement, de spasmes violents dans
la région du foie, des intestins ou des parties génitales, et qui
ne diminuent qu'après l'écoulement d'un liquide épais, noirâtre et fétide, et que toutes ces incommodités sont occasionnées par la pléthore abdominale, par des engorgements d'organes pelviens ou abdominaux, par des gonflements du foie ou
de la rate, par des infarctions, par la dilatation des veines de
l'abdomen, par des hémorrhoïdes ou par trop d'obésité ; dans
ces cas, nos thermes, en améliorant toutes ces anomalies coïn-
cidentes, remédieront aux accidents *dysménorrhéiques.*

Lorsque les règles sont *insuffisantes* et tout à fait *irrégulières*,
ou même entièrement supprimées, chez des personnes d'ailleurs vigoureuses, pubères, et parfaitement organisées, et que
de là résultent les accidents les plus divers ; ou bien encore
lorsque des infarctions dans l'utérus ou dans l'ovaire, où les
circonstances que nous avons notées ci-dessus forment la cause
de cette dysménorrhée, il n'y a point de moyen comparable à
un emploi méthodique et suffisamment prolongé de nos eaux,
pour y porter remède.

Dans les cas, au contraire, de *règles trop abondantes, d'époques trop rapprochées et de trop longue durée,* nos thermes ne
doivent être employés qu'avec précaution et dans les cas
seulement où les accidents ont leur origine dans la vénosité
morbide.

Elles sont surtout efficaces vers la fin de l'âge mûr, alors
que l'utérus se prépare à terminer sa vie individuelle et diminue
son activité spéciale. C'est avec raison que l'on a désigné cette
période de la vie sous le nom d'âge critique ou d'*années climatériques ;* car des maladies, latentes jusqu'à cette époque, vien-

nent à faire explosion, et des affections déjà existantes prennent une marche plus rapide et un caractère plus malin. C'est surtout chez les personnes qui présentaient déjà, dès avant la puberté, les signes de l'affection scrofuleuse, ou bien, qui ont présenté dans le cours de leur vie des engorgements abdominaux, et celles qui mènent une existence douce, inactive, se nourrissent d'aliments riches, succulents, et usent de boissons échauffantes, que l'on voit se produire à cette époque une multitude d'affections les plus diverses, soit dans la sphère nerveuse (spasmes hystériques, névralgie), soit dans la sphère circulatoire (congestion dans les différentes parties du corps, ou même assez fréquemment des hémorrhagies), soit dans la sphère nutritive (toutes sortes d'accidents dyspeptiques; dérangements des évacuations alvines, obésité, indurations du foie, de la rate ou d'autres viscères; transpirations anormales, éruptions cutanées désagréables, ulcères atoniques, et fréquemment des affections du cœur ou des poumons). Et, lorsqu'on recherche l'origine de toutes ces altérations, on la trouvera justement dans la vénosité morbide, qui a elle-même son germe dans l'extinction des fonctions utérines. Dans cette circonstance, Carlsbad offre des ressources qui n'ont été jusqu'ici obtenues par aucun autre agent : c'est ici également que, si l'on voulait employer nos sources comme prophylactique, on y trouverait un moyen sûr et qui épargnerait bien des souffrances.

La *leucorrhée* (*flueurs blanches*), affection aussi incommode que fréquente chez la femme, a très souvent sa cause dans des engorgements ou des stases veineuses de l'abdomen, et souvent aussi dans les modifications pathologiques de l'utérus et des ovaires, que nous avons relatées ci-dessus. D'où les symptômes analogues retrouvés dans cette dernière affection, tels que : pression dans le bas ventre, sentiment de plénitude dans le bassin; dysurie et gonflements variqueux aux parties externes de la génération. Les causes éloignées sont : une vie inactive, sédentaire; l'abus des substances irritantes et des spiritueux; des lésions d'origine scrofuleuse, herpétique, goutteuse, hémorrhoïdale; la suppression des menstrues ou d'éruptions cutanées; l'existence antérieure de congestions spasmodiques des organes génitaux, ou bien enfin des couches nombreuses ou l'âge critique. Nos eaux produisent un grand soulagement, et guérissent même définitivement la leucorrhée, en en faisant disparaître les causes.

La *stérilité*. — La conception, de même que tout ce qui se rattache à la génération, est encore entourée d'un voile impénétrable. D'un autre côté, il y a des obstacles qui, bien que connus et étudiés, n'en sont pas moins inabordables à l'art. Carlsbad ne convient que dans les cas précédés de dyscrasie veineuse, provenant de pléthore abdominale, ou dans lesquels existe une obésité extraordinaire chez des personnes à tempérament phlegmatique, et qui anéantit les désirs vénériens; en général encore, dans les cas où les testicules, la matrice ou les ovaires présentent des altérations curables par nos eaux.

Du reste, je connais quelques cas dans lesquels on n'a pu découvrir aucune de ces lésions, et dans lesquels, néanmoins, la conception a suivi de près la cure.

Les *démangeaisons* et les *fourmillements* aux parties génitales forment également chez la femme une incommodité des plus désagréables, qui reconnaît pour cause une vie sédentaire, la goutte ou les hémorrhoïdes, ou la cessation des règles. Elle se guérit très souvent à Carlsbad, et s'y améliore toujours.

Relâchement ou descente de l'utérus. — C'est ainsi qu'on désigne l'état dans lequel la matrice se rapproche plus ou moins de l'ouverture pelvienne, remplit le vagin en partie et le refoule devant elle. Il en résulte des tiraillements lombaires, une pression sur le rectum et une sensation fort incommode de pesanteur pendant la marche et la station. Quand c'est une constipation opiniâtre, occasionnant une pression constante sur l'utérus, qui détermine cette infirmité, ou une hyperémie de l'organe, ainsi que cela ne peut manquer d'arriver à la suite de couches nombreuses et rapprochées, ou dans les cas de prédominance de la vénosité; ou bien encore dans les cas où des hypertrophies et des gonflements de la matrice et des ovaires, ou d'autres infarctions dans l'abdomen, ou même l'ascite, qui déterminent cette descente; dans tous ces cas, on peut se promettre un grand soulagement des eaux de Carlsbad.

§ XIX. — Les organes respiratoires.

Si nous avons montré plus haut comment une respiration imparfaite peut contribuer beaucoup à la dyscrasie veineuse, nous devons montrer aussi que, de son côté, cette dyscrasie peut réagir à son tour, comme cause pathogénique, sur les organes respiratoires, de façon à établir entre les deux des rapports de causalité réciproque.

Il suffit de rappeler l'organisation si complexe de l'appareil respiratoire, dont la fonction est si étroitement liée aux cavités droites du cœur, et qui a tant de rapports sympathiques avec les organes abdominaux et pelviens, pour reconnaître aussitôt que les anomalies de la circulation veineuse dans ces organes doivent influencer directement l'appareil pulmonaire. Mais c'est tout particulièrement la muqueuse pulmonaire, si riche en vaisseaux, qui est le siége des actes plastiques les plus importants, et à laquelle incombe la transformation du sang veineux en sang artériel. Les changements de la qualité du sang et les troubles circulatoires doivent nécessairement exercer une grande influence sur l'intégrité et le fonctionnement de cette membrane.

Les modifications de l'appareil respiratoire, pendant l'usage interne de nos sources, peuvent se résumer dans les phénomènes suivants :

Une sensation de *sécheresse* et de *rugosité* dans le larynx et dans la trachée, survenant après une courte conversation, même dès le matin, à jeun.

Beaucoup de malades se plaignent d'une sensation comme si ces parties étaient *à vif*; elles sont d'une sensibilité inusitée à l'impression de l'air, comme si elles étaient dépourvues d'une enveloppe protectrice.

Ils se plaignent souvent aussi d'un *enrouement* quelquefois momentané, mais aussi quelquefois persistant ; cela s'observe chez des personnes nullement sujettes aux catarrhes, et arrive souvent après de si légers efforts de paroles ou un si léger refroidissement, qu'il faut l'imputer nécessairement à une excessive impressionnabilité des organes respiratoires. Ceci témoigne certainement d'une stase passive dans ces parties.

Démangeaisons et *chatouillements* dans le larynx et le long de la trachée, jusqu'au niveau de sa bifurcation, excitant la toux et amenant l'expuition de mucosités.

Crachottements fréquents de mucus du larynx et de la trachée, qui, parfois, a de la peine à se détacher.

Expuition d'une mucosité gélatineuse, bien soulagée par l'ingestion de quelques gobelets de l'eau du Schlossbrunnen.

Oppression, sensation particulière de serrement dans la partie inférieure du thorax, comme si le poumon n'avait pas assez d'espace pour se dilater, de manière qu'elle devait souvent prendre de profondes inspirations. Cela se produisait surtout après boire, après les repas et le soir.

Poids sur la poitrine, comme si l'on avait un fardeau à soulever à chaque inspiration ; même les fortes inspirations ne faisaient pas cesser cet état.

Souvent *oppression* le soir, surtout lorsqu'un temps pluvieux n'avait pas permis suffisamment d'exercice dans la journée. Cet état empêche souvent de dormir.

Pesanteur et pression le long du sternum, comme si un corps dur était serré contre.

Respiration difficile pendant l'ascension des escaliers ; augmentation de l'anxiété thoracique en portant un léger fardeau, et qui la force à s'arrêter.

Sensation de resserrement et de pression sur la poitrine, même à la suite d'un exercice modéré.

Plénitude, élancements et bouillonnements dans la poitrine.

Une des sensations douloureuses les plus fréquentes à la poitrine, c'est la douleur *compressive;* on l'observe ordinairement comme simple pression au milieu de la poitrine, comme si le sternum était comprimé. Cet accident gêne tantôt l'inspiration, tantôt l'expiration. Cette douleur compressive existe quelquefois surtout au niveau de l'extrémité sternale de la clavicule; d'autres fois, elle occupe tout un côté de la poitrine; dans quelques cas, elle se soulage par la compression avec la main.

Points de côté isolés, fugaces, arrivant subitement et disparaissant de même, sans trace d'une lésion locale et sans influence sur la respiration, et sans aucun autre rapport avec cette fonction.

Douleur *tensive* souvent tout autour du thorax; d'autres fois, limitée à une partie seulement; d'habitude, elle diminue par le mouvement des bras; mais quelquefois cette tension existe plus particulièrement en bas, vers les fausses côtes, et alors elle devient douloureuse dans les inspirations profondes, et peut même donner lieu à de l'oppression.

Quelques malades se plaignent d'une certaine *langueur dans la poitrine*, comme après être longtemps resté assis, quand on appuie le thorax en écrivant; la marche améliore beaucoup cet état.

La *lecture à haute voix* fatigue beaucoup et dessèche considérablement la poitrine : chez quelques personnes, cette sécheresse survient spontanément après avoir bu, surtout au Sprudel.

Douleur comme s'il y avait une plaie à travers la poitrine.

On observe assez souvent une sorte d'*asthme*, surtout après être resté longtemps assis et qu'on a négligé l'exercice; quelquefois aussi de nuit. Les malades sont obligés de faire toujours de profondes inspirations sans trouver assez d'air.

Quelquefois survient une sorte d'*angine de poitrine*, avec chaleur à la tête, vertiges et étourdissements, et qui gêne beaucoup la respiration.

Un autre symptôme important, c'est la *toux*, qui s'établit chez beaucoup d'individus pléthoriques, sans qu'il y ait eu refroidissement. Elle paraît être quelquefois excitée par un chatouillement dans la trachée ou par un sentiment de constriction dans la poitrine; d'habitude, elle augmente le soir; quelques gobelets d'eau du Schlossbrunnen la font cesser facilement; mais souvent elle revient et montre quelquefois une grande ténacité. Quelquefois elle dure toute une journée; d'autres fois, elle ne se montre que par courts intervalles, plusieurs fois par jour : elle n'est pas accompagnée d'accélération du pouls, et il y a des malades qui toussent moins à l'air libre que dans leurs chambres. Elle est très sèche et ne produit que trop peu de crachats, comparativement à sa durée. Aussi est-elle accompagnée d'ordinaire d'une sensation de plénitude dans la poitrine, qui disparaît assez fréquemment tout d'un coup, et, avec elle, la toux, sans qu'elle se soit jugée par une expectoration correspondante.

Chez les individus affectés de catarrhe chronique des voies respiratoires, ou ceux qui souffrent d'un asthme muqueux ou d'emphysème pulmonaire, nous observons ici généralement, pendant et après boire, une expectoration de mucosité jaunâtre, grisâtre ou blanchâtre, ramenée sans effort, et qui soulage beaucoup les malades.

La dyscrasie veineuse, par suite du ralentissement de la circulation et à cause de la présence, dans le sang, d'une trop forte proportion de vésicules sanguines usées, exerce une influence pathogénique très importante sur la production de certaines affections respiratoires, qui ne procèdent point des poumons, mais bien plutôt de cet état du sang : ce sont surtout là les *maladies pulmonaires* qui sont admirablement adaptées aux eaux de Carlsbad.

C'est ainsi que j'ai plusieurs fois obtenu le meilleur résultat de nos eaux chez des malades qui présentaient, outre des lésions considérables du système porte, des *reniflements continuels et une sensation de démangeaison* dans le larynx et la trachée, avec état variqueux des veines du gosier. Cette affection paraît dépendre d'une cause toute analogue à la démangeaison de la peau, à savoir une incitation nerveuse par suite du trop plein, qui, dans un cas, provoque les reniflements, et dans l'autre, excite à se gratter.

L'*enrouement chronique*, permanent ou ne survenant qu'après la fatigue du larynx, ou après les variations de température, comme cela arrive après de nombreuses récidives d'affections catarrhales mal guéries, ne convient à nos eaux que lorsque l'enrouement est lié à des lésions abdominales et surtout à des engorgements hémorrhoïdaux ou à une cachexie goutteuse ou herpétique.

Il en est de même de la *toux chronique*, quand elle repose sur les mêmes conditions. La plupart du temps, elle est accompagnée de dyscrasie veineuse générale ou d'un engorgement plus ou moins prononcé de quelque viscère abdominal, surtout de l'estomac. Elle est déterminée par des irritations agissant sur l'abdomen ; la toux semble partir d'une profonde excavation, et le malade en indique l'origine dans l'abdomen, où il éprouve pendant et peu avant la toux une sensation désagréable de pesanteur et de plénitude. Le son de la toux est généralement rauque, creux, profond ; elle est sèche, libre et courte, sans aucune douleur dans la poitrine ; elle fatigue peu ; la poitrine est libre, la respiration également, et les inspirations profondes n'excitent pas la toux. Ce n'est que quand elle dure longtemps qu'il se développe une sensation de plénitude dans la poitrine et d'oppression comme par un poids, surtout la nuit et quand l'estomac est trop chargé, etc.; et puis il survient, ordinairement le matin, et quelquefois après des efforts considérables, une expectoration abondante de mucus épais, visqueux, jaunâtre ou grisâtre, quelquefois vitrineux, jamais sanguinolent. Carlsbad non-seulement soulage cette expectoration, mais en fait souvent disparaître la cause (ancien catarrhe de l'estomac).

Nos eaux peuvent être également employées dans l'*hémoptysie* ; mais ce n'est que quand elle survient chez des individus à constitution torpide et à tempérament phlegmatique, à la suite d'obstructions abdominales causées par suppression d'hémorrhoïdes ou par dysménorrhée. Dans ces cas, il peut se développer une hypérémie veineuse dans la muqueuse respiratoire, qui peut être portée au point de laisser transsuder le sang à travers ses parois. Dans ce cas, on peut employer avec avantage, mais avec précaution, nos sources les moins chaudes, dans le but d'améliorer ces conditions de causalité et de se prémunir contre le retour des accidents. Les moindres traces d'irritation dans le système vasculaire, la moindre trace de tuberculisation ou de dilatation anévrysmale du cœur ou des gros vaisseaux, forment naturellement des contre-indications.

Le *catarrhe chronique* des muqueuses tapissant les voies respiratoires. — La prédominance de la vénosité dans la masse du sang réalise souvent dans les muqueuses une altération fonctionnelle en vertu de laquelle il ne se forme point de cellules épithéliales ; celles-ci restent à un degré de développement inférieur (comme cellules muqueuses), dont le plasma ne peut arriver à former la mucine, et se présente sous forme d'un liquide renfermant beaucoup d'albumine et de graisse. C'est le plus ordinairement dans les bronches que se passe ce phénomène. Dans ces cas on rencontre assez souvent, à l'autopsie, des parties de cette muqueuse d'une couleur brun-rouille, rouge foncé ou bleu noirâtre, déterminée par une dilatation persistante, souvent même variqueuse des vaisseaux et une stase du sang ; si la maladie dure longtemps, il y a dépôt de pigmentum ; parfois aussi on rencontre dans cette muqueuse, par suite d'une hypernutrition, des gonflements chroniques et des épaississements. Le catarrhe chronique simple de la muqueuse respiratoire ne se manifeste parfois que comme maladie locale, insignifiante en apparence, en ne représentant qu'une simple anomalie sécrétoire. Le malade a l'air d'être en bonne santé ; il a bon appétit ; point de trouble respiratoire, si ce n'est après un violent exercice ; la toux et l'expectoration, tout à fait insignifiantes, sont fort peu incommodes. Ces symptômes s'adoucissent généralement beaucoup en été, ou bien cessent tout à fait, mais reviennent régulièrement chaque hiver, pendant de longues années, et représentent ce qu'on appelle la *toux d'hiver*, surtout commune chez les individus affectés de dérangements de la circulation porte et de dyscrasie goutteuse. Après un certain nombre de ces récidives, les périodes de rémission deviennent de plus en plus courtes et indéterminées ; l'affection présente encore, il est vrai, de légères rémittences en été, mais la toux et l'expectoration subsistent à un degré plus ou moins intense, et finalement le catarrhe devient continu, *habituel*. Dans cet intervalle, les symptômes caractéristiques du catarrhe chronique (toux, expectoration, dyspnée) subissent les modifications les plus diverses. Vers la dernière période de cette maladie, il s'établit des symptômes d'affections sympathiques d'organes étrangers et de leurs fonctions, et notamment des désordres gastriques : l'appétit cesse ; les malades se plaignent d'un goût amer, pâteux à la bouche ; la langue est chargée ; il y a même parfois des vomissements. — L'action de nos eaux, contre cette affection, est véritablement souveraine ; elles font disparaître la cause fondamentale, la vénosité, aussi bien que le trop plein, l'engorgement des vaisseaux pulmonaires ; elles normalisent en même temps l'activité sécrétoire des muqueuses et remplissent en même temps aussi, jusqu'à un certain point, les conditions d'une guérison prophylactique, en délivrant lés malades de leur détestable compagnon d'hiver. — Comme de juste, il ne faut pas qu'il y ait complication tuberculeuse ni inflammation des voies aériennes.

Mais quand le catarrhe occupe les bronches capillaires, nous voyons très souvent une complication, aussi bien appropriée à nos eaux que le catarrhe ; c'est l'*emphysème pulmonaire*, qui souvent se dissipe en même temps que le catarrhe et qui ne résiste définitivement qu'après de fréquentes récidives, et des exacerbations intenses et de longue durée.

Dans cette affection la force de ressort (contractile) des vésicules pulmonaires qui, dans l'état normal, sont animées d'un mouvement constant d'ampliation et de resserrement réciproques, diminue graduellement et finit par s'effacer tout à fait, et le degré de dilatation obtenue devient permanent. Le catarrhe chronique n'est pas là seule cause de l'emphysème pulmonaire ; à côté des circonstances qui peuvent contribuer à la dilatation des vésicules pulmonaires, telles que les exercices violents, les efforts pour aller à la garde-robe, pour accoucher, pour crier, chanter, donner du cor, etc., il faut compter aussi une vie sédentaire, oisive, paresseuse, des émotions dépressives et toutes les conditions qui favorisent en même temps aussi la vénosité ; car c'est grâce à cette dernière que l'action du diaphragme baisse de plus en plus et se paralyse graduellement. Pour y remédier il faut que les muscles

thoraciques déploient de plus grands efforts; d'où une dilatation des parties supérieures du poumon, et un emphysème
avec amincissement des parois des cellules pulmonaires et augmentation des diamètres de ces cellules.

Les symptômes de cette affection, dans la plupart des cas,
ne dépendent pas exclusivement de l'emphysème, mais en
partie aussi du catarrhe qui l'accompagne, des changements
de position du cœur et de la composition hypinotique du sang.
Quoique les signes fournis par la percussion, à savoir, un son
plus clair et plus creux, ne soient pas aussi décisifs qu'on le
pense, la voussure des côtes et le grand développement des
muscles thoraciques pouvant dérouter facilement à cet égard,
il n'en est pas moins vrai qu'en général on observe une *augmentation de résonnance* thoracique. De plus, on rencontre encore dans cette affection : voussure du thorax, avec dyspnée ;
refoulement du cœur et du diaphragme de haut en bas; respiration claviculaire remarquablement prononcée ; respiration
faible dans les parties postérieures du thorax, avec expiration
prolongée dans les mêmes points; parfois bruit respiratoire
dur, oppression prolongée, sans beaucoup de toux ni d'expectoration, ou toux chronique, opiniâtre, avec expectoration
vitrineuse ou difficile à arracher. Développement prononcé des
muscles du cou et de la poitrine, avec musculature peu prononcée dans les membres.

Dans plus de dix cas, j'ai constaté les effets les plus admirables de nos eaux contre cette maladie si opiniâtre, et plusieurs
fois une amélioration telle, que les malades sont restés des années sans rien ressentir de leur infirmité ; quand ils ne guérissent pas définitivement, il n'en est aucun qui n'en retire au
moins du soulagement. Il est bien entendu que l'emphysème
ne doit pas être arrivé à un degré trop considérable, et il ne
faut pas que des accidents consécutifs, tels que l'infiltration
œdémateuse du tissu pulmonaire, l'hydrothorax, l'hydropéricarde se soient déjà produits.

Par suite de l'emphysème pulmonaire, et plus souvent encore à la suite d'un catarrhe ancien, ayant déterminé un épaississement de la muqueuse et un rétrécissement des petites bronches, il se forme souvent un état désigné sous le nom d'*asthme*, qui s'améliore également à Carlsbad.

L'asthme représente une maladie à accès périodiques dans lesquels la respiration est oppressée, rapide, sifflante ; presque jamais de fièvre ; c'est à peine si le pouls est un peu accéléré, comme dans la plupart des névroses. D'après Laënnec, ce serait le besoin d'une oxydation du sang, plus forte qu'à l'état normal, qui déterminerait l'asthme. Les accès surviennent d'habitude au commencement de la nuit, ou entre dix heures du soir et deux heures du matin. Ils commencent presque subitement avec une sensation de resserrement et de constriction de la poitrine. Le malade est obligé de se soulever rapidement et de porter les bras en arrière, afin de faciliter la respiration. La face est tantôt pâle, tantôt rouge ; les yeux sortent des orbites, et les veines des lèvres présentent un état variqueux ; le malade éprouve un pressant besoin de respirer l'air frais. Les difficultés respiratoires augmentent de plus en plus ; l'inspiration est beaucoup plus pénible que l'expiration ; celle-ci se fait lentement et avec un ton sifflant et ronflant. Pendant les accès, la percussion fournit un son mat dans toute la poitrine, et l'auscultation fait entendre alternativement, soit dans des points différents, soit dans le même point de la poitrine, du ronchus sibilant, la disparition du bruit respiratoire et la respiration puérile, selon que l'air trouve moyen ou non de pénétrer dans les vésicules pulmonaires ou que le spasme n'atteint que des parties isolées du poumon. La toux, qui est généralement considérable, n'est jamais suivie d'expectoration au commencement de l'accès. Le malade est extraordinairement inquiet, d'une anxiété inexprimable, jusqu'au moment où il commence à expectorer. La suffocation est imminente ; mais, au bout de deux à quatre heures, les accidents se modèrent, et, vers le matin, la rémission est complète. Le malade parle et tousse avec plus de facilité ; le pouls se développe ; le facies reprend son aspect habituel, sauf un peu de bouffissure. L'urine, abondante et aqueuse au commencement, devient plus rare, chargée, et dépose quelquefois un sédiment rouge très abondant. Les accès n'observent aucune régularité sous le rapport de leur retour : tantôt c'est tous les mois, tantôt une fois par an, tantôt bien plus fréquemment, même tous les jours, surtout en cas de maladie organique du cœur. Les causes essentielles de l'asthme sont la plupart du temps des stases veineuses abdominales, quelquefois utérines ; la suppression de flux sanguins habituels, le vice herpétique, ou même la cessation trop brusque d'une attaque de goutte, peuvent le déterminer également. Carlsbad produit souvent de l'amélioration, même la guérison définitive : la cure, par nos eaux, provoque souvent les accès.

§ XX. — Le cœur.

Quand on songe que le cœur, avec ses mouvements continuels de dilatation et de contraction, est un des organes les plus actifs de l'économie animale, exposé aux influences les plus diverses, physiques et morales, et mis, par ses fonctions, en rapport intime avec tous les organes, on n'aura pas de peine à comprendre qu'un changement de la qualité du sang, tel qu'on l'observe dans la dyscrasie veineuse, n'influe pas seulement d'une manière directe sur le cœur, par la manière différente dont il excite les fonctions expansive et contractile, mais encore que tout obstacle à la circulation, venant de près ou de loin, influe puissamment sur la structure et sur la vitalité de cet organe.

Quoique les signes subjectifs fournis par le cœur se manifestent d'une manière généralement peu appréciable, il n'en est pas moins vrai que l'observateur attentif saisira fréquemment, pendant la cure, des phénomènes extraordinaires dans l'organe central de la circulation, et qui témoignent de l'influence de nos sources sur cet organe.

C'est ainsi que nous observons quelquefois une sensation de *pesanteur* et de *plénitude* dans la poitrine, qui oblige à faire de profondes inspirations, accompagnée quelquefois d'inquiétude, d'anxiété et de palpitations.

Très souvent, après le repas de midi et après être restés

longtemps assis à jouer aux cartes, les malades se plaignent d'un *serrement* dans la poitrine, d'*anxiété* dans la région du cœur, avec pouls concentré.

Souvent une sensation de *pression* et de *brûlure*, principalement dans la région du cœur, avec bouffées de chaleur et congestion vers la poitrine, d'où résulte souvent une augmentation des battements du cœur.

Élancements soudains, momentanés et sans cause appréciable, à travers le cœur, de telle façon qu'il faut s'arrêter quand on marche.

Tension et *constriction* dans la région du cœur, avec sensation de pesanteur et d'anxiété, surtout quand l'estomac est surchargé.

Une *douleur déchirante* qui s'irradie du cœur vers l'épaule gauche, jusque dans la région sus-scapulaire et même jusqu'à la nuque, et qui produit de la tension et une difficulté de mouvements dans toutes ces parties.

Une sensation douloureuse particulière, indéterminée, au cœur, qui est quelquefois interrompue comme par un coup de foudre.

De temps à autre, on observe des *palpitations*, plusieurs coupes se succédant rapidement, et une sorte de trémoussement de la même partie.

En général, les *palpitations* appartiennent aux mouvements critiques. Elles deviennent quelquefois très violentes, surtout à l'approche des règles ou d'un flux hémorrhoïdal.

Les sujets affectés de maladies du cœur sont exposés, pendant la cure, à de fortes et nombreuses incommodités. La dyspnée est excessive ; anxiété, bouillonnements dans la poitrine ; pression au sternum, vers la fossette xiphoïde ; parfois intermittences dans les battements du cœur : plus le malade prête attention à son état, plus l'anxiété et l'intermittence du pouls augmentent. L'accélération des battements du cœur s'observe plus fréquemment que l'intermittence. Ces battements sont le plus souvent, quoique pas constamment, isochrones avec ceux du pouls ; souvent, au milieu d'un exercice habituel, même très modéré, les malades sont obligés de s'arrêter

court ; la moindre émotion accélère les mouvements du cœur ;
il en est de même de la plénitude de l'estomac et du décubitus
horizontal, pendant la nuit, ce qui, toutefois, n'empêche point
le sommeil. On arrive même quelquefois jusqu'à des accidents
inflammatoires, ainsi que nous le montrerons plus loin. Quelque fâcheux que soient ces accidents, quelque décourageants
pour les malades, nous n'en voyons pas moins ceux-ci revenir
l'année d'après, et ils nous apprennent que les accidents ont
subsisté pendant des semaines et même des mois, à un degré
qu'ils n'avaient jamais éprouvé antérieurement, mais, qu'après
cette aggravation, leur état s'est amélioré graduellement ; que
même beaucoup d'entre eux se sont trouvés complétement
guéris. Or, comme ils n'avaient fait usage d'aucun autre moyen
que nos eaux, ils ne pouvaient imputer ce résultat qu'à leur
cure à Carlsbad.

Les états morbides du cœur qui conviennent surtout à nos
thermes, sont :

L'*angine de poitrine*. — C'est une douleur constrictive, sous
le sternum, au voisinage du cœur, avec grande anxiété : elle
frappe subitement et à un degré tel, qu'on dirait que la vie
s'éteint. Les battements du cœur et le pouls sont faibles, petits,
irréguliers, intermittents ; la respiration est le plus souvent
oppressée, difficile, quelquefois libre. La température des
mains et du visage est fraîche, le teint pâle, la langue abattue.
A cet état se joignent des douleurs sympathiques, variables
quant au siége et au degré ; le plus souvent c'est un tiraillement douloureux dans le bras gauche, plus rarement dans le
bras droit ou dans les deux, et qui s'étend jusqu'à l'insertion
deltoïdienne, ou jusqu'au coude ou même le long du nerf cu-
bital jusqu'au bout des doigts ; ou bien c'est une sensation de
picotements, comme dans les crampes. La douleur s'étend
souvent aussi le long du cou, jusqu'à la paroi antérieure de la
poitrine, ou bien dans les rameaux sous-cutanés des nerfs cer-
vicaux supérieurs, de bas en haut, vers le bord de la mâchoire.
D'autres fois, elle suit le trajet du pneumogastrique, et occasionne la sensation d'une boule. Quand cet accès a duré quelques minutes à un quart d'heure ou une demi-heure, il cesse

petit à petit avec des éructations, ou même subitement (ce qui est plus rare), et le malade se trouve sans aucune incommodité, jusqu'à un nouvel accès plus ou moins éloigné. Cette terrible affection survient le plus ordinairement dans l'âge moyen et dans la vieillesse : si elle est basée sur des engorgements abdominaux, sur des désordres dans les fonctions utérines, sur un fond goutteux ou sur une névralgie spinale, on peut compter sur les meilleurs effets de nos sources. Mais, dans les cas même d'ossification des valvules et des artères coronaires, nous en obtenons beaucoup de soulagement lorsque nous les employons avec les précautions voulues.

Quand la circulation sanguine est retardée au degré où nous la voyons dans la dyscrasie veineuse, quand le sang veineux est ainsi accumulé dans les capillaires, et que, plus tard, les grosses veines et les artères pulmonaires participent à cette stase sanguine, il faut nécessairement des contractions plus énergiques des parois vasculaires pour mouvoir et faire progresser ce sang. Il n'est donc pas possible que le cœur ne participe point à cette affection, en déployant une plus grande activité ; et c'est ainsi que, sous de certaines conditions, se développe l'*hypertrophie du cœur, surtout du cœur droit.*

Cette hypertrophie, produite par excès d'activité musculaire, peut subsister longtemps comme *hypertrophie vraie*, sans aucune maladie des valvules. Les symptômes d'une hypertrophie aussi modérée sont peu apparents, au repos ; mais il suffit d'une excitation physique ou morale pour aussitôt réveiller des accidents très incommodes et très sensibles : douleur et pression dans la région du cœur, avec battements violents et pénibles ; poids sur la poitrine, dyspnée, battements des carotides ; vertiges, tremblements des membres, etc. En examinant le cœur, on constate des battements plus ou moins forts et sur un espace plus étendu qu'à l'habitude, et des mouvements tumultueux qui s'étendent de la base du cœur vers le côté gauche ; la matité précordiale est plus étendue qu'à l'état sain ; le poumon est refoulé à gauche, le diaphragme et l'estomac en bas ; le thorax notablement bombé dans la région correspondante. Les bruits du cœur, dans les cas d'hypertrophie considérable, s'entendent quelquefois dans toute la poitrine, et ne sont accompagnés d'aucun bruissement. L'attitude du malade est habituellement penchée en avant; ses mouvements sont sans énergie; les traits de son visage expriment une anxiété toute particulière; son visage est rouge ou pâle et souvent il change de couleur. Les yeux sont écarquillés, saillants, et expriment le malaise et la mélancolie. Il n'y a pas amaigrissement à proprement parler; mais les chairs sont molles et flasques; la peau est sans turgescence, sans fermeté; le décubitus dorsal est difficile, souvent insupportable; le décubitus à gauche est un peu plus facile; la respiration est un peu gênée; la voix affaiblie; le sommeil souvent interrompu par des rêves et des sursauts. Pouls petit, irrégulier.

Quand l'hypertrophie se maintient dans ces limites, elle guérit d'habitude par l'usage de nos eaux; mais il ne faut pas qu'il y ait insuffisance valvulaire ni dilatation considérable; il ne faut pas non plus que l'hypertrophie provienne d'infiltration de graisse ou d'un produit inflammatoire : seulement, le fonctionnement régulier de l'organe ne se rétablit souvent qu'au bout de plusieurs mois après la cure.

J'ai même eu quelques occasions de constater et d'admirer les merveilleux effets de nos thermes, dans des cas d'*insuffisance valvulaire*. On sait que souvent, à la suite de métastases goutteuses, il se développe par degrés une endocardite insidieuse et qu'il se dépose, en quelque sorte à la façon des dépôts métastatiques, différentes concrétions, soit dans l'épaisseur, soit au voisinage des valvules. Ces changements dans la construction de ces soupapes organiques doivent exercer nécessairement leur influence sur la circulation et opposer un plus ou moins grand obstacle au cours du sang, proportionné à leur degré de gonflement ou de rigidité. Cet obstacle ne peut être surmonté qu'au moyen d'une contraction plus forte des ventricules, circonstance qui explique fort bien les symptômes objectifs de cette lésion, et que l'on connaît fort bien. Je le répète, j'ai vu plusieurs fois nos eaux produire une amélioration considérable dans des cas semblables, résultant de métastases goutteuses, sans obstruction trop considérable ni un trop haut degré de rétrécissement. Seulement j'avouerai qu'il arrive ici quelquefois, même en mettant une grande circonspection dans l'emploi de nos eaux, il survient une réaction des plus violentes, non-seulement du côté du cœur, mais encore dans tout l'organisme; les contractions du cœur deviennent plus violentes, plus tumultueuses, ses battements plus forts et plus étendus, même irréguliers. Le pouls, d'abord plein, dur et fréquent, augmente bientôt de fréquence, devient petit, vide, filiforme; la région du cœur présente de la voussure et l'épigastre est plus déprimé. Très souvent on observe des phénomènes fébriles, un sentiment de malaise, de lassitude, même des douleurs, des élancements, une anxiété indescriptible et des palpitations. On dirait que la nature ait besoin de cet orage pour établir la résorption. On voit assez souvent cet état ne durer que quelques jours seulement, mais souvent aussi il subsiste pendant des semaines entières, et il arrive presque toujours que le malade sent sa position s'améliorer; il se sent plus libre; dans quelques cas il n'éprouve l'excellent effet de nos thermes qu'au bout de plusieurs mois.

Je sais combien nos eaux sont redoutées dans les affections du cœur, même les plus légères, combien leur emploi est discrédité même dans les moindres palpitations, et certes on a grand tort!

Si nous rappelons les symptômes fournis par les modifications physiologiques, nous voyons bien que la plupart d'entre eux témoignent d'une influence de nos sources sur la circulation par leur action primitive sur la composition du sang et par le gorgement des vaisseaux; mais il y en a quelques-uns, accusés de telle façon, qu'ils mettent hors de doute leur action spécifique, directe, sur le cœur lui-même.

Si, d'un autre côté, nous étendons nos investigations étiologiques sur la plupart des affections du cœur, nous n'aurons pas de peine à découvrir, d'une manière générale, que tout obstacle à la circulation dans d'autres régions du corps exerce la plus grande influence sur l'état pathologique du cœur. De ce nombre sont les dilatations veineuses dans le système porte ou dans celui de la veine cave inférieure, d'un côté; de l'autre, les affections chroniques de l'estomac et des intestins, la constipation habituelle, les anomalies hémorrhoïdales et menstruelles, et tout spécialement la dyscrasie goutteuse. — Si, d'un autre côté, nous prenons en considération les lésions généralement concomitantes, aussi bien que les lésions, consécutives des maladies du cœur, telles que catarrhes et hypérémies veineuses des muqueuses respiratoire et digestive, désordres menstruels et hémorrhoïdaux, gonflements du foie et de la rate, varicosités, etc., qui *réagissent* ensuite, à leur tour, et d'une manière défavorable, sur le muscle cœur, nous verrons fort bien que les conditions étiologiques, aussi bien que les lésions consécutives, portent également toutes, sans exception, l'empreinte de l'hypérémie veineuse et de la stase sanguine, et qu'en conséquence elles sont bien appropriées à Carlsbad.

Les cas que j'ai cités de maladies du cœur et dont j'ai pu constater l'heureuse guérison par les sources de Carlsbad, dans le cours des huit années que j'y ai passées comme médecin des eaux, doivent sérieusement servir de *veto* contre le préjugé qui veut éloigner de chez nous toute affection quelconque de cet organe. L'expérience élève mes nombreuses observations à l'état d'axiome irréfutable que, sous les conditions ci-dessus indiquées et sous une prudente direction, non-seulement Carlsbad n'est pas contre-indiqué, mais que souvent nos eaux présentent la seule ancre de salut, parce que, si elles n'obtiennent pas constamment le rétablissement *in integrum*, elles ont au moins pour résultat d'éloigner le terme fatal et de rendre supportables les tortures qui accompagnent ces maladies.

§ XXI. — La moelle épinière.

Dans une maladie qui affecte aussi profondément la circulation, qui amoindrit la vitalité des organes respiratoires et du cœur, dans laquelle la vie sanguine elle-même est abaissée, dans la dyscrasie veineuse, enfin, nous observons quelquefois des phénomènes qui indiquent une maladie, ou au moins une participation de la moelle épinière.

D'un autre côté, l'usage de nos thermes produit également des symptômes qui témoignent de leur influence sur la moelle et qui sont très dignes d'attention.

Tiraillements douloureux à la nuque et dans le scapulum.

Sensation de roideur dans la région du muscle droit du cou et dans une partie des muscles du dos, s'aggravant dans le décubitus, diminuant par l'exercice.

Sensation désagréable, douloureuse, dans la nuque, tout contre l'occiput, comme si l'on eût couché sur quelque chose de dur; cette douleur s'étend souvent, dans le courant de la journée, à toute la colonne dorsale, comme si les muscles de cette région étaient déplacés. Cette douleur est surtout sensible quand on meut les parties supérieures du corps : jamais, auparavant, le malade n'avait souffert de rhumatisme à la nuque.

Tension qui semble s'irradier d'un point unique; *sensation de courbature; élancements sourds , par intervalles, entre les omoplates,* diminuant par le mouvement des bras.

Tout le long de la colonne vertébrale se manifeste une douleur (pression et tiraillements) augmentant lorsqu'on est assis, diminuant souvent par la marche.

Pression obtuse, en quelque façon *térébrante,* dans la région dorsale, au-dessus de celle du foie.

Une douleur principale dans la région dorsale et sacrée, c'est la *douleur paralytique* et *compressive paralytique,* avec tiraillements au-dessus des hanches, ce qui gêne beaucoup la marche.

Toute la région *dorsale et lombo-sacrée* deviennent, après être longtemps resté assis (par exemple après une longue partie de cartes), d'une *roideur* douloureuse, comme si l'on avait passé longtemps dans une position courbée.

Douleurs de la région sacrée avec lassitude.

Douleur compressive au sacrum, comme après être longtemps resté couché; s'améliore par la marche, mais il reste une pesanteur dans tout le dos.

Douleurs tensives et épreintes du sacrum au pubis.

Douleur, comme une roideur à la droite du sacrum, jusqu'au-dessus de la hanche, chaque fois qu'on se lève de la position assise.

Douleurs sacrées considérables, s'étendant jusqu'aux membres; lorsqu'on veut se lever on penche le corps en arrière, de façon qu'on a beaucoup de peine à se relever de la position assise et à se courber. Parfois on éprouve la sensation comme si ces parties n'avaient ni force ni résistance; d'autres fois c'est comme des douleurs, des déchirements et des tiraillements d'origine rhumatismale dans le sacrum et dans les muscles dorsaux inférieurs, qui s'irradient vers les hanches et les cuisses, et parfois en haut vers les muscles des régions lombaires.

Élancements violents à travers le sacrum, augmentés par la toux.

Sensation de *chaleur* et de *brûlure*, quelquefois de frisson, par le dos.

Par son expansion dans toutes les parties du corps et par la multiplicité de ses fonctions, le système nerveux spinal est nécessairement assujetti aux altérations les plus diverses, d'où l'on pourrait tirer cette conclusion qu'il y a peu de maladies auxquelles il ne prenne plus ou moins part, comme aussi, d'un autre côté, il y a peu d'états morbides que ne puissent simuler les affections de la moelle épinière. Nous n'allons passer ici en revue que celles de ces affections qui procèdent d'hypérémie veineuse ou de plébostases dans la moelle ou dans ses enveloppes.

La *douleur des épaules consensuelle* des affections du foie et de la rate, se dissipe généralement aussitôt que commencent à s'améliorer les lésions qui l'ont provoquée.

Les *douleurs névralgiques*, rhumatoïdes, tantôt erratiques, tantôt fixes dans un point ou dans un autre, sourdement compressives ou tensives, accompagnées d'une sensation de brûlure et de compression, et souvent d'une grande difficulté de mouvements du dos et des lombes, procèdent fréquemment de ces stases veineuses et se trouvent éveillées par l'extension des plexus veineux, qui compriment les racines nerveuses dans l'étroit canal qu'elles traversent et qui altèrent ainsi leur sensibilité.

L'affection désignée sous le nom de *spinal-irritation* n'est probablement que la même lésion à un degré plus élevé. Du reste, cette dénomination n'est le plus souvent qu'une enseigne qui sert à désigner les affections les plus opposées de ce centre nerveux, présentant les oscillations les plus diverses et offrant une variété infinie de symptômes. Ne convient à Carlsbad que la forme de cette affection dans laquelle, par la comparaison des différents symptômes, on acquiert la preuve de l'existence d'une *hypérémie du système veineux spinal*. Alors les symptômes sont les suivants : le malade éprouve une douleur ou une pression plus ou moins forte dans la région de la colonne épinière, s'exaspérant quelquefois par une pression sur les apophyses épineuses ou par la flexion du tronc, et qui s'étend à un point plus ou moins circonscrit. Cette douleur consiste souvent dans la sensation, comme si la partie était à vif, ou comme une brûlure; d'autres fois il y a roideur et fourmillement. Il n'y a pas seulement troubles de la sensibilité; la motilité est également compromise; ses troubles se manifestent par dépression des forces, nonchalance et fréquents bâillements, extension des membres et étirements. Il survient ordinairement dans les membres inférieurs une sensation d'obtusité, voire même de douleur, et parfois une démangeaison incessante qui ne disparaît point quand on se gratte. Les évacuations alvine et urinaire sont plus paresseuses. Le décubitus prolongé sur le dos, les spiritueux ou un régime excitant aggravent manifestement cet état. La marche de cette affection est très lente : il se passe souvent des années sans changement notable, et il se présente des améliorations ou des aggravations sans cause manifeste. — L'âge adulte, et surtout le sexe féminin, les couches répétées et les affections digestives semblent être en rapport de causalité avec cette maladie. Très souvent aussi elle est occasionnée par la combinaison d'une dilatation du cœur droit, ou bien de dyspnée, d'asthme, d'affections du foie, de dyspepsie ou de diabète, comme aussi d'obstructions ou de stases sanguines dans l'abdomen; d'atrabile, d'obstructions hémorrhoïdales, de dysménorrhées, etc. Nos thermes relèvent la vie sanguine et font disparaître la vénosité ; en activant le cours du sang elles font également cesser les phlébostases et leurs conséquences dans le système spinal.

§ XXII. — Extrémités supérieures et inférieures.

Une modification profonde de la crase sanguine et la gêne de la circulation dans tout l'organisme, ne peuvent avoir d'autre conséquence que de faire ressentir leur influence sur l'appareil locomoteur, ces parties les plus éloignées des centres circulatoires. Il en résulte non-seulement une exaltation morbide de la sensibilité dans ces parties et des sensations douloureuses, mais encore des dérangements fonctionnels et même des altérations de texture, comme conséquences réflexes de la lenteur générale de la circulation des humeurs. Ce sont surtout les membres inférieurs, auxquels, outre leur fonction de supporter tout le poids du corps, incombent encore celles de la station et de la progression, qui sont tout particulièrement affectés par le ralentissement de la circulation, qui portent l'empreinte la plus évidente de la distension passive des capillaires veineux.

Mais aussi, d'un autre côté, l'influence de l'usage interne de nos eaux sur les membres est d'une évidence incontestable. Nous devons rappeler aussi qu'un grand nombre de ces phénomènes coïncident avec ceux de l'*état général*, qui, d'ailleurs, se traduit fort souvent par l'état de l'activité musculaire des membres. Pour éviter les répétitions, nous renvoyons au chapitre consacré à l'état général. Comme d'ailleurs, ainsi que nous l'avons démontré à satiété, le caractère de presque tous les symptômes produits par nos eaux repose sur l'hyperémie veineuse, nous aurons plutôt égard à la différence des affections qu'à leur siége (membres supérieurs ou inférieurs).

Déjà plus haut, ainsi que nous venons de le dire au chapitre ÉTAT GÉNÉRAL, nous avons mentionné les différentes sortes de douleurs qui se manifestent dans les membres. Nous ne répétons ici que d'une manière générale, qu'à côté des douleurs *compressives* il y en a fréquemment aussi de *tensives*, de *déchi- rantes*, et des *tiraillements*, et qu'il y a, au niveau de la plupart des articulations, des alternatives de *secousses*, d'*élancements* et de *picotements*.

Mais il y a encore un certain nombre d'autres symptômes caractéristiques dignes d'être relevés ici, ce sont : le *gonfle- ment des veines superficielles des membres inférieurs, qui permet de suivre facilement les ramifications d'un certain nombre de ces vaisseaux gorgés de sang.* Chez les sujets précédemment affectés de varices, ces veines se gonflent au point de former sous la peau de gros cordons noueux d'une couleur bleuâtre. Nous savons que ces sortes de dilatations veineuses ne sont jamais douloureuses, même à une forte pression ; mais ici, pendant la cure, elles s'endolorissent souvent et facilement, même après un exercice très modéré.

La sensation de *lassitude*, de *pesanteur*, d'*abattement* général, est fort souvent plus prononcée dans les membres ; la lassitude est parfois telle dans les bras, que les malades ont de la peine à les porter à leur tête pour se coiffer ; ils se fatiguent très vite à écrire ; les membres inférieurs semblent même parfois re- fuser le service pour marcher.

Après avoir écrit elle éprouve de la pesanteur dans les bras et du refroidissement aux extrémités des doigts qui sont engourdis.

Il survient fréquemment une sensation de *fourmillements*, comme des pointes qui se mouvraient dans les différents points des membres.

Sensation d'*engourdissement*, de *roideur paralytique* dans les membres supérieurs et inférieurs, surtout lorsque ces parties ont gardé longtemps la même position, pendante par exemple, ou après être resté longtemps assis (alors il est souvent difficile de se lever) ; mais cet état se dissipe facilement par l'exercice des parties affectées.

Sensation de roideur et d'obtusité, avec un sentiment parti- culier de pesanteur et de gonflement des parties affectées et difficulté de les mouvoir, sans rien d'apparent à l'extérieur, accompagnée parfois de picotements douloureux à l'intérieur du membre.

On observe assez souvent aussi à nos eaux des *douleurs de luxation ou d'entorse*, quelquefois aux cuisses, surtout en arrière, sur le trajet du nerf sciatique ; elles se passent assez généralement à la suite d'une forte promenade, quand survient une légère transpiration ; mais ces douleurs se montrent bien plus fréquemment aux os du tarse, avec la sensation comme si les muscles n'étaient pas à leur place, de telle façon que rien que de poser, même doucement le pied à terre et surtout le talon, provoque une douleur très sensible ; ces douleurs surviennent quelquefois si subitement, que les malades se voient dans la nécessité de s'arrêter court et qu'ils ne se risquent ensuite à poser leurs pieds qu'avec les plus grandes précautions. Il arrive quelquefois que cet état se continue pendant une journée entière. Assez souvent il s'améliore spontanément et par la continuation des eaux ; rarement on est obligé de recourir à l'arnica et aux applications froides.

Beaucoup de nos visiteurs font ce qu'on appelle des *faux-pas ;* comme les membres inférieurs se fatiguent très vite, il survient fréquemment, surtout dans le genou, la sensation d'un raccourcissement des tendons et des ligaments, ce qui occasionne de la claudication et par suite des entorses.

Craquements inaccoutumés dans toutes les articulations.

Une certaine *inquiétude*, ressentie dans tout le corps, se communique souvent aux membres, qu'on étend et rapproche alternativement.

Quelquefois on observe du *refroidissement* et de la *roideur* dans les bouts des doigts, principalement après avoir écrit ou être resté longtemps assis ; mais le plus souvent on observe de la *chaleur* ou même une sensation de brûlure, surtout aux plantes des pieds ; souvent il survient une sueur copieuse aux pieds, après une forte marche.

De temps à autre on observe de l'œdème, principalement autour des malléoles, qui s'étend même parfois jusqu'aux mollets et qui, dans certains cas, présente de la chaleur, de la rougeur et de la démangeaison après la promenade.

Dans les cas où il y a des orteils et des talons anciennement *gelés*, ces parties deviennent sensibles et occasionnent ordinairement des douleurs compressives et brûlantes.

Les *cors aux pieds* deviennent plus sensibles de jour en jour, et il se forme à leur pourtour une auréole rouge de la peau. Ils se gonflent par les temps humides, comme tous les corps hygrométriques, et le derme sur lequel ils sont implantés, s'endolorit alors au point que, malgré la largeur de la chaussure, ils occasionnent de vives douleurs lancinantes et brûlantes.

Voici les formes morbides appropriées à Carlsbad :

Les *douleurs les plus diverses* dans n'importe quel point des membres supérieurs ou inférieurs, qu'elles soient obtuses-compressives ou déchirantes, tensives ou par tiraillements, piquantes ou par picotements, fugaces, persistantes ou erratiques, qui sont souvent accompagnées d'un claquement particulier des articulations, qui n'en abolissent pas les mouvements, il est vrai, mais qui, néanmoins, s'accompagnent d'un sentiment de pesanteur et d'affaiblissement paralytique; qui, enfin, s'exaspèrent très rarement par la compression : toutes ces douleurs se guérissent presque à coup sûr par nos eaux, surtout quand elles procèdent de la goutte et du rhumatisme et se rattachent intimement à des engorgements des viscères abdominaux et à des désordres habituels dans le système de la veine porte.

Il en est de même de l'excessive *sensibilité* des cuisses dans les cas de calculs rénaux, qui disparaît très vite, le plus souvent dès les premiers jours de la cure, longtemps après l'expulsion de la gravelle ou des concrétions.

La sensation d'*obtusité* et d'*engourdissement*, surtout lorsque les membres sont pendants, résulte ordinairement d'une compression des nerfs et des vaisseaux du membre affecté : chaque fois que la pléthore veineuse est cause de ce phénomène, les eaux de Carlsbad seront employées avec grand avantage.

Le *froid habituel* aux extrémités, surtout aux pieds, provenant d'un défaut d'énergie du système artériel, s'il n'est pas une conséquence d'anémie, et, qu'il provient, au contraire, d'engorgements abdominaux, d'infarctions, d'hypochondrie, en un mot, de la dyscrasie veineuse, trouve également sa guérison à nos eaux, parce qu'elles ont la propriété d'en faire disparaître les conditions originelles.

Les *varices*. — Ce sont ces dilatations plus ou moins considérables des veines des membres, qui forment des cordons bleuâtres, noueux, presque toujours tordus, qui s'anastomosent quelquefois et forment des tumeurs. Elles n'offrent point de pulsations et se laissent facilement déprimer et refouler avec le doigt. Les parties affectées de varices en éprouvent souvent de la gêne pour leurs mouvements; elles se fatiguent vite et s'engourdissent facilement. Les varices doivent toujours être considérées comme des indices extérieurs d'un trouble circulatoire et de la prédominance veineuse, et, quel que soit le degré d'aggravation imprimé à cette affection par l'usage de nos eaux, on peut néanmoins compter, par la suite, sur une amélioration durable ou sur la guérison complète.

Les *tophus goutteux*. — Dépôts calcaires dans une ou plusieurs articulations des mains et des doigts, survenant après des douleurs goutteuses de longue durée ou incessamment renouvelées, qui forment des tumeurs généralement dures au toucher, indolores, mais douloureuses à la pression et gênant les mouvements, se guérissent à coup sûr par l'usage de nos eaux.

De même aussi les *contractures*, les *roideurs articulaires* et les *exsudations* dans le tissu cellulaire, entraînant l'épaississement et l'induration (callosités rhumatismales de Froriep), toutes consécutives au rhumatisme chronique (pourvu qu'elles ne soient pas trop invétérées); de même encore, les douleurs rhumatoïdes qui compliquent les fractures et les lésions ligamenteuses, se trouvent, en général, considérablement améliorées par une cure à Carlsbad.

Le *gonflement habituel des pieds*, survenant à la moindre occasion, de même que l'*œdème* des chevilles, qui de là s'étend en haut et en bas, qui paraît et augmente surtout pendant la marche, la station et même en restant assis, et qui, par conséquent, est le plus développé dans le courant du jour et vers le soir, tandis qu'il diminue par le décubitus et est peu marqué le matin, dépend généralement d'une gêne de la circulation.

Quand il y a obstruction de quelque fort tronc veineux, le sang accumulé laisse transsuder la partie séreuse à travers les parois vasculaires, ce qui représente cette infiltration. Nous avons eu déjà souvent l'occasion de rappeler les merveilleux effets de nos eaux dans cette forme morbide.

Le *spasme des écrivains*. — Toute tentative pour écrire provoque aussitôt des contractions spasmodiques des muscles des trois premiers doigts, de façon qu'au lieu de caractères fermes et lisibles on ne produit qu'un griffonnage indéchiffrable. Quand cette affection en est encore à sa première période, qu'il n'y a qu'amoindrissement de la faculté d'écrire, incertitude dans la manière de tenir et de conduire sa plume, et quand les accidents spasmodiques, ainsi que le refroidissement de la main, ont été provoqués par de trop longues séances d'écriture et par des affections morales; si, d'un autre côté, la diminution d'énergie des nerfs moteurs provient surtout de stases veineuses hypérémiques dans le canal vertébral, ou bien encore lorsque cet affaiblissement est lié à d'autres foyers d'irritation dyscrasique, dans ces circonstances j'ai vu cette singulière affection s'améliorer par l'usage de nos eaux.

La *coxalgie*, aussi bien que la sciatique *antérieure* et *postérieure* et même les douleurs déchirantes le long des nerfs cruraux, conviennent quelquefois à nos eaux. La douleur, dans ces cas, est obtuse-compressive ou bien déchirante, quelquefois ce sont des élancements. Elle s'aggrave notablement quand on commence à se mouvoir, mais se calme en continuant. Les jambes se fatiguent vite; il y a rigidité de l'articulation coxofémorale : point d'irritation inflammatoire, point d'augmentation de la sensibilité. Elles reposent sur des troubles dans le système porte, sur des infarctions dans le foie et la rate ou dans la matrice et dans l'ovaire, ou bien encore elles procèdent de la goutte, du rhumatisme, d'exanthèmes rétrocédés, de suppression d'écoulements sanguins, ou bien enfin elles sont des effets réflexes de maladies des reins ou de la vessie. Dans les cas de ce genre, nos eaux rendent de signalés services.

La *paralysie complète ou incomplète* des membres, telle qu'elle résulte de l'hémorrhagie cérébrale, ou bien telle qu'elle se forme sous l'influence de stases hypérémiques dans le cervelet ou dans le canal vertébral, quand, d'autre part, elle a eu pour point de départ une crase veineuse, arthritique, rhumatismale, impétigineuse, ou bien la rétention d'écoulements habituels ou une intoxication métallique éprouvera toujours une amélioration considérable, si toutefois il n'y a trop de congestion sanguine, trop d'irritabilité chez l'individu, et que ses forces ne sont pas épuisées.

L'*hydarthrose* ou hydropisie articulaire est cet état dans lequel, à la suite d'un état inflammatoire, il est survenu un relâchement antagonistique des vaisseaux, et, par suite, une disproportion entre la sécrétion et la résorption de la synovie. Cette hydropisie peut se rencontrer dans les articulations du coude, de la main, du pied; mais elle occupe le plus ordinairement le genou. Je l'ai vue guérir complétement après l'usage répété de nos eaux. Dans tous les cas dont je parle, la tumeur était molle et fraîche, incolore, et remontait à plusieurs années; elle pouvait même supporter une assez forte pression, sans témoigner une grande sensibilité; mais elle gênait les mouvements d'une façon extraordinaire; la pression d'un côté déterminait du côté opposé un ballottement très sensible. — C'est surtout dans les cas accompagnés d'engorgements abdominaux bien prononcés, ou ceux dans lesquels on soupçonne l'existence de métastases goutteuses, que l'on peut recourir à nos eaux en pleine confiance; mais il faut que l'inflammation active ait disparu depuis longtemps.

Les *ulcères variqueux des jambes* appartiennent aux affections les plus rebelles. On les rencontre habituellement à la face interne de la jambe, immédiatement au-dessus de la malléole, s'étendant le plus souvent suivant l'axe longitudinal du membre; il est rare qu'ils s'étendent en profondeur, mais se bornent à la superficie de la peau. Leurs bords ne sont habituellement ni durs, ni irréguliers, rarement boursouflés; au contraire, la peau s'ulcère insensiblement, comme en mourant. La plupart de ces ulcères veineux sont d'une couleur bleuâtre et sécrètent en abondance un liquide âcre, fétide. Leur fond est sale, rouge foncé d'habitude, et saigne facilement. Ils sont peu douloureux à leur surface; ce n'est qu'intérieurement, dans la profondeur, que se fait sentir une douleur brûlante, qui s'étend de bas en haut, suivant le trajet des veines, et qui augmente quand le membre est longtemps maintenu debout ou pendant. Ces ulcères s'aggravent toujours considérablement ici pendant la cure; leur sécrétion augmente; ils s'étendent en surface; les douleurs deviennent intolérables et privent les malades de leur sommeil; malgré cela, ils s'améliorent par la suite ou même ils guérissent complétement. Leur première origine dépend le plus ordinairement d'états morbides du foie, de la rate et des organes urinaires, de rhumatismes chroniques et de goutte, de dysménorrhée et d'hémorrhoïdes, etc., états que nos eaux font également disparaître.

L'*éléphantiasis* se développe ordinairement, sinon toujours, aux jambes. Selon Henle, cette maladie viendrait d'un défaut d'activité du système lymphatique et d'une oblitération partielle de ce système.

Autant que je sache, les annales de Carlsbad n'ont fait connaître jusqu'ici qu'un seul cas de guérison complète de cette affection, chez une jeune fille de 10 ans, publié par le docteur de Wierer, dans les Actes de la Société I. R. des médecins de Vienne (1842). Cependant nous savons qu'il est rare que cette affection se développe complétement avant la puberté. Moi aussi j'ai eu en traitement une dame de 56 ans, affectée d'éléphantiasis. Cette terrible maladie n'a commencé chez elle qu'avec la période critique; elle a fait des progrès rapides, et ce n'est qu'au bout de six ans de maladie qu'elle vint réclamer secours à Carlsbad. Je ne puis me vanter d'un succès bien merveilleux, si ce n'est que l'horrible fétidité que répandait au loin la sanie fournie par les parties malades avait déjà diminué dans le courant de la troisième semaine. Dans mon opinion, les eaux de Carlsbad ne pourront donner des résultats satisfaisants que dans la période prodromique de cette affection, alors qu'il y a exsudation sanguine sous-cutanée et qu'elle ne se présente encore que comme simple affection glandulaire, comme érysipèle, comme œdème ou comme léger degré d'induration; mais quand il se présente déjà des productions morbides, des dégénérescences

de la peau, on fera bien de ne pas se bercer d'un vain espoir
de guérison.

Qu'il me soit permis de rappeler aux yeux de l'esprit du
lecteur bienveillant la marche que j'ai suivie et le but que je
me proposais en rédigeant ce travail, afin de désigner le point
de vue auquel je désirerais que se plaçât le jugement de la
critique.

De même que la physiologie est la base et le fil conducteur
de toute la médecine, de même aussi j'ai pris les expérimentations physiologiques des sources de Carlsbad pour base fondamentale de la connaissance positive de leur sphère d'action.
Il fallait commencer par établir la norme, afin d'en pouvoir
conclure à l'état anormal ; car ce n'est que la connaissance des
effets et des symptômes médicamenteux, sur les personnes
en bonne santé, qui nous permet de jeter un coup d'œil à l'intérieur sur la véritable action vitale qui se développe chez le
malade, sous l'influence d'agents aussi puissants. Mais comme
le nombre de mes expériences, quelque fécondes qu'elles
soient en résultats pour chaque cas en particulier, est encore
trop restreint pour représenter le cercle complet de l'effet
physiologique de nos eaux, dans toutes leurs différentes manifestations, il a fallu nécessairement faire intervenir aussi l'observation des symptômes qu'elles développent chez les malades.
Cela n'offrait aucun danger pour l'établissement des phénomènes purs, dès qu'on avait constamment le soin de discerner,
parmi les symptômes, ceux qui se rapportaient au foyer ou à
la forme pathologique, de ceux qui étaient le produit d'un
agent hétérogène, de Carlsbad, dans notre cas. L'auteur n'a
jamais manqué de se soumettre consciencieusement, dans
chaque cas particulier, à cette épreuve, et il espère avoir ainsi
donné une vue générale et d'ensemble de tous les effets subjectifs et objectifs de ces thermes.

Établir un lien d'ensemble parmi tous ces phénomènes di-
vergents n'est pas seulement le fait d'un esprit coordonnateur,

cela exige de plus ce qui dirige l'intelligence médicale, le rai-
sonnement. C'est à lui qu'il appartient d'arriver à connaître le
point d'issue organique, le foyer, et de déterminer exactement
la qualité de ces manifestations fonctionnelles. Cela ne s'obtient qu'au moyen de l'*analyse spécifique*. Si l'on réussit, par
ce moyen, à établir la diagnose du médicament, dans cette
direction, en ne perdant jamais de vue les propriétés caractéristiques, on ne se fraye pas seulement une voie pour le diagnostic, mais encore pour l'action, la pratique; car il en découle les indications pour l'emploi, c'est-à-dire les indications
thérapeutiques. Après mûre réflexion, nous avons trouvé que
c'était la *vénosité* qui représentait le lien général, le résumé
des effets de Carlsbad, et qui embrassait à la fois l'origine et la
qualité, et dont j'ai cherché, dans la partie étiologique de mon
livre, à développer physiologico-pathologiquement les différentes conditions et manifestations. C'est la vénosité, en un
mot, qui est devenue le guide dans les cas particuliers et mon
indication essentielle, *générale*.

Mais comme une indication aussi générale pourrait donner
lieu à des interprétations erronées, j'ai eu soin, pour les cas
spéciaux, de noter également, et consciencieusement, les indications particulières caractéristiques, telles qu'elles résultent
de l'ensemble symptomatologique de nos eaux; j'ai dû, par
conséquent, m'étendre davantage sur la description des différentes formes nosologiques. Non-seulement j'ai cru devoir
limiter mes descriptions pathologiques, mais j'ai établi en
outre, avec grand soin, toutes les indications et contre-indications, et, tout en proclamant les divers effets de nos thermes,
sans préjugé, je n'ai pas manqué de proclamer non plus les
cas où elles sont inutiles ou nuisibles.

Enfin, si l'on trouvait que j'aie négligé quelques documents
pratiques tirés de mes propres observations et pouvant servir
à établir les heureux effets de nos eaux, je prierai de m'ex-
cuser en faveur de cette considération que, mon travail ayant
surtout pour but le développement de quelques principes
théoriques et pratiques, je n'ai pas voulu le grossir démesu-
rément, d'autant plus que j'ai le projet, dans une nouvelle

publication pratique, de compléter ce qui manque dans celle-ci.

C'est ainsi que je livre ce petit travail à la bienveillante indulgence du lecteur. Je n'ai en aucune façon la prétention de le donner comme complet, comme ayant totalement épuisé le sujet ; son unique but, sa seule récompense sera de former une pierre, et pierre non à dédaigner, pour le monument qu'érigera l'avenir aux eaux de Carlsbad.

FIN.